维生素全书

王刚 编著

维生素是最好的医药

生病求医，不如求助维生素

了解维生素，为自己的健康营造一道最坚固的屏障

天津出版传媒集团

天津科学技术出版社

图书在版编目（CIP）数据

维生素全书 / 王刚编著 . -- 天津：天津科学技术
出版社，2013.9（2023.6 重印）

ISBN 978-7-5308-8106-4

Ⅰ . ①维… Ⅱ . ①王… Ⅲ . ①维生素－普及读物
Ⅳ . ① R151.2-49

中国版本图书馆 CIP 数据核字（2013）第 164998 号

维生素全书
WEISHENGSU QUANSHU
策 划 人：杨 譞
责任编辑：孟祥刚
责任印制：兰 毅

出　　版：天津出版传媒集团
　　　　　天津科学技术出版社
地　　址：天津市西康路 35 号
邮　　编：300051
电　　话：（022）23332490
网　　址：www.tjkjcbs.com.cn
发　　行：新华书店经销
印　　刷：三河市万龙印装有限公司

开本 720×1020　1/16　印张 15　字数 300 000
2023 年 6 月第 1 版第 3 次印刷
定价：45.00 元

前言

维生素，顾名思义，就是"维持生命之元素"。它们在人体内的含量虽然很少，但生理作用却很大，因为它们往往作为体内一些重要酶的辅助成分，参与广泛的生化反应，决定了某些十分重要的代谢过程。每一种维生素都是必需的，它们各自在人体中发挥着不可替代的作用。

可以说，维生素是最好的医药，因为它们在维系健康及防治疾病方面所具有的超强能力是很多其他药物所望尘莫及的。它们不仅能够医治相应的维生素缺乏症，例如维生素A能治疗夜盲症、维生素B_1治疗脚气病、维生素C治疗坏血症、维生素D可治疗痤疮等，还能够对更多的常见疾病患者，如感冒、头痛、高血压、糖尿病等患者发挥良好的医疗保健功效。

本书的第一部分首先为您介绍了各种维生素的发现历史、生物特性、缺乏症状、医疗功效、适用人群等基本知识，让您全方位地了解维生素。此外，由于食物是人体摄取维生素的最佳来源，本书还将为您重点介绍各种维生素的食物来源，并推荐各式健康实用的菜谱，让您不仅了解自身所需，还能方便地获取所需。在本书的第二部分，各种维生素将团结协作，小到困扰皮肤的过敏症状，大到威胁生命的癌症，从头发、皮肤直至心脏、血液，全面关怀您的身心健康。针对不同的疾病，本书精心挑选出各种具有相应疗效的维生素，并开具药剂方及食疗方供您选择参考，让您一书在手，即可享受维生素无微不至的呵护。

通过阅读此书，您会发现，不管是有病治病，还是防病强身，维生素都不愧为最佳的选择。了解维生素，并根据自身需要适当补充维生素，就是为自己的健康营造一道最坚固的屏障。

需要指出的是，由于个体状况的千变万化和疾病本身的错综复杂，本书介绍的各种防治、诊断疾病的方式方法，只能作为日常保健的参考，不能以此代替到医院的就医诊疗。由于编者水平所限，书中难免有所疏漏，不当之处敬请读者批评指正。

目录

附录

绪论 · 维生素是最好的医药

认识维生素 ////////////////////////

人类要生存就离不开食物，而食物中的碳水化合物、脂肪、蛋白质、水、矿物质、糖类和维生素是构成生命的物质基础。其中，糖类和脂肪主要作为能源之用，蛋白质和矿物质用以建造组织，而维生素在调节物质代谢和维持生理功能等方面则发挥着不可替代的重要作用。

人体就像一座极其复杂的大工厂，五脏六腑就好像是机器的部件，碳水化合物、脂肪、蛋白质、水等就好比是原料，要想机器正常运转，将原料变成人体所需的物质，自然离不开一些化学变化，而这些变化与酶的催化作用密切相关。酶要产生活性，就必须有辅酶参加，而已知的许多维生素正是酶或辅酶的组成分子。因此，可以认为，维生素是以"生物活性物质"的形式存在于人体组织中的，并在人体组织的各种反应中起着关键作用。

维生素种类繁多，各种维生素的结构和理化性质差异很大，因此，每一种维生素都具有其特殊的生理功能。人体对维生素的每日需要量虽然不多，但只要其中一种维生素供给量不足，就会引起人体生理代谢紊乱，引发维生素缺乏症，甚至危及生命。所以，我们绝不能忽视维生素的重要作用。

目前，人们已发现的维生素家族成员有几十种。通常按溶解性质将其分为脂溶性维生素和水溶性维生素两大类。

脂溶性维生素主要包括：维生素A、维生素D、维生素E、维生素K。它们的主要特点是：

1.在食物中与脂类共同存在，在肠道吸收时也与脂类吸收有关。

2.排泄效率低，长期摄入过多时可在体内蓄积，产生毒害，甚至发生中毒。

水溶性维生素主要包括：维生素B_1、维生素B_2、维生素B_6、维生素B_{12}、叶酸（即维生素B_9）、烟酸（即维生素B_3）、泛酸（即维生素B_5）、生物素（即维生素H）和维生素C等。它们的主要特点是：

1. 溶于水，不溶于脂肪及有机溶剂。

2. 容易从尿中排出体外，且排出效率高，故摄入后一般不会产生蓄积和毒害作用。

3. 绝大多数以辅酶或辅基形式参加各种酶系统工作，在中间代谢的许多环节都起到极为重要的作用。

4. 这类维生素的体内营养水平多数都可在血液和尿中反映出来。

除此以外，由于药理作用的相似，还有一些被称为类维生素的物质，如维生素P、肌醇和胆碱等。从广义上讲，它们也可以说是维生素家族的成员。但目前对它们的了解并不多，大多数研究仍在进行中。

 维生素的医疗价值

头痛吃颗镇痛片，感冒喝瓶感冒糖浆，胃疼吃片胃药……现代人滥用药物的情形已经司空见惯。而实际上，这种医疗理念在无形中已经毁掉了很多人的生理机能，使他们不仅无法正常吸收营养，还在药物的副作用下拖垮了原本健康的身体。

维生素在维系健康及防治疾病方面具有超强能力，以维生素作为健康的屏障，远比用药物事后补救明智得多。

维生素家族医疗功效速查表

维生素名称	别 名	医疗作用
维生素A	视黄醇	掌管视力、皮肤、骨骼及抵抗力
维生素B_1	硫胺素	防治脚气病，参与糖代谢，调节神经、消化和肌肉组织
维生素B_2	核黄素	与生长发育、皮肤、黏膜、眼睛、代谢等密切相关
维生素B_3	烟酸、尼克酸	维持消化系统的健康，促进身体发育完善
维生素B_5	泛酸	调节神经系统，降低血清胆固醇
维生素B_6	吡哆素	安定精神、促进发育、保护皮肤和脑部的必需物质
维生素B_9	叶酸	掌管血液系统，促进细胞发育
维生素B_{12}	钴胺素	血液、神经、胃肠道不可缺少的物质
胆碱		预防高血压和动脉硬化，增强记忆力
肌醇	纤维醇	在治疗糖尿病和肥胖症方面发挥重要作用
对氨基苯甲酸	PABA	保护皮肤健康，减少皱纹，预防皮肤癌
维生素C	抗坏血酸	促进细胞生长和抗体形成，防治坏血病

续表

维生素名称	别　名	医疗作用
维生素D	骨化醇	调节钙、磷代谢，对骨骼、牙齿的健康十分重要
维生素E	生育酚	延缓衰老，保护皮肤，促进血液循环
维生素H	生物素	促进脂类代谢，掌管皮肤及神经
维生素K	凝血维生素	帮助凝血，维护骨骼、肠及胆的健康
维生素L	催奶维生素	促进乳汁分泌
维生素P	芦丁、路通	强化毛细血管，帮助人体吸收维生素C
维生素Q	泛醌、辅酶Q	抗氧化，帮助供给氧和能量
维生素U		预防胃溃疡等溃疡疾病

饮食与制剂之争

大部分维生素都无法在人体内合成，或者合成量不足，无法满足人体所需，所以人们必须注意从外界摄取足够的维生素。

　　补充维生素的主要途径是饮食和各种维生素制剂。而现代人在补充之时，往往存在着这样两个极端错误：一是以维生素制剂代替蔬菜甚至一日三餐；二是认为蔬菜等饮食中含有丰富的维生素，所以完全没有必要吃维生素制剂。而事实上，饮食和维生素制剂是不能互相代替的。

　　一方面，维生素制剂不能代替蔬菜等食物，原因在于：

1.性质不同：食物中的维生素是按照一定比例存在的天然成分，而维生素制剂多数是人工合成的，两者在性质上有差别，在作用原理上就不会完全相同，纯药物制剂在效果上也远远不如天然维生素。

2.成分不同：同一种食物往往具有多种维生素成分，而维生素制剂往往是单一的维生素成分（也有复合型），也就无法在维生素之间形成有效的互相促进的作用。

3.营养成分不同：饮食中包括维生素类，也包括非维生素类，如蛋白质、碳水化合物、矿物质和膳食纤维等，营养更为全面。而维生素制剂在这一点上显然无法与之相提并论。

　　此外，就预防癌症而言，多吃蔬菜、水果可以预防多种癌症，而服用维生素制剂能否预防癌症，目前的研究结果并不一致。

　　另一方面，蔬菜等食物也不能完全代替维生素制剂。食物中维生素的绝对含量往往较少，而维生素用于治病和保健需要，往往要求大剂量，完全依赖食用蔬菜是不可能获得如此大剂量的。

　　因此，维生素摄取的正确方法是：首选蔬菜、水果等各类食物，适当服用维生素制剂。

维生素食疗理念

维生素普遍存在于各种食物中，只要饮食均衡，就无须担心缺乏。一般来说，成年人每日吃谷类300~500克、蔬菜400~500克、水果25~50克、畜禽肉类50~100克、鱼虾类50克、豆类及豆制品50克、奶类及乳制品100克，那么，几乎所有维生素的摄入量都可以达到需要量的标准了。

当然，每个人日常的实际摄入量不可能如此理想，这就需要根据个人需要和食物的特性、功能，合理调配维生素，使膳食在祛病健身的过程中起到良好的食疗作用。具体应掌握如下原则：

1.根据不同生理时期的需要，适当供给维生素。如婴幼儿、孕妇、乳母维生素需要量较高，就应多供给一些。

2.普通成人维生素的供给量，要根据需要量及热能摄入的高低而有所增减。如在高温或寒冷环境下工作的体力劳动者、夜间工作者、有毒作业者等应适当多供给维生素。

3.因维生素缺乏而引发的疾病或需要借助特定维生素减轻疾病症状，应按需及时、合理补充。有些疾病和药物可使机体对维生素的需要量增加十倍甚至数十倍，应酌情多供给一些维生素。

4.有些食物富含多种维生素，可作为饮食的优先考虑。如动物肝脏几乎含有所有维生素，含量亦高，被称为"维生素宝库"；胡萝卜、茼蒿、油菜、菠菜、韭菜等黄绿色蔬菜不仅含有丰富的β-胡萝卜素，还含有其他多种维生素。

5.注意食物的烹调加工方法，使每日进食时的维生素损失减少到最低限度。如黄绿色蔬菜最好和肉类合并烹调，营养会更加丰富；肉类所含维生素各有不同，猪肉富含维生素B_1，牛肉的维生素B_1含量却很少，烹调时应根据需要做好食材的搭配。

6.消除妨碍维生素消化、吸收、利用的各种不利因素，避免维生素摄入过量或不足，如水溶性维生素遇水、光、热、氧气等外力时极易遭到破坏。

 维生素制剂知识

在生活中，有些人的饮食结构并不均衡，无法从食物中获得足够的维生素，例如偏食的儿童、不吃早餐的人、饮食不规律的人、减肥者、素食者、患病者、饮食受限的老年人、摄食过于精细的人等，这些人就需要适量补充一些维生素制剂。

维生素制剂虽然都是人工合成的，不过本质上仍然是从食物中提取出来的。如，维生素A通常是从鱼肝油中提炼出来的，复合维生素B是从酵母或动物肝脏中提炼出来的，维生素C是用玫瑰的果实制造出来的，维生素E通常是从大豆、麦芽、玉米中提炼出来的。

面对琳琅满目的维生素制剂，常令人有难以抉择之感，在选购时应注意考虑自身需求，咨询专业人员，详细比较产品形态及特性，以便找出最适合自己的维生素制剂。

维生素制剂类别

综合维生素：最常见的维生素制剂，包含各种主要维生素，多半亦含有数种矿物质，是补充维生素的好选择。

单一维生素：分为数种，多针对单一维生素缺乏症设计，适合特别需要补充某一种维生素或借助特定维生素减轻某种症状者。

复合维生素：包含数种具有交互作用的维生素，目的是通过各种营养素之间的交互作用，加强维生素的吸收，如B族维生素和鱼肝油等。

注意：在营养不良的情况下，往往缺乏多种维生素，应补充复合维生素，因为如果缺乏多种营养素却仅补充一种，会干扰其他维生素和矿物质的吸收和代谢。但如果是很明显的某种维生素缺乏，则应补充单种，这种情况下，不能用复合维生素来补充，因为不能达到治疗剂量。补充品种和数量也并非越多越好，长期过量摄入某些维生素和矿物质有发生中毒的危险。也不主张同时服用几种单一补充剂，以免造成某种维生素摄入过量。

维生素制剂形态

液状（糖浆/口服液/滴剂/发泡锭）：身体吸收的速度最快，但由于厂商多会将产品做得较顺口，所以容易摄取过量，须注意。专为儿童制作的滴剂，瓶内设有一根滴管，只要依照标签指示使用即可，方便又不担心儿童拒服。

口含锭/口嚼锭：身体吸收速度仅次于液状制品，以维生素C最常见，其他如综合维生素也会做成此种剂型。此类产品也须注意勿因好吃而摄取过量。

胶囊/软胶囊：吸收速度次于前两者，脂溶性维生素如鱼肝油或维生素E的产品多为此种剂型。

锭剂/膜衣锭/糖衣锭：吸收速度最慢，但如定期服用，较口服液经济。有些制剂会强调"长效型""持续作用"等，说明此产品成分会一点点慢慢释出，每次释放量少但为时较长，最适宜于易排出体外的水溶性维生素。

除了上述几种形式，其他常见的维生素制剂还包括软糖和粉末等形态。针对严重缺乏、病人体质特殊需求或治疗病症所需，亦有注射补充维生素的方式，一般凭医师处方注射。

维生素制剂计量单位

毫克（mg）：1 mg =0.001g，用于维生素B₁、维生素B₂、维生素B₆、烟酸、泛酸、维生素C和维生素E。

微克（μg）：1μg=0.001 mg，用于维生素B₁₂、生物素、叶酸、维生素D和维生素K。

国际单位（IU）：用于维生素A、维生素D和维生素E。维生素A：1 IU=0.3μg，维生素D：1 IU =0.025μg，维生素E：1 IU =0.7μg。

维生素制剂服用须知

1. 遵照医生、药剂师或标签指示服用，服用后若有不适应尽快就医。

2. 通常来说，服用多种维生素制剂比单一补充要好。因为这样可以避免单一营养素摄入过量，并影响别的物质的吸收。

3. 在服用维生素制剂的同时还要服用其他药品者，为安全起见，最好听取医生的建议。比如，维生素E就不能和血液稀释剂一起服用。

4. 不管是标榜天然的健康食品，还是标识为成药、处方药的维生素制剂，超过保存期限切勿服用，以免某些成分变质后转化成有毒物质，造成药物中毒。

5. 若维生素制剂发生变色、潮湿等变质情形，须避免服用。

★本书提供的维生素药物用量仅供参考，不能完全代替医生处方。

第一篇

维生素可以治百病

维生素A治病

- 公元前3000多年前，古埃及人发现一些食物可以治愈夜盲症，但对于原因却茫然不知。
- 公元7世纪，我国唐代医药学家孙思邈在他的著作《千金方》中记载了动物肝脏可治疗夜盲症。
- 1909年，英国生物学家霍普金斯和施特普发现了维生素A。
- 1913—1914年，美国生物化学家麦克勒姆和戴维斯从卵黄、奶油中提取了一种脂溶性生长因素，命名为维生素A。
- 1931年，瑞士科学家卡勒自鱼肝油中分离出维生素A纯品，同时确定了维生素A的化学结构。
- 1937年，德国化学家库恩人工合成了维生素A。

⊙维生素A又名视黄醇、抗干眼维生素、维生素甲，属脂溶性维生素，它的消化和吸收需要矿物质和脂肪的参与。

⊙维生素A分为两种：一种是视黄醇，是最初的维生素A形态，只存在于动物性食物中；另一种是胡萝卜素，在体内转变为维生素A的预成物质，可以从植物性及动物性食物中摄取。

⊙视黄醇通过小肠被人体吸收，然后被送到肝脏中储存起来。所以，一旦摄取过多视黄醇，就会引起过剩甚至中毒。

人体对维生素A的正常需要量										
年龄（岁）	0	0.5	1	4	7	11	14	18	50	孕妇 哺乳期
日摄取量（微克）	400	400	500	600	700	700	男800 女700	男800 女700	男800 女700	800　1200

　　胡萝卜素有α、β、γ三类，存在于食品中的大多为β-胡萝卜素。β-胡萝卜素进入人体后，一部分会被吸收转化成视黄醇，另一部分则会在肝脏或其他组织中转化成视黄醇。值得注意的是，研究发现，β-胡萝卜素并没有视黄醇那种潜在毒性，适宜多吃。

1.
医疗档案馆

据世界卫生组织报道，维生素A缺乏症为世界四大营养缺乏病之一，在任何年龄段都存在，但以6岁以下的婴幼儿为多，1～4岁为高发期。

由于缺乏维生素A，全球每年有50万名学龄前儿童患活动性角膜溃疡，600万人患干眼症。在不发达国家中，因缺乏维生素A引起干眼症而致盲的病人高达1000多万；在亚洲，每年有50万名儿童因为缺乏维生素A而死亡。

就我国而言，1999—2000年全国性儿童维生素A缺乏情况的调查表明，我国属于中度维生素A缺乏国家，其中城市为轻度缺乏。缺乏维生素A的直接后果是，这些儿童的体液免疫和细胞免疫功能下降，易使病菌长驱直入。而只要马上补充维生素A，他们的呼吸道感染发病率就会降低10%～80%。

眼科医生：
防治夜盲症等多种眼疾

维生素A素有"护眼之神"的美称，是双眼不可或缺的重要"医生"。如果天一黑就什么也看不见，又不是老花眼，那么就是得了夜盲症，应接受维生素A的治疗。

人的眼睛之所以能够看到物体，是通过视网膜中的视紫红质与光发生反应，并将此刺激传递到大脑而实现的。要制造视紫红质就离不开维生素A，因此，如果维生素A摄入不足，视紫红质就会变少，从而患上夜盲症。

内科医生：
保持黏膜健康，增强免疫功能

维生素A的医疗功效遍及全身，对皮肤、眼角膜、口腔、胃肠、肺、支气管、膀胱、子宫等器官黏膜的上皮细胞的生成都有重要影

维生素A
缺乏症

- 记忆力减退、心情烦躁及失眠
- 头发干枯，易脱落。在黑暗中视力低下，畏光，眼睛干涩，易患夜盲症
- 易患牙龈炎，儿童的牙齿珐琅质不佳
- 易患感冒、肺炎
- 骨骼的生长发育受阻，儿童的指甲出现深刻而明显的白线
- 易患黏膜癌
- 皮肤干燥脱皮，汗腺、皮脂腺萎缩，易患皮肤毛囊角化症
- 胃肠功能弱、慢性腹泻
- β-胡萝卜素不足，癌症发病率提高，血管壁易沉淀胆固醇
- 免疫和生殖功能下降，易感染

维生素A
医疗功效

- 保持头发、牙齿和牙龈的健康
- 减少皮脂溢出，淡化色斑
- 防止夜盲症和视力低下
- 祛除皱纹，治疗痤疮，有助于对肺气肿、甲状腺功能亢进的治疗
- 保持咽喉、消化、呼吸、子宫等器官黏膜的健康，可以增强对感冒等病的抵抗力，提高免疫力
- 对黏膜癌有抑制作用
- β-胡萝卜素可抗衰老，预防癌症、心脏病，强化免疫功能，可以与维生素C、维生素E共同发挥抗紫外线作用

响。而上皮细胞具有抵御病原菌侵入人体内的作用，因此，如果维生素A摄入充分，就会增强机体免疫功能，抵抗多种疾病。比如，可改善结膜角质化，防止泪腺阻塞，治疗干眼症和结膜炎；有抗呼吸系统感染的作用，能抵抗入侵气管黏膜的细菌和病毒，预防和治疗感冒；有助于对肺气肿、甲状腺功能亢进的治疗；对患有口腔炎和牙龈易肿的人，也有一定的治疗效果；还具有明显的抑癌效果。

发挥了一定作用，但目前尚在研究阶段。

β-胡萝卜素还可降低对人体有害的胆固醇值。所谓有害胆固醇，即低密度脂蛋白（LDL）。它被人体吸收后，很容易被活性氧元素氧化，形成过氧化脂质沉积在血管内壁上，从而引起动脉硬化、心绞痛、心肌梗死等。而β-胡萝卜素具有很强的防止低密度脂蛋白氧化的作用，若配合维生素E使用，更可达到预防心脏病的作用。

保健医生：β-胡萝卜素可抗癌和降低胆固醇

一直以来，癌症都是导致人类死亡的首要疾病。而最近发现，β-胡萝卜素具有抑制癌症的效用，能降低肺癌、胃癌和子宫颈癌的患病率，这不仅是因为其抗氧化成分可以保护人体免受活性氧化物质的损害，而且其他成分也

美容医生：淡化色斑，治疗痤疮

维生素A能调节表皮及角质层的新陈代谢，减少皮脂溢出，淡化色斑，祛除皱纹，并有助于痤疮、脓疱、疖疮、皮肤表面溃疡等症的治疗。

特殊需求人群

- 患有消化道疾病、胃肠部分切除导致脂肪吸收不良者。
- 长期配戴隐形眼镜或必须长时间注视电脑屏幕的人。
- 孕妇及哺乳期妇女。

补给须知

- 可储藏于体内，不需要每日补充。
- 与B族维生素、维生素D、维生素E及钙、磷、锌配合使用，最能发挥功效。
- 正在服用避孕药者，须减少摄入量。
- 正在服用降胆固醇药物者，应适当增加摄入量。

副作用

- 一次超量服用可引起急性中毒，6小时后出现异常过敏、厌食、恶心、发热、腹泻、头晕、颅内压增高、嗜睡或过度兴奋等症状；12～30小时后皮肤红肿变厚，继之脱皮。
- 成人连续过量摄入可引起慢性中毒，表现为疲倦、易怒、厌食、头发稀疏、肝肿大、肌肉僵硬、体重减轻、皮肤瘙痒、头痛、头晕、口唇皲裂出血等。
- 一旦发生维生素A中毒，应当立即停用，及时就医，中毒症状通常会在一两周内消失。

2.
天然补给站

● 维生素A存在于大量食物中，如动物肝脏，胡萝卜、芦笋、芒果等黄绿色蔬菜和黄色水果，蛋类，奶类及乳制品和鱼肝油等。

常见食物维生素A含量排行榜

排名	食物名称	含量（国际单位/100克）	食用标准参考量
1	鸡肝	50900	每次50克
2	猪肝	10756	每餐50克
3	芒果	1342	每天1个（约100克）
4	韭菜	1332	每次50克
5	西蓝花	1202	每餐70克
6	奶油	1042	每次20克
7	鳝鱼	890	每次100克
8	葱	888	每次20克
9	胡萝卜	802	每餐1根（约70克）
10	芦笋	583	每餐50克

■ 补给榜中榜 ■

鸡肝

鸡肝，常被看成是喂猫食物，因为猫在夜间活动需要维生素A养眼。但事实上，人更需要经常食用鸡肝。鸡肝不仅是各种食物中维生素A含量最高的，而且还富含维生素B₁、维生素B₂和维生素B₆，以及铁、锌、硒等多种微量元素，既养眼护脑，又增强体质。

食用方法

1 鸡肝体积小，易入味，做成酱鸡肝最为美味。

2 最好少买熟制品，因为加工后很难分辨是不是病死的鸡。

饮食宜忌

1 鸡肝含有较多胆固醇，高胆固醇血症、高血压和冠心病患者应少食。

2 鸡肝不宜与维生素C、抗凝血药物、左旋多巴、优降灵和苯乙肼等药物同食。

猪肝

猪肝中维生素A的含量远远超过奶、蛋、肉、鱼等食品，还能补充人体所需的维生素B₁、维生素B₂，具有一定的解毒作用，铁质含量也很高，可调节并改善贫血病人造血系统的生理功能。猪肝中还含有一般肉类食品不含的维生素C和微量元素硒，能增强人体的免疫能力，抑制肿瘤细胞产生。

食用方法

❶ 猪肝常有异味，烹制前可先用水将肝上的血洗净，然后剥去薄皮，加适量牛奶浸泡，异味即可消除。

❷ 猪肝质地柔嫩，但很容易炒老，可先用少许白醋渍一下，再用清水冲洗干净，这样炒出的猪肝口味鲜美。

❸ 猪肝要现切现炒，切后放置时间一长，不仅损失养分，而且炒熟后会有许多颗粒凝结，影响外观和口味。

饮食宜忌

❶ 猪肝做菜或做汤，忌搭配西红柿、辣椒、毛豆等富含维生素C的蔬菜，否则易使维生素C分解而失去作用。

❷ 猪肝胆固醇含量较高，高胆固醇血症、高血压病和冠心病患者应少食。

芒果

芒果，又名望果、蜜望，是"热带水果之王"。它外形多样，皮色多种，果肉酸甜不一，有香气，汁水多而果核大。芒果维生素A、维生素C的含量都很高，超过了杏、橘子等水果。胡萝卜素含量尤其高，有益于改善视力，润泽皮肤。芒果贰物质能延缓细胞衰老、提高脑功能，可明显提高红细胞过氧化氢酶活性并降低红细胞血红蛋白。芒果酮酸等化合物有抗癌的药理作用。食用芒果可止咳，还能增强胃肠蠕动，防治结肠癌。

食用方法

❶ 吃芒果时最好将芒果去皮后切成小块，用牙签插上，轻轻放入口中，不要让芒果的水沾在嘴

唇外部的皮肤上和脸上，以免伤害皮肤。

❷ 青芒果较酸，但质地脆嫩，可蘸着盐或五香粉吃。

饮食宜忌

❶ 芒果是富含蛋白质的水果，多吃易饱。过多食用芒果会对肾脏造成损害。

❷ 芒果应避免与蒜等辛辣食物同食。

韭菜

韭菜颜色碧绿、味道浓郁，具有调味、杀菌的功效。韭菜为辛温补阳之品，药典上有"起阳草"之称，可与现今的"伟哥"媲美。韭菜营养价值很高，富含维生素A、叶酸、维生素C、蛋白质、脂肪、钙、磷、铁、膳食纤维以及挥发

油等营养物质。韭菜含有较多的膳食纤维，可以把消化道的头发、沙砾、金属屑甚至是针包裹起来，随大便排出体外，有"洗肠草"之称；还含有挥发性精油，可促进食欲、降低血脂，对高血压病、冠心病、高脂血症等有一定疗效。

食用方法

❶ 初春时节的韭菜品质最佳，晚秋次之，夏季最差。

❷ 市面上的韭菜多含农药，宜多用水浸泡和冲洗，以减少农药的残留。

饮食宜忌

❶ 隔夜熟韭菜不宜再吃。

❷ 韭菜不能与西瓜、蜂蜜、牛肉同食。

❸ 多食会"上火"且不易消化。

❹ 阴虚火旺、有眼疾和胃肠虚弱者不宜多食。

西蓝花

西蓝花又名绿菜花、青花菜。西蓝花中的营养成分十分全面，主要包括蛋白质、碳水化合物、脂肪、多种矿物质和维生素等，营养成分位居同类蔬菜之首，被誉为"蔬菜皇冠"。西蓝花富含抗氧化物维生素C及胡萝卜素，是最好的抗衰老和抗癌食物。西蓝花口味超群，脆嫩爽口，风味鲜美、清香，可热炒、凉拌、做汤，是蔬菜中的精品。

食用方法

❶ 西蓝花用盐水浸洗，可将藏于花蕾丛中的小虫及虫卵杀死。

❷ 西蓝花很漂亮，可以当配菜用，配橙色的胡萝卜等菜，在西餐里是很常见的。

饮食宜忌

西蓝花和西红柿混吃可防前列腺癌。

奶油

奶油是将牛奶中的脂肪成分经过浓缩而得到的半固体产品，奶香浓郁，可用来涂抹面包和馒头，或制作蛋糕和糖果。奶油在人体的消化吸收率较高，可达95%以上，是维生素A和维生素D含量很高的食物，尤其适合儿童和缺乏维生素A的人食用。

食用方法

❶ 最好食用人造奶油，以减少饱和脂肪酸的

摄入。

❷ 奶油容易氧化，最好先用纸将其仔细包好，然后放入密封盒中，冷藏在2~4℃冰箱中，可保存6个月以上。

饮食宜忌

❶ 奶油含有多种饱和脂肪酸，对血管有害，男性摄入过多还可能导致前列腺肥大。

❷ 孕妇和肥胖者尽量少食或不食。

❸ 冠心病、高血压病、糖尿病、动脉硬化患者忌食。

鳝鱼

鳝鱼，也叫黄鳝、海蛇等，味鲜肉美，刺少肉厚。鳝鱼富含DHA和卵磷脂，DHA和卵磷脂不但是构成人体各器官组织细胞膜的主要成分，而且是脑细胞不可缺少的营养。鳝鱼特含能降低血糖和调节血糖的"鳝鱼素"，且所含脂肪极少，是糖尿病患者的理想食品。鳝鱼所含维生素A量高得惊人，能增进视力，促进角膜的新陈代谢。常吃鳝鱼有很强的补益功能，对身体虚弱、病后以及产后之人更为明显。鳝鱼血可以治疗口眼歪斜。

食用方法

❶ 鳝鱼与藕合吃，能保持酸碱平衡，对滋养身体有较高的功效。

❷ 小暑前后一个月的夏鳝鱼最为滋补味美。

饮食宜忌

❶ 肠胃欠佳的人应慎食鳝鱼。

❷ 鳝鱼死后会产生毒素，因此死鳝鱼切不可食用。

葱

葱是厨房里的必备之物，北方以大葱为主，南方多以小葱为主。它不仅可做调味之品，而且能防治疫病，可谓佳蔬良药。大葱多用于煎炒烹炸，小葱又叫香葱，一般都是生食或拌凉菜用。葱的绿色部分含有丰富的维生素A和维生素C，有舒张小血管，促进血液循环和增强免疫力的作用。葱还可起到发汗、祛痰、利尿作用，是治疗感冒的中药之一。

食用方法

❶ 豆类制品和根茎类原料，以葱调味能去除豆腥味、土气味。

❷ 人在食葱后，口腔中留下难闻的葱臭味，此时只需用浓茶漱口或口内咀嚼几片茶叶，即可除去此味道。

饮食宜忌

❶ 葱不宜与蜂蜜同食。

❷ 过量食用会引起头昏、视物不清。

❸ 表虚多汗、狐臭、胃肠道疾病、眼病患者忌食。

胡萝卜

胡萝卜颜色靓丽，脆嫩多汁，芳香甘甜，对人体有多方面的保健功能，被誉为"小人参"。胡萝卜富含胡萝卜素，可促进机体的正常生长与发育，维持上皮组织正常结构，防止呼吸道感染，保持视力正常，治疗夜盲症和干眼症。胡萝卜素可清除致人衰老的自由基，所含的B族维生素和维生素C等营养成分也有润皮肤、抗衰老的作用。

食用方法

❶ 胡萝卜素和维生素A是脂溶性物质，应用油炒熟食用。

❷ 胡萝卜素大部分存在于胡萝卜皮中，吃胡萝卜应连皮一起吃。

饮食宜忌

❶ 与酒同食会在肝脏中产生毒素，导致肝病。

❷ 过量摄入胡萝卜会令皮肤色素发生变化，导致皮肤发黄。

❸ 女性过量食用易引起月经异常甚至不孕。

芦笋

芦笋，又名龙须菜，状如春笋，风味鲜美芳香，柔软可口，富含膳食纤维，能增进食欲，帮助消化。芦笋所含蛋白质、碳水化合物、多种维生素和矿物质的质量优于普通蔬菜。在西方，芦笋被誉为"十大名菜之一"，是一种健康食品和全面的抗癌食品。芦笋中含有较丰富的维生素A和叶酸，还有适量的B族维生素，绿色主茎的芦笋比白色的含更多的维生素A。经常食用芦笋对心血管病、肾炎、胆结石、肝功能障碍和肥胖均有功效，对膀胱癌、肺癌、皮肤癌和肾结石等也有一定的疗效。

食用方法

❶ 芦笋不宜生吃，也不宜高温烹煮，微波炉小功率热熟最佳。

❷ 芦笋的鲜度容易降低，应尽快食用。

饮食宜忌

❶ 芦笋不可与巴豆同吃。

❷ 痛风和糖尿病患者不宜多食。

3.
健康食疗室

若想最大限度地摄入维生素A，应注意掌握以下烹饪诀窍：

❶深绿色蔬菜的叶一般比其芽或茎部含更多的维生素A。如：每100克芹菜叶的维生素A含量是488微克，而芹菜茎只有57微克。所以，在食用绿色蔬菜时，不要轻易把叶扔掉。

❷南瓜的黄色就是富含胡萝卜素所致，胡萝卜素进入人体后就会变成维生素A，因此，颜色越深的南瓜所含的维生素A越多。

❸强烈的日光会破坏维生素A，所以经日光晒干的食物维生素A的含量比较少，但罐装或冷冻食品中的维生素A含量反而比较高，可以放心食用。

❹对于动物性食品中所含的维生素A，人体有较好的吸收率，而黄绿色蔬菜等植物性食物中所含的β-胡萝卜素，则依烹调方法的不同，其吸收率也会有所差异。

胡萝卜中的β-胡萝卜素的吸收率

烹调方法	吸收率
生吃	10%
胡萝卜泥	21%
盐煮	47%
炒	80%

可见，高效吸收β-胡萝卜素的方法，就是用油来烹调植物性食物。

❺维生素A容易遭氧化破坏，遇热也极不稳定，在做菜时一般会损失10%~20%，甚至达到40%，所以在烹调蔬菜时应注意采取短暂烹煮的原则，使其稍微软嫩、熟透就可以了。

❻大豆与胡萝卜或南瓜一起烹煮，不仅能消除油腻，还可使维生素A的吸收率提高。

■食疗营养餐■

酱鸡肝

维生素A

主料： 鲜鸡肝1500克。

辅料： 醋30毫升，蒜、大料、香叶、葱、姜、白糖、黄酱、酱油、盐各适量。

做法：

❶鸡肝用冷水浸泡2~3小时，并换两次水，以去除鸡肝中有毒物质。

❷将鸡肝捞出，再冲两遍，然后移入砂锅中，加醋，大火烧开。

❸转小火，加大料、香叶、葱、姜、白糖、黄酱及酱油调色，微火炖1小时。

❹加蒜若干粒，继续加热10~15分钟，停火，加盐，自然冷却后放入冰箱随吃随取。

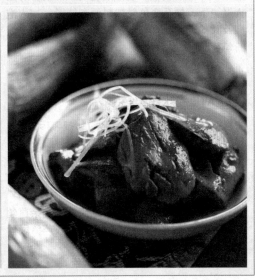

胡萝卜炒鳝鱼

维生素A+维生素B₁+维生素B₂

主料： 胡萝卜300克，鳝鱼肉200克。

辅料： 葱、姜、盐、酱油、植物油、醋各适量。

做法：

❶ 将胡萝卜切细丝。

❷ 对鳝鱼进行清洗处理，然后取肉切丝。

❸ 锅中放植物油加热，入葱、姜爆锅，再放胡萝卜丝、鳝鱼丝，煸炒片刻，入盐、酱油、醋，至鱼熟即可。

彩椒牛肝

维生素A+维生素C

主料： 牛肝150克，泡红辣椒15克。

辅料： 蒜汁、姜汁、葱汁、植物油、酱油、醋、白糖、湿淀粉、料酒、盐和清汤各少许。

做法：

❶ 将牛肝洗净后沥干水，切成片；辣椒切成碎丁。

❷ 炒锅中放植物油，烧热后将切成片的牛肝放入爆一下，炒至变色时加料酒和清汤，加入泡椒及其他调味料，煸炒至熟且入味后，用湿淀粉勾芡即可。

绿笋炒双丝

维生素A+维生素K+B族维生素

主料： 芦笋300克，虾仁200克，猪瘦肉150克。

辅料： 盐、味精、色拉油、胡椒粉、葱各适量。

做法：

❶ 芦笋洗净后斩成段；葱、猪瘦肉切成细丝。

❷ 将虾仁、肉丝及盐、葱丝置于盘内拌匀。

❸ 锅置火上，倒入色拉油烧热后放入剩余葱丝爆香，倒入肉丝与虾仁；肉熟时放入芦笋段炒至熟，放入调味料即可。

西蓝花炒牛肉

维生素A+维生素C+维生素K+B族维生素

主料： 西蓝花360克，牛肉180克，胡萝卜15克。

辅料： 姜、料酒、蒜、酱油、淀粉、白糖、植物油各适量。

做法：

❶ 西蓝花用盐水洗净，切开小朵，用油灼熟；姜切片；胡萝卜洗净，切成薄片；牛肉切成薄片，加入调味料，腌10分钟，泡嫩油留用。

❷ 烧油锅，爆香蒜、姜片、胡萝卜片。

❸ 将牛肉下锅，迅速翻炒，加少量料酒。

❹ 加入西蓝花，淀粉勾芡，炒匀即成。

葱爆鸡丁

维生素A+维生素C+维生素E+B族维生素

主料： 鸡腿肉150克，笋丁50克。

辅料： 干淀粉、鸡蛋清、白糖、料酒、植物油、盐、葱、姜、湿淀粉、酱油各适量。

做法：

❶ 将鸡肉切成小丁，撒上盐腌一下，再加入鸡蛋清及干淀粉调拌均匀，连同笋丁放入大火油锅内炒10分钟，沥去油。

❷ 将葱、姜切成丝，将料酒、酱油、葱丝、姜丝倒入锅内炒拌几下，用湿淀粉勾芡即可。

做法:

❶ 栗子洗净后放入锅中加适量水，用旺火煮至栗子壳裂口。

❷ 捞出栗子剥去壳与内衣，与洗净的红枣一起放在蒸锅中用旺火蒸至熟透。

❸ 出锅冷却后把红枣除去外皮与内核，把栗子捣成碎末。

❹ 在锅中加两大碗清水，烧开后放入白砂糖搅匀。

❺ 煮沸后倒入栗子泥和红枣肉，加入藕粉迅速搅匀。

❻ 再加入桂花拌匀即可。

香干炒韭菜

维生素A+维生素C+B族维生素

主料: 韭菜250克，香干150克。

辅料: 植物油、酱油、香油、盐、味精各适量。

做法:

❶ 将韭菜择洗干净，切成段；香干切成细丝。

❷ 炒锅注油烧热，下入香干丝煸炒，放入韭菜，加酱油、盐、味精炒熟，淋入香油即可。

芒果凤尾虾

维生素A+维生素B$_1$+维生素B$_2$+维生素B$_{12}$+维生素C

主料: 海虾250克，芒果200克，豌豆50克。

辅料: 葱末15克，姜末15克，盐、味精、料酒、湿淀粉、植物油各适量。

做法:

❶ 海虾去皮、留尾，一切两半，用料酒、盐、湿淀粉抓匀；芒果切长滚刀块。

❷ 锅中加油烧热，放入虾尾段划出；锅留底油，放入葱、姜末烹出香味，加入芒果、盐稍炒，加入虾、豌豆，调味即成。

栗子羹

维生素A+B族维生素+维生素C

主料: 栗子（鲜）500克，红枣100克。

辅料: 白砂糖100克，藕粉20克，桂花15克。

奶油西红柿

维生素A+维生素C+维生素D

主料: 西红柿400克，鲜奶200毫升。

辅料: 油、盐、栗粉各适量。

做法:

❶ 西红柿洗净，用开水稍浸一下取出，去皮切块。

❷ 将鲜奶、盐及栗粉调成稠汁。将适量水烧沸，放入西红柿煮滚，即加入鲜奶稠汁勾芡，用勺搅动，待芡汁略浓，下少许熟油即可。

西洋菜煲生鱼

维生素A+维生素B$_{12}$+维生素C+维生素D

主料: 鲤鱼1条，西洋菜200克，蜜枣适量，黄豆50克。

辅料: 植物油、陈皮、盐、味精、料酒、姜片各适量。

做法:

❶ 将鱼去鳞、鳃、内脏，洗净，鱼肉剁成适当大小的段。

❷ 锅内倒植物油烧热，放入鱼肉炸至金黄，撇去多余油分。

❸ 加入料酒、姜片，倒入沸水，放入西洋菜、蜜枣、黄豆、陈皮稍煮。

❹ 将以上材料倒入砂锅中，用小火煲2～3小时，出锅前放入盐、味精即可。

维生素 B1 治病

- 17世纪，印度尼西亚每年有10万人死于脚气病，即多发性神经炎。
- 19世纪，日本海军约有30%的人患有脚气病。
- 1880年，日本人将鱼、肉、大麦和蔬菜加到精米的膳食中，脚气病患者日益减少。
- 1906年，荷兰科学家爱克曼发现米糠可以治疗脚气病。
- 1919年，日本化学家铃木梅太郎称米糠里的物质为"奥利沙宁"，实际上就是维生素B1。
- 1929年，爱克曼因发现维生素B1而被授予诺贝尔医学奖。

⊙维生素B1又叫硫胺素、抗神经炎素，是脱羧辅酶的主要成分，能抑制胆碱酯酶的活性，维持胃肠道的正常蠕动和消化腺的分泌。在神经传导中，维生素B1也发挥着一定的作用。

⊙维生素B1属于水溶性维生素，和所有B族维生素一样，多余的维生素B1不会贮藏在体内，而会完全排出体外，所以必须每天补充。

人体对维生素B1的正常需要量										
年龄（岁）	0	0.5	1	4	7	11	14	15	50	孕妇 哺乳期
日摄取量（毫克）	0.2	0.3	0.3	0.4	0.9	1.2	男1.5 女1.2	男1.4 女1.3	1.3	1.5　1.8

1.
医疗档案馆

在我国，人均每天对维生素B₁的摄入量约为1.2毫克，离RDA（推荐的日摄食量）的要求还差11.3%。其原因可能与中国人习惯热食、熟食有关，因为维生素B₁很容易在加热过程中被破坏，也易溶于水。喜欢吃速食食品、泡面、加工食品的人，如果长期饮食偏颇，就容易造成维生素B₁摄取量不足。

维生素B₁被称为精神性维生素，对神经组织及精神状况有着十分重要的影响，不足时会产生疲倦、健忘、焦虑不安等症状，长期缺乏还会引发脚气病和韦尼克脑病等严重疾病，影响心脏及肌肉功能，甚至造成死亡。1996年6月台湾宜兰靖庐居民的连续死亡事件，便是因维生素B₁不足引起横纹肌溶解症所导致，必须多加注意。

外科医生：
防治脚气病

维生素B₁又被称为抗脚气病因子，其发现经过与人类探索脚气病的治疗过程密不可分。脚气病因身体缺乏维生素B₁引起，主要症状为身体倦怠、心跳、气喘、手脚麻木、下肢肿胀等，严重的还会出现神经麻痹和知觉麻痹。少食精米、多食富含维生素B₁的糙米粗粮可有效预防脚气病；用维生素B₁治疗脚气病有特效，一般治疗几天后症状就会得到明显改善。

神经科医生：
保持大脑和神经功能正常运转

为了保持大脑和神经功能正常运转，我们就要补充足够的热量。一旦热量缺乏，神经功能就会紊乱，从而引起情绪不稳定或焦躁等症状。中枢神经无法使用除了糖类以外的任何来源的热量，因此一旦缺乏维生素B₁而导致热量

维生素B₁
缺乏症

- 目光呆滞、精神萎靡
- 引发多发性神经炎、心情郁闷、注意力不集中、协调性差、记忆力衰退
- 以小麦为主食的欧美人易出现维生素B₁缺乏症，从而引发韦尼克脑病、中枢神经病症
- 疲劳、忧郁、易躁
- 心悸、气喘、心脏肥大
- 肝脏、肾脏功能低下
- 双手颤抖、麻木
- 腰痛
- 食欲不振、体重下降、呕吐、便秘
- 引发脚气病，反射神经异常，全身疲倦，双腿麻木

维生素B₁
医疗功效

- 维持脑部神经状态稳定健康
- 促进身体发育
- 保持心脏功能正常
- 促进糖类的分解和消化，缓解疲劳
- 减缓晕机、晕船
- 治疗带状疱疹
- 保持末梢神经功能正常，预防脚气病

不足，就会立刻对中枢神经所统领的身体各功能造成不良影响。补充维生素B₁，有助于改善精神状况，维持神经组织、肌肉、心脏活动的正常运转。

内科医生：
缓解疲劳，促进身体发育

热量是维持生命必不可少的东西，糖类（碳水化合物）通过呼吸作用释放热量的过程中，维生素B₁可当作辅酶来促进酶的作用。也就是说，酶若没有维生素B₁的帮助，就无法分解糖类而制造出热量来。

一旦维生素B₁缺乏，人体即使摄取了大量的糖类，也无法将其转化为热量。而且乳酸或丙酮酸等疲劳物质的积存，也容易引起疲劳，此时适量补充维生素B₁，可有助于糖类的分解和消化，从而缓解身体疲劳，促进身体发育。

保健医生：
防治蚊虫叮咬

蚊虫叮咬后多数情况下只是皮肤瘙痒，但也可能传染乙脑、疟疾等严重疾病。维生素B₁被摄入人体后，经过体内代谢，一部分代谢产物将随汗液分泌到体表。这种代谢产物有一种使蚊子不敢接近的特殊气味，能起到驱蚊的作用。在蚊子肆虐的夏季多食用猪肉、动物内脏等富含维生素B₁的食物，外出旅行时口服维生素B₁药片等，都不失为简单有效的驱蚊办法。

特殊需求人群

- 食欲不振、患胃肠疾病、头发干枯、记忆力减退、肌肉痉挛的人。
- 抽烟、喝酒、爱吃砂糖、以精米为主食的人。
- 处于妊娠、哺乳期或者服用避孕药的女性。
- 处于紧张状态如生病、焦虑、精神打击、手术后等的人。

补给须知

- 维生素B₁在人体内仅停留3~6小时，多摄入的部分也不会贮藏于体内，因此必须每天补充。
- 加工过于精细的谷物，维生素B₁含量将大大降低。
- 维生素B₁怕高温，容易在烹调时被破坏，但在酸性溶液中稳定性较好。
- 生吃某些鱼类，或饭后服用胃酸抑制剂，会造成其他食物中维生素B₁的流失。

副作用

- 过量补充维生素B₁会出现昏昏欲睡或轻度的喘息症状。
- 每天服用维生素B₁超过5~10克时，可能会出现发抖、疱疹、浮肿、神经质、心跳增快及过敏等症状。
- 大剂量静脉注射可能发生过敏性休克。

2.
天然补给站

● 维生素B₁最丰富的来源是小麦胚芽及米糠，同时存在于所有谷类、干果及豆类中，动物肝脏及猪肉里的含量也很高，香菇、芹菜、西红柿、茄子等蔬菜中含量也颇可观。

常见食物维生素B₁含量排行榜

排名	食物名称	含量（毫克/100克）	食用标准参考量
1	花生	1.03	每日100克
2	豌豆	1.02	每餐50克
3	黄豆	0.79	每餐40克
4	小米	0.57	每餐50克
5	绿豆	0.53	每日100克
6	鸭肝	0.44	每餐50克
7	猪肝	0.40	每餐50克
8	玉米	0.34	每餐100克
9	木耳	0.15	每次50～70克
10	葱	0.08	每餐20克

■ 补给榜中榜 ■

花生

　　花生长于滋养补益，有助于延年益寿，所以民间又称为"长生果"。花生是各种食物中维生素B₁含量最高的，常吃可预防脚气病等维生素B₁缺乏症；同时还含有维生素C、维生素E及一定量的锌、硒等微量元素，具有增强记忆

力，延缓脑功能衰退，防治动脉硬化和心脑血管疾病等多重功效。

食用方法

❶ 花生炒熟或油炸后，性质燥热，不宜多食；炖吃最佳，既保留了营养成分，又不温不火、易于消化。

❷ 花生的红衣可预防神经炎、脚气病、干眼病、口唇炎等维生素B₁缺乏症，所以吃花生最好连衣一起吃。

饮食宜忌

❶ 花生含油脂多，消化时需要多耗胆汁，故肝胆病患者不宜食用。

❷ 花生能增进血凝、促进血栓形成，故血黏度高或有血栓的人不宜食用。

❸ 花生霉变后含有大量致癌物质——黄曲霉素，所以霉变的花生千万不要吃。

豌豆

豌豆营养丰富，子粒含蛋白质20%~24%，碳水化合物50%以上，还含有脂肪及多种维生素。每100克子粒中含有维生素B_1高达1.02毫克、还含有维生素B_2、胡萝卜素等。

食用方法

① 豌豆适合与富含氨基酸的食物一起烹调，可明显提高其营养价值。

② 荷兰豆是豌豆的嫩豆荚，炒食后颜色翠绿，清脆利口；豆苗是豌豆萌芽发出2~4个子叶时的幼苗，鲜嫩清香，最适宜做汤。

饮食宜忌

① 豌豆多食会发生腹胀。

② 许多优质粉丝是用豌豆等豆类淀粉制成的，在加工时往往会加入明矾，经常大量食用会使体内的铝增加，影响健康。

黄豆

黄豆的营养价值很高，被称为"豆中之王""田中之肉""绿色的牛乳"等。黄豆中维生素B_1含量相当高，吃黄豆能补充维生素B_1及其他B族维生素等，对皮肤干燥粗糙、头发干枯者有好处，可以提高肌肤的新陈代谢，促使肌体排毒。

食用方法

① 将干炒过的黄豆浸泡于米醋中3天后，每天吃10粒左右，可治疗便秘。

② 黄豆泡软到发芽，即可成黄豆芽食用，或炒菜，或煮汤，或凉拌。

饮食宜忌

① 黄豆不宜生食，夹生黄豆也不宜吃。

② 消化功能不良、有慢性消化道疾病者尽量少吃。患有严重肝病、肾病、痛风、消化性溃疡、动脉硬化、低碘者应禁食。

③ 据美国专门机构研究，吃豆浆长大的孩子成年后，引发甲状腺和生殖系统疾病的风险系数较大，因此不要让婴儿喝豆浆，孕妇食用黄豆制品也要谨慎。

小米

小米又称粟米，性味甘咸、微寒，具有滋养肾气、和胃安眠、清虚热之功效。小米熬粥营养丰富，有"代参汤"之美称。小米不需精制，因而保存了许多维生素和矿物质，其中维生素B_1的含量可达大米的数倍，丰富的维生素B_1、维生素B_{12}使小米具有防治消化不良及口角生疮的功效。

食用方法

① 小米宜与大豆或肉类食品混合食用。

② 小米粥不宜太稀薄，与粳米同食可提高其营

养价值。

❸ 小米加红糖具有滋阴补血之功能，可使孕妇虚寒的体质得到调养，帮助她们恢复体力。

饮食宜忌

❶ 小米不宜与杏同食，否则会令人呕泻。

❷ 小米中蛋白质的氨基酸组成并不理想，赖氨酸过低而亮氨酸又过高，妇女产后如果完全以小米为主食，会缺乏其他营养，应注意合理搭配。

绿豆

绿豆，又叫青小豆，含有多种维生素和钙、磷、铁等矿物质。其中维生素B_1含量最高，有"济世之良谷"之说。

食用方法

❶ 绿豆汤能清暑益气、止渴利尿，能及时补充水分和矿物质，是夏天或高温环境工作者的首选饮品。

❷ 绿豆能解毒，有机磷农药、铅、酒精中毒（醉酒）或吃错药时，可先喝一碗绿豆汤进行紧急处理。

饮食宜忌

❶ 未煮烂的绿豆腥味强烈，食后易恶心、呕吐；也不宜煮得过烂，否则会降低清热解毒的功效。

❷ 绿豆忌与鲤鱼、榧子同食。

❸ 脾胃虚弱的人不宜多吃。

❹ 服药特别是服温补药时不要吃绿豆食品。

鸭肝

鸭肝，鸭杂之一，呈大小双叶，色紫红，质细嫩，味鲜美。适用于炒、炸、卤、熘等多种烹调方法。肝脏是动物体内储存养料和解毒的重要器官，含有丰富的营养物质，具有营养保健功能，是最理想的补血佳品之一。鸭肝中维生素B_1及维生素B_2的含量丰富，经常食用能保护眼睛，维持正常视力，防止眼睛干涩、疲劳，对皮肤也有好处。

食用方法

鸭肝是鸭体内最大的毒物中转站，所以买回的鸭肝不要急于烹调，应把鲜肝放在自来水龙头下冲洗10分钟，然后放在水中浸泡30分钟。烹调时间不能太短，至少应该在急火中炒5分钟以上，使肝完全变成灰褐色，看不到血丝才好。

饮食宜忌

❶ 高胆固醇血症、肝病、高血压病和冠心病患者应少食。

❷ 鸭肝不宜与维生素C、抗凝血药物、左旋多巴、优降灵和苯乙肼等药物同食。

玉米

玉米，又名苞谷、棒子、玉蜀黍，有些地区以它作主食，是粗粮中的保健佳品。中美洲印第安人不易患高血压与他们主要食用玉米有关。

玉米中的膳食纤维含量很高，能刺激胃肠蠕动，加速粪便排泄，可防治便秘、肠炎、肠癌等。玉米含有丰富的维生素B_1，对人体内糖类的代谢起着重要作用，能增进食欲，促进发育，提高神经系统功能。玉米油则含有较丰富的维生素E，能降低血清胆固醇，预防高血压病和冠心病。

食用方法

❶吃玉米时应把玉米粒里的胚尖全部吃进，因为玉米的许多养分都集中在这里。

❷玉米蛋白质中缺乏色氨酸，单一食用易发生"糙皮病"，因此以玉米为主食的地区应多吃豆类食品。

饮食宜忌

❶玉米发霉后能产生致癌物，发霉的玉米绝对不能食用。

❷患有肝豆状核变性疾病的人不适合吃玉米。

木耳

木耳味甘，性平，有排毒解毒、清胃涤肠、和血止血等功效。古书记载，木耳"益气不饥，轻身强志"。木耳富含碳水化合物、胶质、脑磷脂、膳食纤维、葡萄糖、木糖、卵磷脂、胡萝卜素、维生素B_1、维生素B_2、维生素C、蛋白质、铁、钙、磷等多种营养成分，被誉为"素中之荤"。木耳中所含的一种植物胶质有较强的吸附力，可将残留在人体消化系统的灰尘杂质集中吸附，再排出体外，从而起到排毒清胃的作用。

食用方法

❶木耳适宜素炒，且不宜放酱油。

❷木耳要用大火快炒，时间过长易出黏液。

饮食宜忌

咯血、便血、呕血、鼻出血者禁食木耳。

3.
健康食疗室

若想最大限度地摄入维生素B₁，应注意掌握以下膳食诀窍：

❶ 维生素B₁与维生素B₂、维生素B₆一起均衡摄取，效果最好。

❷ 维生素B₁多含于谷物的胚芽及外壳部分，若能少吃精米，改吃糙米、胚芽米、全麦面最好。

❸ 淘米煮饭容易使大米中的维生素B₁流失，经过淘洗和煮饭的双重过程后，维生素B₁会流失很多，所以要快速淘米。

❹ 采用蒸或煮的烹调方法，会大大减少维生素B₁的损失。

❺ 把面粉做成馒头、面包、包子、烙饼时，维生素B₁丢失得最少，尽量避免油炸面食，如小油饼等，几会使维生素B₁全部被破坏掉。

❻ 玉米粉中的维生素B₁更易被破坏，可把玉米粉做成玉米粥、窝窝头，或用饼铛贴玉米饼。

❼ 维生素B₁怕高温，容易在烹调过程中被破坏，煮面条时，大约有50%的维生素会流失到面汤中，所以如果吃面条，要喝些汤，充分利用面汤中的营养素。

❽ 直接用油炸肉食或鱼，会严重破坏维生素B₁，如果在表面上挂糊，便可使维生素B₁受到保护。

❾ 做汤时等到水开后再下菜，不要煮的时间过久，在开水中稍烫一下即可。

❿ 红烧或清炖肉、鱼时，连汤带汁一同吃可保证维生素B₁的摄取。

⓫ 贝类本身含有破坏维生素B₁的物质，宜加热后食用，以免破坏其他食物中所含的维生素B₁。

⓬ 蒜素与维生素B₁结合成蒜胺，这种物质比原来的维生素B₁更耐热，不易溶于水。所以在做主食时放入葱、蒜调味，得到的就不仅仅是味道了。

⓭ 维生素B₁怕碱性，应避免与含重碳酸钠的胃肠药一起服用。假如你有在饭后服用胃酸抑制剂的习惯，那么你就会丧失在这顿饭中所摄取到的维生素B₁。

⓮ 酒精、咖啡因会破坏维生素B₁，应该小心。

■ 食疗营养餐 ■

小米红糖粥

维生素B₁+维生素B₁₂

主料： 小米100克。

辅料： 红糖适量。

做法：

❶ 将小米淘洗干净，用冷水浸泡片刻，捞出，沥干水分。

❷ 锅内加入约1000毫升冷水，先用大火烧开，然后改小火煮至米烂汤浓。

❸ 依个人口味，加入红糖搅匀，再煮沸，即可盛起食用。

花生仁炖猪蹄

维生素B₁+维生素C+维生素E

主料： 猪蹄400克，花生200克。

辅料： 葱末10克，姜块10克，盐5克，胡椒粉3克，味精2克。

做法：

❶ 将猪蹄浸泡后刮洗干净，猪蹄对剖后剁成块（3厘米见方）；花生用温水浸泡后去皮。

❷ 将砂锅置于大火上，倒入适量清水，放入猪蹄，烧沸，撇净浮沫，放入花生、姜块炖至猪蹄块半熟时，改用小火，放入盐继续煨炖；猪蹄块炖烂后，起锅盛入汤碗，撒上胡椒粉、味精、葱末即可。

豌豆绿豆粥

维生素B₁+维生素B₂+维生素C

主料： 粳米100克，豌豆、绿豆各50克。

辅料： 白糖20克。

做法：

❶ 将绿豆、粳米淘洗干净，分别用冷水浸泡发胀，捞出，沥干水分。

❷ 豌豆洗净，焯水烫透。

❸ 锅中加入约1500毫升冷水，先将绿豆放入，用大火煮沸后，再加入豌豆和粳米，改用小火慢煮。

❹ 待粥将煮熟时下入白糖，搅拌均匀，再稍焖片刻，即可盛起食用。

玉米芥蓝拌杏仁

维生素B₁+维生素E+维生素C

主料： 芥蓝、玉米各200克，杏仁150克，红尖椒15克。

辅料： 香油10克，盐3克，味精2克，糖20克。

做法：

❶ 芥蓝去皮洗净切片，杏仁泡发洗净，玉米洗净，红尖椒洗净切圈；将所有原材料分别在开水中焯熟。

❷ 捞出控水，加入所有调味料拌匀即可。

白羊肾羹

维生素B₁+维生素A+维生素C+维生素E

主料：白羊肾2副，羊脂200克。

辅料：肉苁蓉50克，荜拨10克，草果10克，陈皮5克，胡椒粉5克，盐2克，葱末3克，姜末5克，酱油、湿淀粉各适量。

做法：

❶ 将白羊肾、羊脂洗净。

❷ 肉苁蓉、陈皮、荜拨、草果、胡椒粉装入纱布袋内，扎紧口袋。

❸ 坐锅点火，加入冷水适量，放入白羊肾、羊脂和纱布袋，用大火烧沸，转用小火炖熬，待羊肾熟透时，放入葱末、姜末、盐、酱油、用湿淀粉勾芡，即可盛起食用。

火腿炖猪肾

维生素B₁+维生素C

主料：猪肾800克，火腿200克，冬笋500克，豌豆苗50克。

辅料：鸡汤500毫升，料酒20毫升，盐6克，味精4克，葱段、姜片各10克。

做法：

❶ 将猪肾剥去外层薄膜，剖开洗净腰臊，在其两面分别直划几刀，投入沸水锅内焯一下，捞出洗净，顶刀切成薄片；冬笋除掉老根和硬尖，剥去笋叶，削净老皮，与火腿均切成骨牌片，分别投入沸水锅内焯一下；豌豆苗择洗干净。

❷ 将锅置于大火上，放入焯好的猪肾片、火腿片和冬笋片，加入料酒、盐、鸡汤、葱段和姜片烧沸，撇净浮沫，改用小火炖至烂熟，拣出葱段、姜片不用，撒入味精和豌豆苗再烧沸即可。

木耳核桃炖豆腐

维生素B₁+维生素E+维生素K

主料：豆腐200克，核桃100克，木耳30克。

辅料：盐、味精、香油各适量。

做法：

❶ 将木耳水发，洗净；核桃去皮，洗净；豆腐切小块。

❷ 将木耳、核桃仁与豆腐块一同放入砂锅内，加水适量，炖熟后加盐、味精，淋上香油。

双瓜菜窝头

维生素B₁+维生素C

主料：冬瓜300克，红薯200克，玉米面100克。

辅料：盐5克，葱10克，姜10克。

做法：

❶ 冬瓜去皮切成细末；红薯切成细泥；葱、姜切末。

❷ 冬瓜末、红薯泥加葱末、姜末、盐、玉米粉调匀。

❸ 将菜窝头捏好后，上笼用大火蒸20分钟即成。

香肠炒油菜

维生素B₁+维生素B₂+维生素C

主料：香肠50克，油菜200克。

辅料：植物油、盐、酱油、料酒、味精、姜末、葱花各适量。

做法：

❶ 香肠切成薄片；油菜洗净切成短段，梗、叶分置。

❷ 锅置火上，放油烧热，下姜末、葱花煸炒，然后放油菜梗炒，再下油菜叶炒至半熟，倒入切好的香肠，并加入酱油，用旺火快炒几下即成。

炸鸭肝两样

维生素B₁+维生素A+维生素B₂+维生素C

主料：鸭肝250克，小麦面粉50克，粉丝50克，火腿20克，面包60克，油菜20克，荸荠15克，香菜20克。

辅料：鸡蛋清、味精、料酒、盐、大油、辣椒粉、胡椒粉、花椒粉各适量。

做法：

❶ 鸭肝去净胆窝，取150克切成4厘米长、1厘米粗的长条；将鸭肝条用花椒粉、辣椒粉、料酒、盐、味精腌5分钟；荸荠、油菜、香菜切碎。

❷ 取鸡蛋清打至能立住筷子为止，加入面粉制成糊；其余鸭肝剁成泥后加入盐、料酒、味精、胡椒粉、荸荠末拌匀。

❸ 面包修成10个大小一致的圆片，分别在面包片上面抹一层肝泥，再抹上用其余鸡蛋清、面粉调成的糊，蘸上一些香菜叶，制成鸭肝托。

❹ 大油上火烧三成热，取鸭肝条蘸上一层面粉，挂上糊，再蘸上些火腿末和油菜末，入油锅炸成外黄白色，内软嫩熟透，装在盘子中央；油锅继续加热到七成热，下入干粉丝炸酥脆捞出，围在鸭条四周；最后把鸭肝托用五成热油小火炸成金黄色，摆在炸粉丝上即成。

肉菜包子

维生素B₁+维生素B₂+维生素C

主料：面粉400克，猪肉300克，白菜250克。

辅料：虾皮、大油、盐、酱油、葱花、姜、白糖各适量。

做法：

❶ 将白菜洗净、切碎，挤去水；猪肉剁成肉末。

❷ 锅中加大油熔化烧热，倒入猪肉末中，然后再加入剁碎的虾皮、酱油、白糖、葱花、碎姜和切碎的白菜，搅拌做馅。

❸将发酵的面团加苏打揉匀，搓成长条，制成包子皮，加馅捏成包子，入笼旺火蒸15分钟，即熟。

糖醋里脊

B族维生素

主料：猪里脊肉300克，鸡蛋1个。

辅料：酱油、醋、葱段、料酒、湿淀粉、白糖各适量。

做法：

❶猪里脊肉洗净切小块，放入碗中加湿淀粉、鸡蛋、料酒拌匀，挂糊腌渍15分钟。

❷白糖、醋、湿淀粉各20克，加水20毫升调成糖醋汁。

❸炒锅烧热放油，七成热时下入挂糊的里脊肉，炸至两面金黄色后捞出沥干油。

❹锅内留底油，下入葱花煸炒，炒出香味后，将肉块下锅，然后倒入调好的糖醋汁，迅速搅拌，待芡汁均匀地包裹在肉块上时，淋明油即可。

蛋黄焗南瓜

B族维生素+维生素A+维生素C

主料：小南瓜半个，咸鸭蛋黄3个。

辅料：盐适量。

做法：

❶南瓜削皮去子，切成块，放在水里加盐煮熟。

❷锅里倒少许油，咸鸭蛋黄放进去，拿铲背顺时针推搅至起气泡。

❸把滤好水的南瓜倒进去翻炒，使蛋黄均匀地附着在南瓜上即可。

夏枯草黄豆脊骨汤

B族维生素+维生素C

主料：夏枯草20克，黄豆50克，猪脊骨700克，黑枣6粒。

辅料：盐适量。

做法：

❶夏枯草洗净，浸泡30分钟；黄豆洗净，浸泡1小时。

❷猪脊骨斩件，洗净，飞水；黑枣洗净。

❸将清水1600毫升放入瓦煲内，煮沸后加入以上用料，大火煲滚，改用小火煲2小时，加盐调味即可。

焖三丁

B族维生素

主料：猪瘦肉100克，水泡黄豆100克，豌豆100克。

配料：植物油、盐、酱油、葱花、姜末、淀粉各适量。

做法：

❶将猪瘦肉洗净，切成小丁；水泡黄豆用水煮一下捞出；豌豆剥去外皮，在开水中焯一下。

❷将猪肉丁用酱油、盐、淀粉拌匀。

❸炒锅上火，放油烧至五六成热，把葱花、姜末放下，把拌好的猪肉倒入翻炒，再放入黄豆、豌豆一起翻炒，加少量水焖煮，待熟放少量盐即成。

维生素 B₂ 治病

- 1879年，英国著名化学家布鲁斯发现，牛奶的上层乳清中存在一种黄色的荧光物质。他用各种方法提取，都没有成功。
- 1933年，美国科学家哥尔倍格从1000克牛奶中提取出0.018克这种黄色的物质，后来人们因为其分子式上有一个核糖醇，将其命名为核黄素，即维生素B₂。
- 1935年，德国化学家柯恩首次合成了维生素B₂。

⊙维生素B₂又名核黄素，它构成黄素酶类的辅酶，对体内细胞及组织的氧化、还原起重要作用，有促进生长发育和润泽皮肤的功能。

⊙绝大多数维生素都是无色的，只有三种例外，维生素B₂正是其中之一（另外两种是红色的维生素B₁₂及黄色结晶粉末的维生素K₃）。维生素B₂呈橙黄色针状晶体状，味微苦，和维生素B₁一样是一种水溶性维生素，水溶液有黄绿色荧光，容易被消化和吸收，不会蓄积在体内，因此必须经常补充。和维生素B₁不同的是，维生素B₂耐热、耐酸，在烹调过程中不易被破坏，但在碱性或光照条件下极易分解，熬粥不放碱就是这个道理。

人体对维生素B₂的正常需要量										
年龄（岁）	0	0.5	1	4	7	11	14	15	50	孕妇	哺乳期
日摄取量（毫克）	0.4	0.5	0.6	0.7	1.0	1.2	男1.5 女1.2	男1.4 女1.2	1.4	1.7	1.7

1. 医疗档案馆

　　我国缺乏维生素B_2的状况十分严重，居维生素缺乏首位，营养素缺乏第二位（第一为钙）。全国人均每天摄入量为0.8毫克，远远低于营养学会推荐的1.3毫克/天的要求。其主要原因是中国人大多以植物性食物为主食，而维生素B_2主要存在于动物肝脏、乳酪、杏仁和啤酒酵素中。专家建议，中国人每天应另补充1毫克左右的维生素B_2。

　　维生素B_2是黄素酶类的辅酶组成部分，在生物氧化的呼吸链中起递氢作用，对神经细胞、视网膜代谢、脑垂体促肾上腺皮质激素的释放和胎儿的生长发育亦有影响；碳水化合物，脂肪和氨基酸的代谢和维生素B_2密切相关。维生素B_2供给不足，会使皮肤粗糙、皱纹形成，并易引发脂溢性皮炎、口角炎、痤疮、白发等不良症状。对于成年人，维生素B_2缺乏还可引起血红蛋白降低。维生素B_2缺乏会引起贫血，而维生素B_2水平纠正后贫血将得到改善。

内科医生：
保护血管，预防动脉硬化

　　过氧化脂类是一种能够引起动脉硬化、人体老化、并可致癌的有害物质，血管内壁上的过氧化脂是动脉硬化的主要原因，而动脉硬化则是造成缺血性心脏病、高血压、脑溢血的诱因。研究表明，维生素B_2是分解过氧化脂最有效的物质之一，经常补充维生素B_2，可阻止体内过氧化脂类的形成，保护血管，预防动脉硬化。

肿瘤科医生：
抑制癌细胞，防治肿瘤

　　早在1970年，科学家通过动物试验发现，维生素B_2有明显的抑制癌细胞的作用。近年进一步研究证明，维生素B_2参与了去偶氮化作

维生素B_2 缺乏症

- 易有倦怠感、疲劳感，并易头晕
- 发须受损
- 眼睛充血，容易流泪，在很弱的光线下也会感到刺眼，有异物感，易患白内障
- 患脂溢性皮炎，眼鼻及口附近皮肤有皮屑及硬痂
- 嘴角发红、口腔炎、口唇炎、口角炎、舌炎
- 易患动脉硬化
- 成长期发育停滞
- 阴道瘙痒，肛门、阴部溃烂

维生素B_2 医疗功效

- 促进肌肤、头发健康生长
- 提高视力，缓解视疲劳
- 消除口腔、舌、唇、口角发炎症状
- 去除过氧状脂质，预防动脉硬化
- 解毒（针对药物、有毒物质）
- 促进指甲健康生长
- 促进胎儿的发育
- 代谢脂肪，避免其囤积于血液及肝脏，有助于减肥

用，可抑制化学物质偶氮苯类（简称DAB）物质的致癌作用。偶氮化合物的偶氮基被消除后就失去了致癌活性。目前多种致癌因素中，90％为化学因素，其中偶氮苯类物质的致癌作用很强，因而维生素B_2能对抗这类化学物质，其抗肿瘤作用是相当重要的。

保 健医生：
加快脂肪代谢，分解有毒物质

防止肥胖除了要减少脂肪的摄取量外，还要使体内的脂肪充分代谢，这就需要维生素B_2的大力协助。维生素B_2可以帮助脂类代谢，加快体内脂肪物质的分解，在减肥过程中补充足量的维生素B_2，能使减肥效果事半功倍。

维生素B_2还有一个独特的功能，就是可分解药物、毒物所含的有毒物质，而且与胆汁酸及胆固醇的合成作用也有密切关系。

美 容医生：
保护皮肤健康，促进毛发生长

我们所吃的米、面以及油类，在体内都能转化为人体脂肪。当超过人体需要量时，脂肪会从皮肤的皮脂腺孔排出皮肤表面，或储存于毛孔内。毛孔内的脂肪常是螨虫和化脓菌繁殖的地方，所以脂肪多容易长粉刺、毛囊炎及酒糟鼻等。维生素B_2不足是促使这些病症发生的重要因素。因为脂肪"燃烧"时需要大量维生素B_2，缺乏维生素B_2，脂肪就会储备于毛孔中，使皮肤分泌物增加，长出粉刺等。

充足的维生素B_2与维生素A"合作"，能够淡化皮肤皱纹，消除皮肤斑点及防治末梢神经炎，使皮肤保持健康美丽。同时，维生素B_2还具有促进毛发和指甲生长的作用。

特殊需求人群
- 长期处于紧张状态者。
- 素食者或不常吃乳制品及肉类食物者。
- 患糖尿病或溃疡，长期控制饮食的人。
- 服用避孕药者、孕妇及哺乳妇女。

补给须知
- 维生素B_2多余部分不会蓄积在体内，需每日补充。
- 同时摄取维生素B_2、维生素B_6、维生素C及烟酸效果最佳。
- 食用高热量食品时，必须配合摄取更多维生素B_2。
- 维生素B_2和蛋白质有着特殊的关系，膳食中如果没有足够的维生素B_2，即使有丰富的蛋白质，也不能为身体组织所利用。
- 牛奶是维生素B_2含量丰富的食品，其他乳制品及动物肝脏中亦富含维生素B_2，成年人每天吃50克动物肝脏，便能满足需求。
- 维生素B_2可降低抗生素，如链霉素、四环素等的抗菌活性，不宜同服。

副作用
- 维生素B_2没有毒性，但若一次摄入过多，可能引起瘙痒、麻痹、刺痛、灼热等不适症状。
- 摄取大量的维生素B_2，特别在没有搭配服用其他抗氧化剂时，会导致对阳光过敏。
- 大剂量的注射能使肾脏的肾小管发生堵塞，产生少尿等肾功能障碍。

2.
天然补给站

● 维生素B₂广泛存在于植物和动物性食物中，动物性食物中维生素B₂的含量较植物性食物高。动物肝脏、心、肾、乳类及蛋类食物含维生素B₂尤为丰富，豆类食物中也较丰富，绿叶蔬菜和野菜中也含有大量的维生素B₂。乳制品是维生素B₂最佳来源之一，经发酵的乳制品，特别是各种不同的奶酪、酸奶和酪乳中维生素B₂的含量最多。

常见食物维生素B₂含量排行榜			
排名	食物名称	含量（毫克/100克）	食用标准参考量
1	羊肝	3.75	每餐50克
2	口蘑	2.53	每餐30克
3	猪肝	2.11	每餐50克
4	紫菜	2.07	每次15克
5	鳝鱼	0.96	每次50克
6	鸡心	0.77	每餐50克
7	螃蟹	0.71	每次80克
8	桂圆	0.55	每天5颗
9	猪心	0.52	每餐50克
10	豆豉	0.34	每天40克

■ 补给榜中榜 ■

羊肝

　　羊肝味甘、苦，性凉，有益血、补肝、明目的作用。羊肝含铁丰富，铁是产生红细胞必需的元素，一旦缺乏便会感觉疲倦，面色青白，适量进食可使皮肤红润；羊肝中富含维生素B₂，维生素B₂是人体生化代谢中许多酶和辅酶的组成部分，能促进身体的代谢；羊肝中还含有丰富的维生素A，可防止夜盲症和视力减退，有助于对多种眼疾的治疗。

食用方法

　　炒羊肝时加点橘子皮有利于去除腥味。

饮食宜忌

❶ 羊肝忌同猪肉、梅、生辣椒、苦笋一并食用。

❷ 羊肝不宜与维生素C、抗凝血药物、左旋多巴、优降灵和苯乙肼等药物同食。

口蘑

　　口蘑是生长于蒙古草原上的一种白色伞菌属野生蘑菇，一般生长在有羊骨或羊粪的地方，味道异常鲜美，已有300多年的加工历史。口蘑不仅味道鲜美，营养成分也十分丰富。据化验，口蘑中不仅含有蛋白质、糖类、脂肪、膳食纤维，还含有大量的维生素B_2、维生素C及钾、磷、钙、铁等矿物质、氨基酸，素有"高级蔬菜"之称。长期食用能降低人体的血压和胆固醇，增强人体对肝炎、软骨病的防治能力，并有一定的防癌抗癌作用。

食用方法

❶ 最好吃鲜蘑，食用袋装口蘑前需漂洗多遍以去除化学物质。

❷ 宜配肉菜食用。

❸ 制作菜肴不必放味精或鸡精。

饮食宜忌

❶ 经常拉肚子，特别是手脚发麻时，适宜食用口蘑等菌类食品。

❷ 口蘑属凉性食品，故体寒之人不宜食用。

紫菜

紫菜是一种红藻类海生植物，食用和药用价值都很高，有"长寿菜"的美称。紫菜含有丰富的维生素和矿物质，特别是维生素A、维生素B_2、维生素C、维生素E等。它所含的蛋白质与大豆差不多，是大米的6倍，维生素A约为牛奶的67倍，维生素B_2比香菇多9倍，维生素C为卷心菜的70倍。还含有胆碱、胡萝卜素、维生素B_1等多种营养成分。

食用方法

❶ 选购紫菜，以深紫色、薄而有光泽的较为新鲜。

❷ 紫菜是海产食品，容易反潮变质，应将它装入食品袋（最好是黑色的）内，放置于低温、干燥的地方或冰箱中，以保持其鲜味和营养价值。

❸ 为清除污染、毒素，食用前应将紫菜用清水泡发，并换一两次水。

饮食宜忌

❶ 水肿、脚气病、肺病早期、甲状腺肿大、心血管病和各类肿块、增生的患者更宜食用。

❷ 胃肠消化功能不好的人应少吃；腹痛便溏者禁食。

❸ 紫菜中含有一定量的血尿酸，人体吸收后能在关节中形成尿酸盐结晶，加重关节炎症状，因此关节炎患者忌食。

鸡心

鸡心属于内脏类，许多女性对其望而却步。其实这是不必要的担心，因为鸡心与鸡肝、鸡肾不同，其中脂肪和胆固醇含量较低，也不参与废物的排泄和污染的处理，故而可以放心食用。更重要的是，鸡心中维生素B_2、维生素B_1、烟酸、铁、锌、铜等营养素的含量比肌肉部分高得多。

食用方法

❶ 肉鸡心脏表面有一些油脂，应将其除去，可进一步降低脂肪含量。

❷ 鸡心需提前用开水煮出血水方可下锅。

饮食宜忌

❶ 心气、心血不足，心悸怔忡的人可以用菖蒲炖鸡心。

❷ 鸡心胆固醇含量高于猪心、牛心，肥胖者、高脂血症、心血管疾病患者及血压高者应少食。

螃蟹

螃蟹乃食中美味，素有"一盘蟹，顶桌菜"的民谚。螃蟹营养丰富，含有多种维生素，其中维生素B_2是肉类的5～6倍，比鱼类高出6～10倍，比蛋类高出2～3倍。维生素B_1及磷的含量比一般鱼类高出6～10倍。此外还含有丰富的蛋白质、脂肪及磷、钙、铁等矿物质。螃蟹壳除含丰富的钙外，还含有蟹红素、蟹黄素等。

食用方法

❶ 食蟹时当蘸姜末、醋汁以祛寒杀菌。

❷ 蟹鳃、沙包、内脏吃时需去掉。

❸ 吃蟹时和吃蟹后1小时内不要喝茶。

饮食宜忌

❶ 死蟹、生蟹或夹生蟹不能吃。

❷ 伤风、发热、胃痛、肠炎、腹泻、消化道溃疡、胆囊炎、胆结石患者、皮肤过敏者慎食，否则将使旧病复发或加重病情。孕妇不宜食蟹。

❸ 螃蟹不宜与茶水和柿子同食，因为茶水和柿子里的鞣酸跟螃蟹的蛋白质相遇后，会凝固成不易消化的块状物，使人出现腹痛、呕吐等症状，也就是常说的"胃柿团症"。

桂圆

桂圆亦名龙眼、益智、骊珠等，新鲜桂圆肉质极嫩，汁多甜蜜，烘成干果后即可入药。桂圆中含有葡萄糖、蔗糖和维生素A、维生素B_2、维生素C等多种营养素，是健脾益智的传统食物，对失眠、心悸、神经衰弱、记忆力衰退、贫血有较好的疗效。

食用方法

❶ 吃完桂圆后喝盐水可以下火。

❷ 疯人果也叫龙荔，形似桂圆，外壳平滑无鳞斑状，有毒，购买时应注意。

饮食宜忌

❶ 体弱者、妇女最宜食用，每天5颗左右。

❷ 桂圆属温热食物，多食易滞气，有炎症、"上火"症状的人不宜食用。

❸ 桂圆宜鲜食，变味的果粒勿吃。

猪心

自古即有"以脏补脏""以心补心"的说法，猪心能补心，治疗心悸、怔忡等。据现代营养学分析证明，猪心是一种营养十分丰富的食品，它含有蛋白质、脂肪、钙、磷、铁、维生素B_1、维生素B_2、维生素C以及烟酸等，对加强心肌营养，增强心肌收缩力有很好的功效。

食用方法

❶ 新鲜的猪心，心肌为红或淡红色，脂肪为乳

白色或微带红色，心肌结实而有弹性，无异味。

❷将猪心放在面粉中"滚"一下，放置1小时后清洗，再烹炒，其味美纯正。

饮食宜忌

❶适宜心虚多汗、自汗、惊悸恍惚、怔忡、失眠多梦之人食用；适宜精神分裂症、癫痫、癔病患者食用。

❷高胆固醇血症患者忌食。

❸嘌呤和胆固醇含量很高，多吃容易引起尿酸增高和痛风。

豆豉

豆豉是用黄豆或黑豆等豆类发酵制成的调味食品，味鲜、咸淡适口，有特殊香气。豆豉的主要成分有蛋白质、胡萝卜素、维生素B_2、维生素E、钙、镁、铁、钾等，营养价值很高，有帮助消化、增强脑力、提高肝脏解毒功能等效用。

食用方法

❶豆豉本身含有较多盐分，用豆豉炒菜时要注意菜着咸味的把握。

❷优质豆豉大多呈颗粒状，黄褐色或黑褐色，应将其装在密封容器里，存放于干燥凉爽处。

饮食宜忌

❶适合更年期妇女、糖尿病患者和心血管病患者食用，也是脑力工作者、皮肤干燥粗糙、头发干枯者及减肥人士的保健佳品。

❷肝病、肾病、消化性溃疡患者应少食。

3. 健康食疗室

若想最大限度地摄入维生素B_2，应注意掌握以下膳食诀窍：

❶水溶性的维生素B_2虽然耐热，但调理时会溶于烹煮的液体中，故须避开水和酒精。

❷用纸盒来装牛奶，可以避免受到光照等因素影响而造成维生素B_2的损失。

❸维生素B_2对光和热不太稳定，烹调时损失最大可达75%。

❹发酵大豆杆菌（纳豆菌）可增加大豆中的维生素B_2，素食和偏好蔬菜的人，最好多吃一些纳豆。

❺由于维生素B_2容易在水中分解，所以做鱼时，汤汁中含有大量的维生素B_2。对于维生素B_2比较缺乏的人来说，一定要喝掉鱼汤，千万别浪费。

❻鱼皮中维生素B_2的含量很高，平均为鱼肉中的2~3倍。在吃鱼时，不要因为鱼皮不好吃而丢弃它，尽量将一整条鱼的营养部分全部吃掉。

■食疗营养餐■

口蘑汤泡肚

维生素B₂+维生素C

主料： 猪肚尖250克，油菜心30克，干口蘑15克。

辅料： 鸡油15毫升，鸡汤600毫升，料酒10毫升，胡椒粉1克，盐5克，味精2克，姜片5克。

做法：

❶ 把猪肚尖洗干净，用刀片去外皮、刮去油丝；把肚尖里面用刀每隔1～1.5厘米宽切一直刀，而后横着刀纹隔段切断，切成长的坡刀片。

❷ 用开水泡发干口蘑，择洗干净后，切成厚片，再洗2次，然后把油菜洗干净。

❸ 锅置大火上，倒入鸡汤，加入口蘑片、姜片和味精、盐；汤烧开后撇去浮沫，放入油菜心，把汤倒入容器里，浇上鸡油。

❹ 把锅放在大火上，倒入500毫升开水，再加入料酒、味精。

❺ 水烧开后，放进肚片氽一下，马上捞出摆在盘里，撒上胡椒粉，同鸡汤一起送上餐桌，把肚片再倒入鸡汤中即可。

麻辣猪肝

维生素B₂+维生素A+维生素B₁

主料： 猪肝250克，炸花生米75克。

辅料： 调和油75克，花椒10粒，干辣椒8克，盐3克，料酒10毫升，清汤5毫升，味精3克，酱油、湿淀粉各20毫升，葱、姜、蒜、白糖各8克，醋少许。

做法：

❶ 猪肝、蒜、姜切成片，干辣椒切节，葱切段；将猪肝片用盐和料酒拌匀，用湿淀粉浆好再拌些油。

❷ 用料酒、湿淀粉、葱段、姜片、蒜片、糖、酱油、味精和汤兑成汁。

❸ 锅烧热注油，油热后先下辣椒、花椒，炸至黑紫色，再下猪肝片，待肝熟透即速注汁，汁开后稍翻炒，滴醋，加入炸花生米即成。

干煸鳝段

维生素B₂+维生素C

主料： 鲜活鳝鱼500克，西芹100克，鸡蛋1个。

辅料： 干辣椒、姜末、蒜末、淀粉、植物油、料酒、酱油、盐、醋、花椒粉各少许。

做法：

❶ 选肚黄肉厚的鲜活鳝鱼剖腹去骨，斩去头尾，洗净，切成粗丝；西芹切丝。

❷ 鸡蛋打散加淀粉和成糊；鳝鱼丝加少许料酒、酱油腌片刻。

❸ 油锅烧热，下干辣椒炸出香辣味，煸至油呈红色，下姜末、蒜末炒匀，加盐、酱油，淋少许醋，下鳝鱼丝烧入味盛出。

❹ 另起油锅，待油温重新升高时将鳝鱼丝裹蛋糊后，入油锅煸炒至鳝鱼丝水分基本挥发，加入西芹丝稍炒出香味即捞出，撒上花椒粉即成。

桂圆猪心汤

维生素B₂+维生素A+维生素C

主料： 桂圆肉40克，猪心1个。

辅料： 姜10克，盐适量。

做法：

❶ 将猪心剖开，去脂肪、筋膜；桂圆肉洗净；姜去皮，切片。

❷ 将以上用料放入锅里煮开，水开后撇去浮沫，用中火煮2小时，加盐调味即可。

姜葱螃蟹

维生素B₂+维生素A+维生素B₁

主料： 螃蟹1000克。

辅料： 花生油750毫升，盐2.5克，味精2.5克，胡椒粉0.1克，料酒15毫升，葱末、姜末、蒜、清汤、淀粉、醋、蚝油各适量。

做法：

❶ 螃蟹去壳洗净，改刀成块；取一碗放清汤、盐、味精、胡椒粉、葱末、姜末、蒜、淀粉、醋、蚝油，调成汁。

❷ 将螃蟹下入旺油锅，稍炸出锅。锅留底油，下葱末爆香，加入螃蟹烹料酒，速盖一下锅盖，倒入调好的汁，翻匀出锅即可。

五彩紫菜汤

维生素B₂+维生素A+维生素K

主料： 紫菜（干）20克，鸡蛋1个，黄瓜50克，木耳（水发）25克，火腿30克，胡萝卜40克。

辅料： 盐、味精、胡椒粉、香油各适量。

做法：

❶ 黄瓜、火腿、胡萝卜切成菱形片；将紫菜、木耳洗净；将鸡蛋磕入碗中，打匀。

❷ 将木耳、胡萝卜、黄瓜放入锅中焯水，取出沥干水分。

❸ 锅内加水，放入盐、味精、胡椒粉，下入紫菜，用勺子将紫菜推开，水烧开后放入各种材料，将鸡蛋顺锅边浇入，淋入香油即可。

豉油豆腐

维生素B₂+维生素A+维生素E

主料： 豆腐300克，豆豉30克。

辅料： 酱油、红油、白糖、盐、味精各适量。

做法：

❶ 豆豉用清水洗净，放入小碗内，加入适量开水，上笼蒸10分钟取出，将汁滗入另一小碗内待用。

❷ 豆腐放入小盆中，加入凉开水（水要没过豆腐），置火上煮一下，捞出沥干水分，码入盘中，用刀划成4厘米长、3厘米宽、0.5厘米厚的长方块，再用手轻轻按一下，使其成梯形。

❸ 向豆豉汁内加入酱油、白糖、盐、味精和红油，调拌均匀，浇在豆腐上即成。

松子鸡心

维生素B₂+维生素B₁+烟酸

主料： 鸡心100克，松子30克。

辅料： 葱末、姜末、蒜片、胡椒粉、盐、白糖、味精、料酒、湿淀粉、清汤、香油、植物油各适量。

做法：

❶ 将松子去皮，放锅内用小火炒熟，搓去内衣；

鸡心洗净，用刀切开，在上面划上十字花刀。

❷用小碗加盐、白糖、味精、胡椒粉、香油、清汤兑成汁水。

❸锅内加入植物油，烧至六七成热时，将鸡心入油中炸至鸡心块卷曲时，捞出控净油。

❹锅内留少许底油，烧热后，加入蒜片、葱末、姜末煸出香味，下入鸡心略炒，烹入料酒，加松子仁，倒入汁水，翻匀，用湿淀粉勾芡即可。

祛斑薏米粥

维生素B₂+维生素B₁+维生素C

主料：猪肾1对，山药100克，粳米200克，薏米50克。

辅料：盐、味精适量。

做法：

❶猪肾去筋膜、臊腺，切碎，洗净；山药洗净，去皮切碎。

❷猪肾、山药、粳米、薏米加水，用小火煮成粥，加调料调味即可。

五彩炒饭

B族维生素+维生素A

主料：米饭（温热）2碗，煮熟的鸡肝80～150克。

辅料：胡萝卜小半根，长葱1/4 根，小松菜3～4棵，鸡蛋1个（打散），红辣椒、酱油、色拉油、盐、胡椒各适量。

做法：

❶鸡肝切成丁，用酱油腌制；所有蔬菜切成丁。

❷在锅中加入色拉油加热，煸炒红辣椒、胡萝卜和葱，加入盐。将饭倒入其中煸炒，至饭粒松散开时，依次加入小松菜和鸡肝翻炒。

❸与此同时，将打散的鸡蛋沿锅壁缓缓浇下，撒上盐和胡椒调味即可。

虾仁跑蛋

B族维生素+维生素A

主料：虾仁200克，鸡蛋5个。

辅料：鸡蛋清1个，淀粉、盐、味精、料酒、植物油各适量。

做法：

❶鸡蛋清加盐、味精搅匀；净虾仁吸干水分，放盐、鸡蛋清、淀粉拌匀入冰箱冷藏。

❷热锅放油，烧至五成热，下虾仁滑熟，捞出沥油后倒入鸡蛋液内。

❸净锅放植物油烧热，倒入虾仁蛋液，转动锅子，将其炒匀，见其凝结后烹入料酒即可。

芝麻奶

B族维生素+维生素D+维生素E

主料：黑芝麻5克，脱脂奶200毫升。

辅料：蜂蜜、植物油各适量。

做法：

❶将锅烧热，放入适量的植物油，烧至六七成热时，将黑芝麻放进锅里炒香。

❷将炒香的黑芝麻用碟装好。

❸将牛奶及炒过的黑芝麻放入搅拌器内混合，再调入蜂蜜饮用。

紫菜猪心汤

B族维生素+维生素A+维生素D

主料：紫菜50克，猪心250克。

辅料：料酒、葱段、姜片、肉汤、大油、盐、味精各适量。

做法：

❶紫菜泡发，去杂质；猪心剖开洗净，入沸水锅中余去血水，捞出洗净切片。

❷锅烧热加入大油、葱段、姜片煸出香味，放入猪心片，烹料酒煸炒至水干，加盐、味精、肉汤，烧至猪心熟时加入紫菜，汤再烧沸。

维生素 B₆ 治病

- 1926年，科学家们研究发现当饲料中缺乏某种因子时，大鼠会患皮炎症。
- 1934年，匈牙利科学家捷尔吉发现了对皮炎有预防和治疗作用的成分，并将其命名为维生素B₆。此后，世界各地的科学家便集中精力从食物中提纯这种维生素。
- 1938年，捷尔吉等5个实验室几乎分别同时分离出结晶态的维生素B₆。
- 1939年，人工合成维生素B₆成功，由于它有抗皮炎的功效，因而又叫作抗皮炎维生素。

⊙维生素B₆是易于相互转换的三种吡啶衍生物——吡哆醇、吡哆醛、吡哆胺的总称。维生素B₆是机体内许多重要酶的辅酶，参与氨基酸的脱羧作用、色氨酸的合成、含硫氨基酸的代谢和脂肪酸的代谢等生理过程，是动物正常发育、细菌和酵母繁殖所必需的营养成分。妇女雌激素和皮脂激素代谢也需要维生素B₆，因此它也被昵称为"女性的维生素"。

⊙维生素B₆是一种很有"合作精神"的维生素，它与维生素B₁、维生素B₂合作共同完成食物的消化分解及对皮肤的帮助；它与铁合作防治贫血；人体内60多种酶需要它的支持；吸收维生素B₁₂时，它是必不可少的；制造盐酸和镁时，它也是不可或缺的。和其他B族维生素一样，维生素B₆也是水溶性维生素，消化后8小时以内会排出体外，需要每天补充。

人体对维生素B₆的正常需要量										
年龄（岁）	0	0.5	1	4	7	11	14	15	50	孕妇　哺乳期
日摄取量（毫克）	0.1	0.3	0.5	0.6	0.4	0.9	1.1	1.2	1.5	1.9　　1.9

1.
医疗档案馆

维生素B6在体内许多组织中被发现，尤以肝中浓度为高。许多食物中都含有维生素B6，人体肠道内的细菌也能合成少量的维生素B6，所以一般不容易出现维生素B6缺乏症。不过中国营养学会有资料指出，我国老年人中维生素B6缺乏的发生率较其他人群高。

严重的维生素B6缺乏已很罕见，但轻度缺乏较多见，通常与其他B族维生素缺乏同时存在。维生素B6缺乏会导致眼、鼻与口腔周围皮肤发炎，个别还有精神症状，如易激动、忧郁和性格改变等。维生素B6缺乏还可以引起色氨酸代谢失调，尿中黄尿酸排出增高。维生素B6缺乏对幼儿的影响比成人要大，儿童缺乏时可出现烦躁、肌肉抽搐和惊厥、呕吐、腹痛以及体重下降等症状。

内科医生：
防治贫血和糖尿病

维生素B6与铁是制造红细胞的主要物质，如果缺乏维生素B6，即使摄入大量的铁，人体仍然会贫血，所以补血除了补铁，还要注意补充适量的维生素B6。

有人称维生素B6为"糖尿病的特效药"，对于糖尿病患者来说，缺乏维生素B6会阻碍胰岛素的产生。法国、意大利及日本均有报道，维生素B6低于正常值的糖尿病患者，每日供给100毫克维生素B6，6周后四肢麻木及疼痛等症状会减轻或消失。平时多吃糙米、面粉、鸡蛋、白菜、干酵母等富含维生素B6的食物，同样对防治糖尿病有效。

外科医生：
抗过敏，防腿脚抽筋

维生素B6是维持正常的免疫功能所不可缺

维生素B6
缺乏症

- 影响老年人的认知能力，引起老年痴呆症
- 脱发
- 神经过敏，失眠，口腔炎、舌炎、脂溢性皮炎，易患湿疹、荨麻疹
- 口臭，易患龋齿
- 摄取脂肪较多的人易患脂肪肝
- 妊娠初期抽筋严重
- 虚弱、贫血
- 胃、肠溃疡
- 腿抽筋、四肢麻木、末梢神经炎
- 婴幼儿肌肉抽搐
- 走路协调性差

维生素B6
医疗功效

- 防止组织器官老化
- 缓解呕吐
- 保持皮肤健康，维护神经功能正常
- 解毒
- 具有抗过敏作用
- 利于脂类代谢，预防脂肪肝
- 减轻妊娠初期的抽筋症状，缓解月经前紧张症状
- 利尿
- 促进发育

少的营养物质，如果缺乏它，人体容易出现过敏反应。过敏是一种很难治疗的症状，不过有的人可以通过摄取维生素B₆来减轻过敏症状，配合维生素C一起使用效果更佳。

除此之外，维生素B₆还关系到有抑制刺激作用的神经传导物质的合成，睡觉时腿脚抽筋的人就有可能是缺乏维生素B₆，婴幼儿如果缺乏维生素B₆还会引起痉挛。及时补充维生素B₆，可使上述症状得到很大缓解，直至消失。

妇科医生：
治疗"经前综合征"，减轻妊娠反应

临近月经，女性会显得焦躁不安、情绪低落，还伴有肩膀酸痛、腰痛等各种症状。不少女性都有这类的烦恼。出现在月经前的周身不适，称之为"经前综合征"。其原因是经前雌激素的分泌增加。雌激素的分泌增加时，血液中的维生素B₆浓度就会降低，于是，身体、心情便多有不适之感。摄取维生素B₆，即可治疗"经前综合征"。

另外，妊娠早期的反应，也是因为氨基酸的一种——色氨酸代谢异常所造成的。而维生素B₆能够使氨基酸的代谢恢复正常，减轻妊娠反应。

保健医生：
解毒利尿，提高人体免疫力

缺乏维生素B₆，许多食物就不能被吸收利用，人体得不到充足营养，而未分解的食物在人体内就会产生毒素。补充维生素B₆对毒素的解除大有帮助。另外，维生素B₆还是一种天然的利尿剂，有助于提高人体免疫力，预防皮肤癌、膀胱癌、肾结石等多种疾病。

特殊需求人群
- 贫血症、糖尿病、脂溢性皮炎、口舌炎症、"三高"症（高血压、高血脂、高血糖）患者。
- 使用青霉素胺做治疗的关节炎患者。
- 服用避孕药的女性、婴儿、孕妇和乳母。
- 爱吃糖的儿童及处于成长期的少年。
- 吸烟、酗酒者及食用大量高蛋白质食物的人。
- 近期有严重灼伤或外伤者。

补给须知
- 可以买到长效的维生素B₆，作用时间最长可达10小时。
- 不论锭剂或胶囊，吞服维生素B₆补充品时都不可咬碎，并宜在饭间或饭后立即服用，以减轻对胃部的刺激。
- 帕金森氏综合征的患者在接受左旋多巴治疗时，切勿服用维生素B₆补品。

副作用
- 每天服用2～10克，会引起神经功能紊乱。
- 孕妇妊娠期久服维生素B₆，容易使胎儿患上维生素B₆依赖症。
- 长期大量服用维生素B₆可导致严重的周围神经炎，出现神经感觉异常，进行性步态不稳，手、足麻木；停药后症状虽可缓解，但仍可感觉软弱无力。

2.
天然补给站

● 维生素B6的食物来源很广泛，动植物中均含有，但一般含量不高。含量最高的为白色肉类（如鸡肉和鱼肉）；其次为动物肝脏、豆类和蛋黄等；水果和蔬菜中维生素B6含量也较多；含量最少的是柠檬类水果、奶类等。

常见食物维生素B6含量排行榜

排名	食物名称	含量（毫克/100克）	食用标准参考量
1	葵花子	1.25	每次80克
2	金枪鱼	0.43 ~ 0.90	每餐100克
3	黄豆	0.81	每餐40克
4	核桃	0.73	每次20克
5	胡萝卜	0.70	每餐1根（约70克）
6	鸡肉	0.32 ~ 0.68	每餐100克
7	扁豆	0.56	每餐50克
8	榛子	0.54	每次20颗
9	香蕉	0.51	每天1 ~ 2根
10	牛肉	0.44	每餐80克

■ 补给榜中榜 ■

葵花子

葵花子是向日葵的种子，含有大量的油脂，可作零食、糕点的原料，还是重要的榨油原料。葵花子是维生素B1、维生素B6和维生素E等营养物质的重要来源，每天一把葵花子，对安定情绪、防止细胞衰老和预防成人疾病有很大的益处。葵花子中还含有丰富的铁、锌、钾、镁等矿物质，常吃能预防贫血。

食用方法

❶ 尽量用手剥壳，或使用剥壳器，以免经常用牙齿嗑瓜子而损伤牙釉质。

❷ 饭前嗑瓜子能够促进食欲，饭后嗑瓜子能够帮助消化，数种瓜子混合嗑效果更佳。

饮食宜忌

❶ 大量嗑瓜子会严重耗费唾液，久而久之会影响人的口腔健康，甚至影响消化。

❷ 瓜子一次不宜吃得太多，以免"上火"，口舌生疮。

❸ 咸瓜子含盐分太高，容易引发高血压。

金枪鱼

金枪鱼味道鲜美，不论是食肉还是做汤，

都清鲜可口，引人食欲，是人们日常饮食中比较喜爱的食物。金枪鱼营养丰富，高蛋白质而低脂肪，含有丰富的铁、磷、钙、钾、碘、镁等矿物质，还含有大量的维生素A、维生素D、维生素B₁、维生素B₆等营养素，有滋补健胃、利水消肿、通乳、清热解毒、止咳下气的功效。

食用方法

❶ 作为通乳食疗时应少放盐。

❷ 烹制金枪鱼不用放味精，因为它们本身就具有很好的鲜味。

饮食宜忌

❶ 鱼肉是发物，某些慢性病如皮肤病、呼吸系统疾病的患者不宜食用。

❷ 鱼肉与西红柿相克，西红柿中的维生素C会对鱼肉中营养成分的吸收产生抑制作用。

核桃

核桃与扁桃、腰果、榛子并称为世界著名的"四大干果"，味美且营养价值极高，被誉为"万岁子""长寿果"。核桃中含有丰富的B族维生素，尤其是维生素B₆，有健脑、增强记忆力及延缓衰老的作用。由于其富含维生素B₆和亚香油酸，常吃还可乌发润肤，是人体理想的肌肤美容剂。

食用方法

❶ 核桃仁表面的褐色薄皮也含有部分营养，勿丢弃。

❷ 核桃可以补"先天之本"，大米、红枣可以

补"后天之本"，把核桃仁和红枣、大米一起熬成核桃粥喝，保健效果最佳。

饮食宜忌

❶ 动脉硬化、高血压病和冠心病患者尤适宜食用。

❷ 核桃不能与野鸡肉同食。

❸ 核桃含脂肪较多，忌食用过量，否则会影响消化。

❹ 核桃油腻滑肠，并且易生痰助火，泄泻、咳嗽痰多及阴虚有热者忌食。

鸡肉

鸡肉肉质细嫩、味道鲜美，营养丰富，能滋补养身。鸡肉中含有对人体生长发育起重要作用的磷脂类，是中国人膳食结构中脂肪和磷脂的重要来源。丰富的蛋白质、脂肪、维生素B₆及其他B族维生素、铁、钙、磷、钠、钾等营养成分，使鸡肉具有温中益气、补精添髓、强腰健骨的良好功效。

食用方法

❶ 鸡肉可热炒、炖汤、凉拌，鸡肉的营养价值高于鸡汤。

❷ 鸡屁股是淋巴最为集中的地方，也是储存病菌、病毒和致癌物的仓库，应弃掉不要。

饮食宜忌

❶ 动脉硬化、冠心病和高脂血症患者忌饮鸡汤。

❷ 感冒伴有咽喉肿痛的人忌食鸡肉、鸡汤。

扁豆

扁豆含有丰富的蛋白质、脂肪、碳水化合物、维生素A、维生素B₆、维生素C、钙、磷、铁等营养物质，既可食用，又是用途极广的药材。扁豆清暑解渴、健脾和胃、解毒下气、和中止呕；扁豆花祛暑；扁豆衣清热解毒。

食用方法

❶ 烹调前应将豆筋摘除，否则既影响口感，又不易消化。

②食用未熟的扁豆容易中毒。为防止中毒发生，扁豆食前要加工处理，可用沸水焯透或热油煸，直至变色熟透，方可安全食用。

饮食宜忌

扁豆具有行气的作用，腹泻之人不宜过食。

榛子

榛子被誉为"坚果之王"，味道香美，营养丰富。其果仁中除含有蛋白质、脂肪、糖类外，胡萝卜素和维生素B$_1$、维生素B$_2$、维生素B$_6$含量也较高；人体所需的8种氨基酸样样俱全，且含量远远高于核桃；钙、磷、铁含量也高于其他坚果。榛子能补脾胃、益气力、明目健行，并对消渴、盗汗、夜尿频多等颇有疗效。

食用方法

❶ 榛子可制成榛子粉、榛子乳；作为辅料制作糖果、糕点，酥松香甜，风味独特。
❷ 病后体虚、身体消瘦、易疲劳者，可用榛子仁30克，每天早晚各一次煮食或炒食。

饮食宜忌

❶ 放置时间较长后不宜食用。
❷ 榛子含有丰富的油脂，肝、胆功能严重不良者应慎食。

香蕉

香蕉营养丰富、热量低，含有称为"智慧之盐"的磷，还是色氨酸和维生素B$_6$的超级来源。维生素B$_6$可帮助人体产生多巴胺、肾上腺素这些振奋精神的神经传导物质，因此在人感觉乏力的时候，吃根香蕉可以帮助补充能量。香蕉还含有丰富的矿物质，特别是钾离子的含量较高，一根中等大小的香蕉就含有451毫克的钾，常吃有健脑的作用。

食用方法

❶ 老人吃香蕉时，不要狼吞虎咽，以免被噎着。
❷ 香蕉不宜放在冰箱内存放，在12～13℃即能保鲜，温度太低，反而会使它"感冒"。

饮食宜忌

❶ 有黑色斑点的香蕉在室温下极易滋生细菌，最好丢弃。
❷ 急性肾炎患者、胃酸过多、肾功能不良者勿食。
❸ 胃痛、消化不良、腹泻者少食。

牛肉

牛肉是中国人的第二大肉类食品，味道鲜美，享有"肉中骄子"的美称。牛肉富含蛋白质，氨基酸组成比猪肉更接近人体需要，能提高机体抗病能力，对生长发育及术后、病后调养的人在补充失血、修复组织等方面特别适宜。牛肉中还含有足量的维生素B$_6$，可增强人体免疫力，促进蛋白质的新陈代谢和合成，从而有助于紧张训练后身体的恢复。

食用方法

❶ 烹饪时放一个山楂、一块橘皮或一点茶叶，牛肉易烂。
❷ 清炖牛肉能较好地保留营养成分。

饮食宜忌

❶ 牛肉不宜常吃，1周1次为宜。
❷ 过量食用可能会提高结肠癌和前列腺癌的患病概率。
❸ 老人、幼儿及消化能力弱的人少食，或适当吃些嫩牛肉。
❹ 患皮肤病、肝病、肾病的人慎食。

3.
健康食疗室

若想最大限度地摄入维生素B6，应注意掌握以下膳食诀窍：

❶ 维生素B6易溶于水，烹煮含维生素B6的食物时，应避免使用太多水。

❷ 避免食物暴露在光线中，这样可以让维生素B6少受损失。

❸ 不给水果和蔬菜削皮，削皮容易造成维生素的流失，最好洗干净农药后直接食用。

❹ 少食用快餐。过多食用快餐、劣质食品、可乐和软饮料等，有进一步消耗肝脏内储存的维生素B6的倾向。

❺ 罐装蔬菜的维生素B6含量会降低一半以上。

❻ 富含维生素B6的花生是女性不妨多摄取的营养补给食品。

■ 食疗营养餐 ■

鱼尾划水

维生素B6+维生素A+维生素B1+维生素D

主料： 鱼尾1条，油菜200克。

辅料： 清汤、植物油、蚝油、姜蒜汁、酱油、白糖、盐、料酒、鸡精各适量。

做法：

❶ 将鱼尾刮去鳞，撒上少许盐搓一搓；油菜洗净，沥干水分。

❷ 锅中倒入水烧开，放入鱼尾煮约5分钟取出，用凉水冲凉。

❸ 锅内倒油烧热，爆香姜蒜汁，放入油菜炒软后取出，加入酱油、白糖，用小火煮至起泡。

❹ 放入料酒、清汤、鱼尾，盖上锅盖焖约10分钟，加入鸡精，淋上蚝油即可。

五仁虾托

维生素B6+维生素A+维生素B1+维生素B2+维生素E

主料： 虾仁150克，杏仁25克，核桃50克，榛子45克，花生25克，葵花子仁25克。

辅料： 面包100克，淀粉20克，鸡蛋清、大油、盐、味精、胡椒粉各适量。

做法：

❶ 核桃、榛子、花生分别去壳取仁；杏仁、核桃仁、榛子仁、花生仁分别放在热油内炸酥捞出；核桃仁剁成小丁；葵花子仁炒熟；将以上各料分别装在盘内。

❷ 将面包切成长13厘米、宽6厘米、厚1厘米的长方形托两个。

❸ 将虾仁同大油剁成细泥，放在碗内，加入盐、味精、胡椒粉搅拌均匀。

❹ 另将鸡蛋清放盘内用筷子抽起，放入淀粉搅匀，然后将鸡蛋清糊倒在虾泥内调拌匀。

❺ 将虾泥分成两等份，分别酿在面包托上，抹平，将五仁按花生仁、葵花子仁、榛子仁、桃仁、杏仁的次序分5行摆在两托上；勺内倒入熟大油，烧至六七成热时，将五仁虾托放入勺内炸熟捞出，控净余油即成。

菊花胡萝卜汤

维生素B6+维生素A+维生素C

主料： 菊花6克，胡萝卜100克。

辅料： 葱花5克，味精2克，香油5克，盐适量。

做法：

❶ 胡萝卜洗净切成片，放入盘中。

❷ 锅上火，注入清水，放入菊花、盐、胡萝卜煮熟。

❸ 淋上香油，撒入味精、葱花。

豆腐烧扁豆

维生素B6+维生素A+维生素C

主料： 豆腐500克，扁豆500克。

辅料： 姜丝、葱花、盐、味精、淀粉、植物油、清汤各适量。

做法：

❶ 将扁豆去掉老筋、洗净、切片后，先用沸水焯一下，然后在冷水里冷却后沥干；豆腐切成小块。

❷ 锅内放植物油烧热，下豆腐块煎至两面呈金黄色时起锅。

❸ 锅内留少许底油，放姜丝煸香，然后将豆腐块、扁豆片入锅，再加适量清汤、盐，一起烧至入味，加入味精，用淀粉勾芡，撒上葱花，淋入热油即成。

莴笋黄豆排骨汤

维生素B6+维生素A+维生素B1+维生素C

主料： 黄豆150克，猪排骨500克，莴笋100克。

辅料： 姜5克，盐3克。

做法：

❶ 莴笋洗净切块，黄豆用清水浸30分钟。

❷ 猪排骨放入滚水中煮5分钟，捞起洗净。

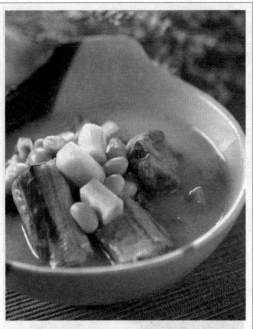

❸ 水适量放入煲内烧开，黄豆、莴笋、姜、排骨放入煲内煲滚，慢火煲3小时，下盐调味。

牛奶香蕉糊

维生素B6+维生素A+维生素B2+维生素C

主料： 香蕉20克，牛奶30克。

辅料： 玉米面5克，白糖5克。

做法：

❶ 将香蕉去皮后，研碎。

❷ 将牛奶倒入锅中，加入玉米面和白糖，边煮边搅均匀；注意一定要把牛奶、玉米面煮熟。

❸ 煮好后倒入研碎的香蕉中调匀即可。

金枪鱼炒蛋

B族维生素+维生素A+维生素D

主料： 鸡蛋400克，金枪鱼50克。

辅料： 西红柿30克，青椒15克，盐、胡椒粉适量。

做法：

❶ 自罐头取出金枪鱼沥干，青椒切丁，西红柿切丁。

❷ 鸡蛋打散，放入盐、胡椒粉及金枪鱼、青椒、西红柿，搅拌均匀。

❸ 罩上微波薄膜或盖子，高火2分钟。

❹ 从下往上搅拌均匀，罩上微波薄膜或盖子，高火3分钟。

❺ 再度搅拌均匀，高火半分钟。

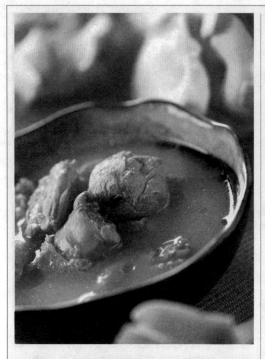

老母鸡汤

维生素B6+维生素E

主料： 老母鸡1只，猪排骨2块。

辅料： 葱段、姜片、料酒、盐、味精各适量。

做法：

❶ 老母鸡和排骨洗净，分别放入沸水锅内焯一下，捞出，再用清水洗净。

❷ 将鸡和排骨放入锅中，加入足够多的水，下葱段、姜片、料酒、盐，大火烧开后，用小火焖约3小时（以水不沸腾为宜，使鸡肉和排骨中的蛋白质、脂肪等营养物质充分溶于汤中），直至鸡肉脱骨，加入味精调味，即可食用。

印尼炒饭

B族维生素

主料： 米饭（蒸）360克，牛里脊肉80克，葡萄干5克，蘑菇（鲜蘑）10克。

辅料： 盐、色拉油、咖喱、胡椒粉适量。

做法：

❶ 把牛肉剁成末，蘑菇切片。

❷ 在炒锅中加色拉油、牛肉末、蘑菇片炒熟后加入米饭翻炒，饭热后加入咖喱粉、盐、胡椒粉、葡萄干，再次翻炒匀后即可食用。

原笼牛肉

维生素B6+维生素C+维生素E

主料： 牛肉600克，红薯600克。

辅料： 蒸肉粉100克，盐、香油、葱花、豆瓣酱、甜面酱、酱油、白糖、味精、色拉油、姜、香菜末、花椒末各适量。

做法：

❶ 牛肉整理干净，切成薄片；红薯洗净，去皮，切成块；蒸肉粉如有糠粉味，可先用净锅略加烘烤。

❷ 豆瓣酱、甜面酱、酱油、白糖、盐、味精、色拉油、姜末拌和均匀，放入牛肉腌20分钟，然后加入冷高汤将肉片润湿，再一一敷上蒸肉粉。

❸ 红薯块在剩余的调料中稍浸，铺在小蒸笼的笼底，上置肉片，再用大火蒸40分钟，即可取出。

❹ 上桌前，将香油烧滚，加入葱花后，浇在肉片上，香味更浓。食用时可蘸香菜末、花椒末、葱花，风味更佳。

银耳蒸鸽蛋

B族维生素+维生素D

主料： 茯苓15克，银耳50克，鸽蛋20个。

辅料： 鸡汤、植物油、鸡油、淀粉各少许。

做法：

❶ 茯苓研粉兑100毫升水，入砂锅煮20分钟，去渣取汁待用；银耳温水发好洗净。

❷ 鸽蛋去壳打碎放入碗内，银耳放在鸽蛋液上，蒸1~2分钟取出放盘内。

❸ 锅烧热放植物油，加鸡汤与茯苓液煮开后，用淀粉勾芡并加入鸡油，淋在银耳上即成。

可乐鸡翅

维生素B₆+维生素A

主料： 鸡翅8只，可乐1杯。

辅料： 酱油、白糖、葱各适量。

做法：

❶ 除鸡翅外，所有材料混合成腌料。

❷ 鸡翅切成两半，浸入腌料中，腌40分钟左右。

❸ 腌好的鸡翅入热油锅过油，至外皮金黄即可起锅。

❹ 炸好的鸡翅加腌料，置另一锅用大火煮至滚后，转小火再煮约半小时即可。

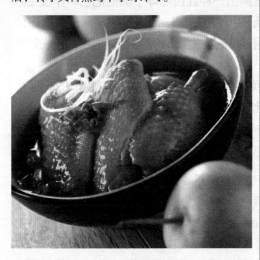

韭菜炒青虾

维生素B₆+维生素A+维生素C

主料： 青虾200克，韭菜100克。

辅料： 植物油、盐、味精各适量。

做法：

❶ 青虾洗净。

❷ 韭菜洗净切段。

❸ 锅中放入植物油，下青虾煸炒，加适量盐、味精，将熟时加入韭菜，炒熟即成。

盐煮猪舌

维生素B₆+维生素A+烟酸

主料： 净猪舌300克。

辅料： 葱节、姜块、白胡椒粒、黑胡椒粒、料酒、盐各少许。

做法：

❶ 将猪舌入沸水锅中煮至变色取出，冲冷后刮去白色舌苔。

❷ 猪舌、葱节、姜块放锅内，加水适量，旺火煮沸，改小火，除去表面浮沫，加胡椒粒、料酒，继续用文火煮45分钟左右，加入盐，至猪舌酥时即可以出锅，待冷后切片装盘。

醋熘土豆

维生素B₆+维生素E

主料： 土豆2个，西芹3～4根，红辣椒1个。

辅料： 姜、盐、白糖、醋、香油各适量，植物油少许。

做法：

❶ 土豆去皮切丝，用清水泡5分钟，沥干水分。

❷ 西芹切条状，红辣椒切丝。

❸ 用植物油爆香姜丝、红辣椒，下西芹略炒，加适量盐、白糖，再下土豆丝快速翻炒，熄火前，添加醋及香油调味即可。

桂圆莲子汤

B族维生素+维生素A

主料： 桂圆肉25克，莲子15克，枸杞10克。

辅料： 冰糖少许。

做法：

❶ 莲子用清水洗净；枸杞洗净。

❷ 所有主料药材加适量水放入锅内，熬煮30分钟。

❹ 加冰糖调味即可饮用。

维生素 B₁₂ 治病

- 1849年，英国伦敦的内科医生阿迪生报道了一种贫血病。患者因贫血而备受痛苦折磨，在2~5年间病情愈演愈烈，最后痛苦而死。后来医学上称之为阿迪生贫血病。

- 1926年，美国哈佛医学院的迈诺特和默菲报道该恶性贫血病患者每天摄取大量生肝能使红细胞恢复到正常水平。后来，医生们用肝浓缩物治疗贫血病人，挽救了无数生命。

- 直到1948年，英国和美国的研究者才几乎同时从肝浓缩物中分离出一种红色晶体，他们把它叫作维生素B₁₂。实验证明，维生素B₁₂缺乏是引起阿迪生贫血病的祸根。用提纯的维生素B₁₂来治疗阿迪生贫血病效果非常显著。

- 1955年，英国牛津大学的霍奇金及其同事们确定了维生素B₁₂的化学结构。

⊙维生素B₁₂是水溶性维生素家族中的一员，因其分子中含有氰和大约4.5%的钴而被称为氰钴胺素或钴胺素，是13种主要维生素中最后被发现者。维生素B₁₂是唯一含必需矿物质的维生素，因含钴而呈红色，又称为红色维生素，是少数有色的维生素之一。

⊙在所有的B族维生素中，维生素B₁₂是最有效力的，也是人类和其他哺乳动物所需要的最有威力的营养成分。它是相当特别的维生素，在蔬菜中含量很少，主要存在于动物性食物中。它在肠道内停留时间较长，大约需要3小时，在吸收时只有与钙结合，才能有利于人体的功能活动。人体维生素B₁₂需要量极少，只要饮食正常，几乎不可能缺乏。但少数吸收不良的人及素食者仍需特别注意。

人体对维生素B₁₂的正常需要量											
年龄（岁）	0	0.5	1	4	7	11	14	15	50	孕妇	哺乳期
日摄取量（微克）	0.4	0.5	0.9	1.2	1.2	1.8	2.4	2.4	2.4	2.6	2.8

1. 医疗档案馆

维生素B12虽属于B族维生素，却能储藏在肝脏中，其在肝脏内的储存可以供3~6年之需，用尽储藏量后，经过半年以上才会出现缺乏症状。因此，缺乏维生素B12的人十分罕见。

相比而言，素食主义者、恶性贫血、部分或全部胃切除者以及寄生虫感染者较容易出现缺乏维生素B12的现象。缺乏维生素B12的常见症状是：虚弱、减重、背痛、四肢刺痛、神态呆滞、精神或其他神经功能失常等。也有可能引起贫血症，但非常少见。

内科医生：
预防恶性贫血，维持神经系统健康

维生素B12与叶酸一起帮助合成红细胞中的血红蛋白。如果体内缺乏维生素B12，造血过程无法顺利进行，红细胞减少，可能形成异常的巨红细胞，出现恶性贫血。

在发现维生素B12以前，患该病者无药可救，必死无疑，故称其为"恶性贫血"。现在，我们可通过补充叶酸和维生素B12来治疗，而且效果不错，恶性贫血已经不是什么可怕的疾病了。

维生素B12对维持神经系统的健康是必需的，维生素B12与神经组织髓鞘中脂蛋白合成有关，缺少这种脂蛋白，神经纤维易发生坏死以及大脑损伤。

儿科医生：
增进食欲，促进儿童生长发育

维生素B12能促进血红蛋白的生成，它是脱氧核糖核酸（DNA）在机体生长和机体修复过程中的推进器，而DNA是蛋白质在合成过程中的重要物质，可促进蛋白质的合成。因此维生

维生素B12 缺乏症

- 眼睛、皮肤发黄
- 头痛、郁闷、神经过敏，注意力不集中，记忆力下降
- 唇、舌、牙龈发白，牙龈出血、痉挛，味觉衰退
- 心悸、气喘
- 恶性贫血，身体虚弱，体重下降
- 食欲不振、消化不良、易腹泻等
- 脊髓变形，神经和周围神经退化
- 女性月经不顺
- 四肢刺痛

维生素B12 医疗功效

- 使情绪稳定，提高记忆力和集中注意力
- 促进红细胞形成及再生，防止恶性贫血
- 维持神经系统健康
- 抗脂肪肝
- 增强平衡感

素B₁₂有帮助消化、增进食欲的作用，对少年儿童的生长发育尤为重要。

妇科医生：
缓解经期不适

维生素B₁₂与叶酸一起可促进合成红细胞中的血红蛋白，帮助补血。在月经前期服维生素B₆和维生素B₁₂，可以缓解焦虑、疼痛等不适症状。

保健医生：
改善睡眠，调整时差

睡眠质量不高是现代人的烦恼之一。晚上睡不着，白天又发困，这样的生活若持续下去，身体的生物钟就会出现紊乱，就无法按照自己的意愿作息。

维生素B₁₂会对中枢神经、大脑的功能产生作用。只要摄取足够的量，就能够有效地恢复生物钟规律。因此出国旅行时，可借助维生素B₁₂解决时差问题。

特殊需求人群

- 老人、素食且不吃蛋和乳制品的人。
- 大量饮酒者。
- 蛋白质摄入量较大的人。
- 月经期间或月经前的妇女。
- 孕妇及哺乳期的妇女。

补给须知

- 维生素B₁₂最好的补充品是复合B族维生素。
- 维生素B₁₂与叶酸一起摄取效果最好，但大量服用叶酸会降低血液中维生素B₁₂的浓度，使恶性贫血的症状不易被发现。
- 维生素B₁₂不易被胃吸收，大部分是经由小肠吸收，故长效型锭剂效果较好。
- 严重缺乏维生素B₁₂时，医师多以注射方式补充。
- 老年人摄取维生素B₁₂比较困难，因此必须通过注射予以补充。
- 食欲不振、消化不良、舌头发炎、失去味觉等症状，便是缺乏维生素B₁₂的警讯。

副作用

- 维生素B₁₂过量会导致叶酸缺乏。
- 维生素B₁₂过量可能出现哮喘、湿疹、面部浮肿、寒战等过敏反应。
- 服用维生素B₁₂过量可能发生心前区痛、心悸，常能使心绞痛病情加重或发作次数增加。
- 维生素B₁₂治疗慢性疲劳综合征时，如摄入过量会导致精力过旺，难以入睡。

2.
天然补给站

● 在人类的饮食中，维生素B12的主要来源是各种动物性食物，肝脏中维生素B12的含量最高，其次是肾、心、肉、鱼和蛋乳类等。植物性食物几乎没有维生素B12，但我国传统的发酵豆制品如豆腐乳、豆豉、黄酱、酱油等，由于微生物的生长而含有维生素B12，其中有些制品的含量还较高。

常见食物维生素B12含量排行榜

排名	食物名称	含量（微克/100克）	食用标准参考量
1	牛肝	60	每餐50克
2	猪心	25	每餐50克
3	青鱼	14	每餐100克
4	臭豆腐	1.88～9.80	每次小半块
5	虾	5	每次40克
6	牛瘦肉	2～3	每餐80克
7	鳕鱼	0.5～0.8	每餐100克
8	腐乳	0.42～0.715	每次小半块
9	火腿	0.6	每次50克
10	鸡肉	0.4～0.5	每餐100克

■ 补给榜中榜 ■

牛肝

牛肝味甘性平，有补血、养肝、明目之功效，其色泽和质地均与猪肝相近，但成菜后口感略硬于猪肝。牛肝中含有丰富的维生素A、维生素B12及铁、锌等营养素，对缺铁性贫血、性功能低下等病症有一定疗效。

食用方法

❶应选用新鲜牛肝，切忌用冰冻牛肝。因冰冻牛肝的细胞组织已受破坏，解冻后则会使营养成分和水分大量流失，冰冻牛肝成菜后，不仅质硬，口感还发柴。

❷炒制牛肝宜用单锅小炒的方法，不换锅，不换油，一锅成菜，切勿将牛肝滑油后再炒。

❸炒牛肝须快速成菜，否则牛肝会变得老韧。

饮食宜忌

❶ 牛肝与富含维生素C的食物相克。

❷ 忌与鲍鱼、鲇鱼同食。

青鱼

青鱼体大、肉厚、多脂、味美，刺大而少，富含营养，每百克肉含蛋白质19.5克、脂肪5.2克，并含有大量的维生素B_{12}、维生素D等，是淡水鱼中的上品。一般家庭食用多红烧、糖醋、红焖、熘片、熏制等。南方江、浙、两湖等省还将青鱼加工风干，用于烧肉、炖肉，有特殊风味。

食用方法

❶ 青鱼肉多刺少，是做熏鱼的上选。

❷ 烹制青鱼时不要用牛油、羊油煎炸。

饮食宜忌

❶ 青鱼胆有大毒，生青鱼胆切不可食用。

❷ 用青鱼做成的槽鱼醉鲞，凡癌症病人、红斑狼疮、淋巴结核、支气管哮喘、痈疖疔疮和皮肤湿疹、疥疮瘙痒者忌食。

臭豆腐

臭豆腐是我国民间的一种传统小吃，具有"闻起来臭、吃起来香"的独特风味。研究表明，臭豆腐一经制成，营养成分最显著的变化是合成了大量维生素B_{12}，对补充人体所需的维生素B_{12}，预防癌症和老年性痴呆有积极作用。

食用方法

❶ 臭豆腐要趁热吃，不能放，否则会变味。

❷ 在吃臭豆腐时，最好多吃新鲜的蔬菜和水果，因为新鲜的蔬菜和水果富含维生素，特别是富含维生素C，可阻断亚硝胺（臭豆腐中含有的强致癌物）的生成。

饮食宜忌

臭豆腐发酵时容易被微生物污染，豆腐胚中的蛋白质氧化分解后产生含硫的化合物，过量食用对人体健康有害。

虾

虾肥嫩鲜美，不腥无刺，是老少咸宜、滋补壮阳的妙品。虾肉所含蛋白质是鱼、蛋、奶的数倍乃至数十倍，另含丰富的钾、碘、镁、磷等矿物质及维生素A、维生素B_{12}及氨茶碱等，且肉质松软、易消化，对身体虚弱以及病后需要调养的人极好。经常食用虾肉，能保护心血管系统，预防高血压及心肌梗死。虾可通乳，且富含磷、钙，小儿、孕妇尤宜食用。

食用方法

❶ 鲜虾颜色新鲜，并且越透明越好，放置时间长的虾会褪色并且开始呈现白色。虾的背部呈青黑色是新鲜的表现，放置时间长了就会渐渐变成红色。一般来说，虾壳坚硬，头部完整，体部硬朗、弯曲，个头大的虾味道比较鲜美。

❷ 虾背上的虾线，是虾未排泄完的废物，若吃到嘴里有泥腥味，影响食欲，应丢弃。

❸ 吃海虾应配以干白葡萄酒，因为其中的果酸具有杀菌和去腥的作用。

饮食宜忌

❶ 虾不宜与西红柿等富含维生素C的蔬菜配炒，否则会产生剧毒的砒霜。

❷ 腐烂变质的虾不可食。色发红、身软、掉头的虾不新鲜，尽量不吃。

❸ 如正值上火之时不宜吃虾。对少数老年人来

说，尤其是一些过敏性疾病患者，如过敏性鼻炎、支气管炎、反复发作性过敏性皮炎等患者皆不宜吃虾。

鳕鱼

鳕鱼含丰富的蛋白质、维生素A、维生素B12、维生素D、钙、镁、硒等营养素，营养丰富、肉味甘美；鱼肉中含有丰富的镁元素，对心血管系统有很好的保护作用，有利于预防高血压、心肌梗死等心血管疾病，有活血祛瘀的功效；鳔有补血止血的作用；骨能治脚气；肝油能敛疮清热消炎。

食用方法

❶鳕鱼肚中、鳃中有寄生虫存在，收拾时要倍加留神。

❷鳕鱼肉刺少、容易消化，适宜做宝宝的断奶食品。

❸鳕鱼在刮寒风的冬季可暖身，当作醒酒汤喝时宜清淡。

饮食宜忌

有慢性病者慎食。

腐乳

腐乳，又称豆腐乳，是用大豆、料酒、高粱酒、红曲等原料混合制成的。豆腐乳种类较多，大都口味鲜美，有除腥解腻的作用，适于佐餐或作调味料，如火锅调料等。腐乳富含植物蛋白质，经过发酵后，蛋白质分解为各种氨基酸，又产生了酵母等物质，故有增进食欲、促进消化之功效。腐乳中维生素B12的含量很丰富，经常吃腐乳，不仅可以补充维生素B12，还能预防老年性痴呆。

食用方法

❶质量好的腐乳，应是色泽鲜艳，具有浓郁的酱香及酒香味，细腻无渣，入口即化，无酸苦等怪味。

❷在吃腐乳前蒸15分钟可杀灭腐乳中的病原微

生物；蒸时滴几滴香油香味会更浓更醇。

饮食宜忌

❶腐乳含盐和嘌呤量普遍较高，高血压病、心血管病、痛风、肾病、消化道溃疡患者宜少吃或不吃，以免加重病情。

❷孕妇应少吃。

火腿

火腿即腌制过的猪肉，因其色泽鲜红似火、味美可口，所以称为"火腿"。火腿内含有供给人体需要的蛋白质、脂肪、碳水化合物、B族维生素和各种矿物质等营养成分，也是维生素B12的很重要的来源，具有养胃生津、益肾壮阳、固骨髓、健足力、愈创口的功效，适合加工成多种佳肴。

食用方法

❶火腿属高钠食品。高钠食品对人体健康不利；可用水煮之使部分盐分析出。

❷火腿切片时，要越薄越好，不能顺着肉的膳食纤维切，要横着把膳食纤维切断，否则就会感到肉老而塞牙。

❸切忌炒食，也切忌用酱油、辣椒、茴香、桂皮等调味品；这些浓味会冲淡或压倒火腿特有的清香。

饮食宜忌

❶有较严重的哈喇味和严重变色的火腿不能食用。

❷老年人、胃肠溃疡患者禁食。

3. 健康食疗室

若想最大限度地摄入维生素B₁₂，应注意掌握以下膳食诀窍：

1 酒是维生素B₁₂的天敌，在烹制时，要注意去腥和保护维生素B₁₂的平衡，尽量减少用酒量。

2 水也是维生素B₁₂的天敌之一，如果烹调时用水过多，菜中的维生素B₁₂含量会大大降低。

3 吃饭时要细嚼慢咽，唾液能使维生素B₁₂更好地被身体组织吸收，较长时间的咀嚼能使更多的唾液下咽，从而达到吸收更多的维生素B₁₂的效果。

4 咖啡中的物质能分解维生素B₁₂，补充维生素B₁₂期间要减少咖啡的饮用量。

5 动物肝脏富含维生素B₁₂和其他维生素，是营养价值很高的食品。

6 发酵豆制品中也含有较多的维生素B₁₂，是素食者补充维生素B₁₂的理想来源。

■食疗营养餐■

白灼响螺片

B族维生素

主料： 响螺肉400克。

辅料： 姜、大葱、料酒、大油、虾酱、高汤各适量。

做法：

1 将响螺肉去头和外衣，洗净，切成厚片。

2 猛火烧锅落油，放入葱、姜，加入料酒、高汤略滚，去掉姜、葱，放进螺片，灼至刚熟捞起。

3 用猛火烧锅落油，放入螺片，加入料酒拌匀即可。另跟小碟虾酱上席。

野鸡粥

B族维生素

主料： 净野鸡脯肉150克，粳米100克。

辅料： 葱末、姜末、盐、味精、料酒、白糖、酱油、胡椒粉、干淀粉各适量。

做法：

1 将鸡脯肉洗净，切成片，再放入清水中漂去血水，捞出沥干，放入碗内，加入干淀粉、盐、白糖、料酒、酱油、胡椒粉调拌均匀，再加入香油拌匀；粳米淘洗干净。

2 取锅放入清水、粳米，熬煮至粥将成时，加入鸡片，待水滚鸡熟，用盐、味精调好味，撒上姜末、葱末即成。

椒丝腐乳炒空心菜

维生素B₁₂

主料： 空心菜500克，腐乳2块。

辅料： 红椒、蒜蓉、植物油、盐、白糖各适量。

做法：

1 空心菜洗净，掐成段，使每一段都有叶子和梗，在梗处掐一下（炒时更易入味），掐好的菜码放整齐，梗在一边，叶子在一边。

2 红椒切丝；腐乳放在碗里，再倒一些腐乳汁，将其捣匀。

3 大火起油锅，待油热之后放入蒜蓉爆香，再加入红椒丝、捣烂的腐乳一起爆一下，然后将空心菜"种"到锅里去（即梗先下），盖上锅盖，3分钟后揭开盖，快速翻炒一下，以盐、白糖调味即可。

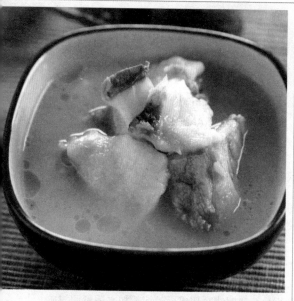

桂圆糟青鱼

维生素B₁₂+维生素D

主料： 桂圆肉30克，青鱼中段500克，笋片100克。

辅料： 笋片100克，熟大油50克，姜、蒜各5克，香糟100克，盐8克，汤750毫升，料酒适量。

做法：

❶ 将青鱼中段洗净后，切成5厘米长、2厘米宽的块，盛入钵内，加盐拌匀，腌约1小时。

❷ 将香糟放入碗内，加料酒、清水调稀后，将青鱼块拌和，糟4小时左右取出，即成糟青鱼。将桂圆去核留肉，切碎，待用。

❸ 锅内倒油烧热爆香姜、蒜，放入笋片、桂圆肉炒软后，加入调味品和水，放入糟青鱼，用小火熬熟即可。

臭豆腐鸭血汤

维生素B₁₂+维生素B₂+维生素C

主料： 鸭血100克，臭豆腐50克。

辅料： 蒜苗、盐适量。

做法：

❶ 鸭血洗净，切块；臭豆腐洗净，切为4小块。

❷ 将锅加水煮沸，再加入鸭血、臭豆腐和蒜苗，煮沸后改小火，继续煮7~8分钟，酌加盐调味。

水果炒牛肉

维生素B₁₂+维生素A+维生素B₆

主料： 菠萝300克，苹果100克，牛肉片150克。

辅料： 白糖5克，蚝油30毫升，盐、香油少许，料酒、蒜末、姜末、湿淀粉、酱油、白糖、植物油各适量。

做法：

❶ 将菠萝、苹果分别切小块和腌好的牛肉用热油泡过。

❷ 起油锅将蒜末、姜末爆香，然后下牛肉大火快炒，并加进所有调味料（香油除外）。

❸ 最后放进水果炒一下，加湿淀粉勾芡，起锅前淋上香油即可。

清蒸大虾

维生素B₁₂+维生素A

主料： 大虾500克，生菜75克。

辅料： 葱段、姜片各10克，盐8克，胡椒粉3克，味精3克，料酒10毫升，鸡油8毫升，姜末2克，醋5毫升。

做法：

❶ 将大虾剪去须枪，从触角处剪一刀，捞出沙包，再在颈脊至尾部剪几刀，割断肚筋，洗净后放入盆内，用盐、料酒、味精、胡椒粉腌渍入味；生菜切段。

❷ 将腌过的大虾整齐地摆在盘中，淋上鸡油，放上葱段、姜片，上笼蒸7分钟，取出后拣去葱段、姜片不用；生菜段配在盘边做点缀。上席时，配用姜末、醋调成的姜醋汁食用。

火腿冬瓜汤

维生素B$_{12}$+维生素C

主料：冬瓜500克，熟火腿50克，火腿骨和皮100克。

辅料：盐3克，味精2.5克，清汤750毫升。

做法：

❶火腿切成薄片；冬瓜削皮去子，洗净，切成5厘米长、0.3厘米厚的片。

❷炒锅放入清汤，置大火上烧沸，放入火腿骨和皮，沸滚5分钟左右，加入冬瓜，烧至呈白玉色时，把火腿骨和皮捞出，撇去浮沫，加盐、味精，出锅盛入碗中，整齐地放上火腿片即成。

奶酪烤鳕鱼

维生素B$_{12}$+维生素A+维生素C+维生素D+维生素K

主料：鳕鱼40克，青椒15克，柿子椒15克。

辅料：料酒、奶酪各适量。

做法：

❶将生鳕鱼用水洗净，擦干水分，切成一口大小，淋上料酒。

❷青椒和柿子椒切成稍大的片状，用热水烫过，或放入容器中加入水以保鲜膜包住，放入微波炉加热约

30秒。

❸生鳕鱼放入割成适当大小的铝箔纸或耐热容器中，放入易融化的奶酪，撒上切碎的青椒和柿子椒，放入烤箱烤即可。

酸菜炒牛三星

维生素B$_{12}$+维生素A+维生素B$_{2}$+维生素B$_{6}$

主料：酸白菜400克，牛肉100克，牛肝100克，牛肚50克。

辅料：葱15克，红辣椒25克，蒜、豆豉、白糖、植物油、姜汁、料酒、醋、淀粉各适量。

做法：

❶取用酸白菜茎斜切为片，放在锅中烘干后，加上白糖、植物油炒匀；将牛肝用姜汁、料酒腌过；葱洗净切段；蒜剥去蒜衣拍碎剁成蒜蓉；红辣椒洗净切成段；淀粉加水适量调匀成湿淀粉。

❷烧锅放入植物油，待油烧至4成热，把牛肉、牛肝放入炒至熟，倾在笊篱里；利用锅中余油，将葱段、蒜蓉、红辣椒、酸菜片、牛肉等放在锅中，加入料酒，加入生的牛肚，用糖、醋、湿淀粉调匀为芡，加上明油，炒匀便成。

花生猪皮冻

B族维生素

主料： 猪皮300克，花生30克，芝麻20克，枸杞子20克，芦荟10克。

辅料： 酱油、盐、味精各少许。

做法：

❶ 将枸杞子、芦荟放入锅中，加清水适量，煎煮成汤汁，去掉枸杞子、芦荟渣，留汤汁。

❷ 将猪皮去毛，放入药汁锅中同煮1小时，捞出猪皮剁成泥状，再放入锅中。

❸ 加入清水适量，再加花生、芝麻、酱油、盐、味精煮烂，离火待冷却后即成猪皮冻。

猴头猪肝汤

B族维生素+维生素A

主料： 猴头菇100克，猪肝250克。

辅料： 盐少许。

做法：

将猪肝、猴头菇洗净切片，入沸水煮熟起锅，加少许盐即可。

甜辣鸽丝

B族维生素+维生素A+维生素C

主料： 净鸽肉500克（去骨），粉皮300克，罐头竹笋25克，香菜梗20克。

辅料： 鸡油、大豆油、鸡蛋清、湿淀粉、番茄酱、盐、白糖、料酒、红油、胡椒粉、醋、葱、姜、蒜各适量。

做法：

❶ 将300克净鸽肉去皮，切成粗丝；竹笋切成丝；香菜梗洗净，切段；葱、姜去皮，洗净，切长丝。

❷ 把粗鸽肉丝放入碗内，用鸡蛋清、湿淀粉抓匀；另一碗内放入料酒、白糖、葱丝、姜丝、蒜蓉拌匀成清汁。

❸ 粗粉皮洗净，用开水焯一下，切丝，控干，余下200克鸽肉也切丝，放盐、胡椒粉拌均匀，腌渍片刻。

❹ 炒锅内放大豆油，在旺火上烧至六成热，将200克鸽丝下锅，拨散变白滑透后，立即捞出。

❺ 炒锅留少许油，倒入300克鸽肉丝、竹笋丝、香菜段，烹入甜清汁，颠翻数下，出锅，放入盘一边。

❻ 再把平底锅烧热，放鸡油，烧热，加葱丝，炒出香味，放入过油的200克鸽肉丝，炒八成熟，放番茄酱、红油、醋，炒片刻，倒入粉皮，锅里拌匀加蒜蓉，出锅，放入盘的另一边。

❼ 余下的葱丝用开水焯一下，放糖、醋，拌匀，放盘中间做分隔菜用，即可。

清蒸蚕蛹

B族维生素+维生素A+维生素D

主料： 鲜蚕蛹250克，鸡蛋清4个。

辅料： 料酒、盐、味精、白糖、葱花、姜末、植物油各适量。

做法：

❶ 将鲜蚕蛹冷冻，乘其冻结时剥去外皮，放入小盆内。

❷ 加入鸡蛋清、料酒、味精、盐、白糖、葱、姜、植物油和清水，搅匀，上笼蒸成蚕蛹羹即可。

维生素 B₃ 治病

- 200多年前，欧洲阿尔卑斯山区玉米产地流行着一种可怕的糙皮病。糙皮病很快在欧洲蔓延。1798年，法国数以万计的人因此失去生命，数十万人丧失劳动能力。20世纪初意大利患糙皮病的有5万多人，罗马尼亚有10万人。1910年美国有1万人死于该病。1917—1918年美国糙皮病患者有20万人之多。

- 1912年，波兰科学家西米尔·芬克提出了以一种维生素来预防糙皮病的假设。

- 1926年，科学家在一些志愿者中用缺陷食物诱导出糙皮病，而且不论是这些得病的志愿者还是糙皮病患者，用酵母都能被医治好。

- 1932年，人类成功地从酵母中分离出维生素B₃。

- 1937年，人类开始用提取出的烟酸治疗糙皮病并获得成功。

⊙维生素B₃又称烟酸、尼克酸（其中烟酸更常用），属水溶性B族维生素的一种，是具有生物活性的全部吡啶–3–羟酸及其衍生物的总称。烟酰胺是它在动物体内的重要存在形式。

⊙烟酸和烟酰胺在体内与蛋白质结合而形成辅酶，参与机体氧化还原。烟酸是所有维生素中化学结构最简单、理化性质最稳定的一种维生素，不易被酸、碱、金属离子、热、光、氧化剂及加工储存等因素破坏。

⊙烟酸是B族维生素中人体需要量最多者，它作为其他化合物中摄取或释放氢的酶的辅酶而发挥作用，与维生素B₂在人体中的作用相同。但因为与烟酸相关的酶很多，所以人体对烟酸的需要量是维生素B₂的10倍左右。烟酸不但维持着消化系统的健康，也是性激素合成不可缺少的物质。在防治糙皮病和减缓压力方面，烟酸的作用也绝不容忽视。

人体对烟酸的正常需要量											
年龄（岁）	0	0.5	1	4	7	11	14	15	50	孕妇	哺乳期
日摄取量（毫克）	2	3	6	7	9	12	男15 女12	男14 女13	13	15	18

1.
医疗档案馆

烟酸在谷类、豆类及肉类食品中广泛存在，而且含量丰富，一般不容易发生烟酸缺乏症。新中国成立早期，人民生活水平较低，这种病在农村较多。随着人民生活水平的提高，烟酸缺乏症在临床上已很难见到。但近年来，人们发现，此病又有卷土重来之势。主要原因是现代人过量饮酒。饮酒可使人体烟酸及前体色氨酸、维生素B$_6$摄入不足。长期饮酒还可导致慢性酒精中毒，使人体肝脏对烟酸利用不充分，而出现烟酸缺乏症。

烟酸缺乏症即糙皮病。其前期症状表现为疲劳、乏力、工作能力减退、记忆力差及经常失眠；典型症状是皮炎（Dermatitis）、腹泻（Diarrhea）和痴呆（Dementia），即所谓"三D"症状。预防烟酸缺乏症，要注意膳食均衡，提倡健康的生活方式，谨防饮酒过量。

外科医生：
防治糙皮病

糙皮病的发生与烟酸缺乏有关。糙皮病又称玉蜀皮疹，流行在以玉米或高粱为主食的地区。人从食物中获取烟酸和色氨酸，后者在体内转化为烟酸，但玉米和高粱中的烟酸以结合形式存在，不能被人体所利用，同时色氨酸含量又低，因此，这些地区的人容易烟酸缺乏。烟酸在体内参与糖、脂肪和蛋白质的氧化分解和组织呼吸，其含量不足可致代谢紊乱，出现皮肤、神经和消化道症状，表现为腹泻、痴呆、皮炎等"三D"症状。补充烟酸，即可对糙皮病标本兼治。

内科医生：
治疗头痛，降低胆固醇

烟酸可通过改善血液循环治疗头痛，如果

维生素B$_3$
缺乏症

- 畏强光
- 头痛、头晕、不安、记忆力衰退，严重缺乏时可导致神经衰弱
- 牙床溃烂、舌头红肿、口角炎、口臭、口腔溃疡
- 食欲不振、便秘、腹泻、胃炎
- 皮炎、皮肤发红疹、脱皮、粗糙及生皱纹，严重缺乏可导致糙皮病
- 疲倦、肌肉虚弱

维生素B$_3$
医疗功效

- 治疗口腔、嘴唇炎症，防止口臭
- 预防头痛，维持健康的神经和正常的脑功能
- 保持皮肤健康
- 改善血液循环、降低血压
- 缓解食欲不振、腹泻等胃肠功能障碍
- 分解乙醛，预防隔宿醉
- 充分摄取可降低胆固醇和中性脂肪
- 合成性激素
- 缓和下痢症状

大量摄入烟酸可降低血清中的胆固醇，达到中性脂肪的理想效果。另外，烟酸是胰岛素的激活剂，对糖尿病有一定疗效。不过，最近的报告显示，大量摄取烟酸会妨碍糖类的代谢能力，这一点也要引起注意。

精神科医生：减轻焦虑、失眠及抑郁症状

在人精神不好时，应多吃些含烟酸的食物，如粗面粉制品、谷物颗粒、酿啤酒的酵母、动物肝脏及水果等，对纠治心情不佳、沮丧、抑郁症皆有显著效果。特别是烟酸更能减轻焦虑、疲倦、失眠及抑郁症状。

美容医生：美白肌肤，改善肌肤质地

烟酸具有美白肌肤的功效，主要体现在以下3个方面：① 抑制黑色素从黑色素细胞向蛋白细胞的转移，减少色素沉积。不同于以往的美白只注重抑制黑色素的产生，而烟酸则可以作用于已经产生的黑色素。② 加速肌肤新陈代谢，促进含黑色素的角质细胞脱落。③ 促进表皮层蛋白质的合成，增强肌肤含水度，从而改善肌肤质地。

特殊需求人群

● 糙皮病、高胆固醇血症、糖尿病、甲状腺功能亢进患者。

● 体内缺乏维生素B_1、维生素B_2、维生素B_6的人，服用大量抗结核药物异烟肼的人，以玉米为主食的人。

● 某些胃肠道疾病患者，长期发热的人，经常精神紧张、躁动不安的人，患精神分裂症的人。

补给须知

● 烟酸缺乏症常同其他B族维生素缺乏症并发，治疗时最好服用复合B族维生素。

● 烟酸补充品宜在用餐时或饭后服用。

● 肝病、肝功能受损或患胃肠溃疡者不宜服用烟酸补充品。

● 患糖尿病、痛风或胆囊疾病者，不宜服用酸态烟酸，应依照医师指示决定补充方式。

● 孕妇及哺乳妇女不宜补充过量烟酸（依建议量即可）。

● 同时摄取烟酸和铬，而且烟酸的量稍微多时，可降低胆固醇。

● 皮肤对太阳光线特别敏感，常常是烟酸不足的早期症状。

● 静脉给药时可能出现皮肤红斑、瘙痒甚至哮喘等过敏反应。

副作用

● 烟酸本质上无毒性，但一次服用100毫克以上会产生副作用。稍微过量会导致脸部和肩膀皮肤潮红、头痛、瘙痒、胃病，显著过量会导致口腔溃疡、糖尿病和肝脏受损。

● 过量的烟酸会干扰人体对糖分处理的功能，使得介于糖尿病边缘的患者无法控制血糖的高低，因而导致病情进一步恶化。

● 妊娠早期过量服用可出现致畸作用。

● 皮肤敏感者补充烟酸时，可能产生瘙痒或灼热、刺痛的感觉。

2.
天然补给站

● 从食物中取得烟酸的方法有多种，首先是直接食用富含烟酸的食物；另外，也可以食用色氨酸含量比较高的食物，因为色氨酸在体内能够很快转化为烟酸。烟酸是复合B族维生素中最稳定的化合物，烹调时，烟酸在混合膳食中损失的量通常不超过15%～25%。

烟酸最丰富的来源是动物肝脏、酵母粉、小麦胚芽及动物肾脏；蔬菜也是烟酸的良好来源；有些鱼类、禽蛋及坚果中也含有烟酸，其他食物中烟酸的含量较少。

	常见烟酸含量排行榜		
排名	食物名称	含量（毫克/100克）	食用标准参考量
1	口蘑	55.1	每餐30克
2	羊肝	18.9	每餐50克
3	猪肝	16.2	每餐50克
4	鸭肉	4.7	每次80克
5	南瓜子	3.0	每次50克
6	鲤鱼	2.8	每餐80克
7	豇豆	2.4	每餐60克
8	带鱼	1.9	每次100克
9	栗子	1.2	每次10个
10	苋菜	1.1	每餐80～100克

■ 补给榜中榜 ■

鸭肉

人们常言"鸡鸭鱼肉"四大荤，鸭肉蛋白质含量16%～25%，比畜肉含量高得多，脂肪含量适中且分布较均匀。

鸭肉中的脂肪酸熔点低，易于消化，所含B族维生素和维生素E较其他肉类多，能有效抵抗脚气病、神经炎和多种炎症，还能抗衰老。鸭肉中含有较为丰富的烟酸，它是构成人体内两种重要辅酶的成分之一，对心肌梗死等心脏疾病患者有保护作用。

食用方法

❶ 烹调时加入少量盐，鸭肉汤会更鲜美。

❷ 春季在食用鸭肉时最好炖食，也可加入莲藕、冬瓜等蔬菜煲汤食用。

饮食宜忌

❶ 忌与核桃、甲鱼、木耳和荞麦同食。

❷ 体热、上火、虚弱、食少、便秘、水肿、心脏病、癌症患者和放疗、化疗后的病人宜食。

❸ 腹痛、腹泻、腰痛及痛经期间的人及身体虚寒者不食为宜。

南瓜子

　　南瓜子，即白瓜子，生吃、熟吃都可以。南瓜子含有丰富的氨基酸、不饱和脂肪酸、烟酸、泛酸及胡萝卜素等营养成分，美国研究发现，每天吃上50克左右的南瓜子可有效地防治前列腺疾病。南瓜子含有丰富的泛酸，能缓解静止性心绞痛和降血压。南瓜子还有很好的杀灭人体内寄生虫（如蛔虫、钩虫、血吸虫等）的作用，是血吸虫病的首选食疗之品。

食用方法

❶ 炒南瓜子一定要用铁锅。

❷ 炒制南瓜子，以香脆为度，不可炒得太久。

饮食宜忌

❶ 卫生条件较差地区的人可经常食用以驱虫。男性适宜经常食用。

❷ 一次不要吃得太多，因为过多食用南瓜子可能会导致头昏。

❸ 胃热病人宜少食，否则会感到脘腹胀闷。

鲤鱼

　　鲤鱼体态肥壮艳丽，肉质细嫩鲜美，是人们喜爱食用的鱼类之一。鲤鱼含有优质蛋白质、脂肪、钙、磷、铁、维生素B_1、烟酸等。其味甘、性平，有壮腰补肾、益气养精之功效。医学研究发现，雄性鲤鱼腹中的囊形白色浆状物，有提高男性性功能的作用；雌性鲤鱼腹内的鱼子含雌性激素，有提高女性性功能的作用。一般情况下，男性食雄鲤鱼为好，女性食雌鲤鱼为好。

食用方法

❶ 鲤鱼鱼腹两侧各有一条像细线一样的白筋，去掉可以除腥味。

❷ 烹制鲤鱼时不用放味精，因为它本身就具有很好的鲜味。

饮食宜忌

❶ 鲤鱼忌与绿豆、芋头、牛羊油、猪肝、狗肉同食，与咸菜同吃易引起消化道癌变。

❷ 肝功能异常者忌食鲤鱼。

豇豆

　　豇豆是夏季常见菜，李时珍称："此豆可菜、可果、可谷，乃豆中上品。"豇豆提供了易被消化吸收的优质植物蛋白质，有人称豇豆是"蔬菜中的肉食品"，对于素食、不爱吃肉的人很适用。豇豆中含有丰富的维生素C和叶酸，能促进抗体的合成，提高机体抗病毒的能力。豇豆的烟酸含量很高，烟酸对于调节血糖非常重要，是天然的血糖调节剂，所以豇豆还是糖尿病患者的理想食品。

食用方法

❶ 豇豆不宜烹调时间过长，以免造成营养损失。

❷ 豇豆中的豆子部分，加热后会变为紫红色，这是正常的变色现象，就像苦瓜子熟透后变成深橘红色一样，不用担心。

饮食宜忌

❶ 糖尿病、肾虚患者食用尤佳。

❷ 豇豆多食则气滞，故气滞便结者应慎食。

带鱼

带鱼，因身体扁长似带而得名，肉肥刺少，味道鲜美，营养丰富，鲜食、腌制、冷冻均可。带鱼脂肪含量高于一般鱼类，且多为不饱和脂肪酸，有降低胆固醇的作用。带鱼含蛋白质、脂肪、钙、磷、铁、碘、维生素B_1、维生素B_2及烟酸等。对病后体虚、产后乳汁不足、疮疖痈肿、外伤出血有一定疗效。经常食用带鱼，可补益五脏、养肝补血、泽肤养发。

食用方法

❶ 带鱼腥气较重，宜红烧或用糖醋烹制。

❷ 带鱼身上的腥味和油腻较大，用清水很难洗净，可把带鱼先放在碱水中泡一下，再用清水洗，就会很容易洗净，而且无腥味。

饮食宜忌

❶ 忌用牛油、羊油煎炸。

❷ 疥疮、湿疹等皮肤病患者或皮肤过敏者慎食。

栗子

栗子又名板栗，内含大量淀粉，以及丰富的不饱和脂肪酸、烟酸、维生素B_1、维生素B_2、胡萝卜素、钙等多种营养物质，能防治高血压、冠心病、动脉硬化、骨质疏松等疾病，可抗衰老、延年益寿。栗子含维生素B_1，常吃对日久难愈的小儿口舌生疮和成人口腔溃疡有疗效。栗子对人体的滋补功能，可与人参、黄芪、当归等媲美，对肾虚有良好的疗效，故又称"肾之果"，经常食用能强身健体，特别是老年肾虚、大便溏泻者更为适宜。

食用方法

❶ 栗子以风干为佳，一次服食不宜过多，如治腰腿病，需生食、细嚼、连液慢咽。

❷ 栗子与白果一同炖煮，再加百合，是秋季补益的佳品。

饮食宜忌

❶ 栗子生吃难消化，熟食易滞气，所以一次不宜多食。

❷ 发霉栗子勿食，会中毒。

❸ 脾胃虚弱、消化不良者及风湿病患者不宜食用。

苋菜

苋菜，又名野苋菜、赤苋、雁来红，原本是一种野菜，近几年才摆上餐桌。有的地区把苋菜称为"长寿菜"。苋菜富含铁、钙、烟酸、维生素K等多种营养素，能有效促进造血功能，促进牙齿和骨骼的生长，并能防止肌肉痉挛。常食苋菜还可以促进排毒，防止便秘，减肥轻身。

食用方法

❶ 苋菜烹调时间不宜过长。

❷ 苋菜含草酸较多，煮时最好先用滚水焯过，这样草酸可溶于水，能去掉涩味。

饮食宜忌

❶ 不可与甲鱼同食。

❷ 苋菜性寒凉，阴盛阳虚体质、脾虚便溏或慢性腹泻者不宜食用。

❸ 苋菜、小白菜等为光敏性蔬菜，易诱发日光性皮炎。

3.
健康食疗室

若想最大限度地摄入烟酸，应注意掌握以下膳食诀窍：

❶ 芝麻汤圆是忙碌生活中补充烟酸的简便选择。

❷ 牛奶、鸡蛋也是烟酸的良好来源，尤其适合少年儿童。

❸ 绿豆富含烟酸，经烹调及储存后营养素也不会大量流失。

❹ 烟酸具有易溶于汤中的性质，在煮熟菜肴后的汤汁中含有70%的营养素，因此食汤补充烟酸也是不错的选择。

❺ 应用碱处理玉米，同时在膳食中增加豆类、大米和面粉的比例，可大大提高烟酸的吸收率和利用率。

■ 食疗营养餐 ■

鸡沾口蘑

B族维生素+维生素C

主料： 口蘑50克，鸡肉末50克，熟火腿末、油菜末各少许，鸡蛋清2个。

辅料： 料酒、盐、湿玉米粉、清汤、鸡油各适量。

做法：

❶ 将口蘑放碗中，注入凉水浸泡1小时左右，洗净泥沙。锅中注入清汤，加入少许料酒和盐，放入口蘑，在火上煨2分钟捞出，控净水。将口蘑顶朝上放盘中，顶面撒玉米粉。

❷ 将鸡肉末放碗中，加料酒、盐、玉米粉、鸡油各少许，搅拌上劲。

❸ 将鸡蛋清倒入盘中，用筷子抽起雪白泡沫状后，倒入鸡肉末搅成糊。

❹ 用手将鸡肉末糊挤成同口蘑一样的小丸子，放在口蘑顶上，在鸡肉末糊上撒些火腿末、油菜末，上屉蒸熟后取出，另换盘将蒸好的鸡沾口蘑码在盘中。

❺ 将适量清汤注入汤锅中，上火烧开，撇去浮沫，加入料酒、盐，用水将玉米粉调稀勾芡，淋上鸡油，浇在菜上即可。

苋菜豆腐汤

烟酸+维生素A+维生素B$_{12}$

主料： 苋菜400克，豆腐250克。

辅料： 水发海米20克，蒜10克，盐、植物油、味精各适量。

做法：

❶ 苋菜洗净，放入沸水中焯一下，捞出沥干；水发海米切末；豆腐切成小块，蒜捣成泥。

❷炒锅放火上，加入植物油，油热后下蒜泥，煸出香味后下海米和豆腐块，用少许盐焖1分钟，再加水和适量盐。

❸将汤烧开，下苋菜一滚即离火装碗，加入味精即可。

陈皮芋头鸭

烟酸+维生素B_1

主料： 鸭腿肉350克，芋头150克。

辅料： 葱丝、姜块、酱油、茴香、植物油、料酒、盐、白糖、陈皮各适量。

做法：

❶鸭腿洗净，去骨切块；芋头削皮切丁；葱与陈皮切丝。

❷锅中加植物油，烧热后放入葱丝、姜块，煸出香味，放入鸭肉；鸭肉炒至表面呈熟色，加酱油、茴香、适量水，大火烧滚，再放入料酒、盐、白糖、陈皮丝，盖上锅盖，改为小火焖。

❸鸭肉将酥时，加入芋头丁，焖烧到酥烂后，改用大火收浓汤汁，拣去姜块、茴香即可。

蘑菇炖豆腐

B族维生素+维生素D+维生素P

主料： 嫩豆腐500克，鲜蘑菇50克，熟竹笋片25克。

辅料： 清汤、酱油、香油、盐、味精各适量。

做法：

❶将嫩豆腐切成约2厘米见方的小块，用沸水焯后，捞出。注意时间不宜长，火开后立即捞出，以免老化。

❷把鲜蘑菇削去根部黑污，洗净，放入沸水中焯1分钟，捞出，用清水漂凉，切成片。

❸在砂锅内放入豆腐、笋片、鲜蘑菇片、盐和清汤（浸没豆腐为准），用中火烧沸后，移至小火上炖约12分钟，加入酱油、味精，淋上香油即成。

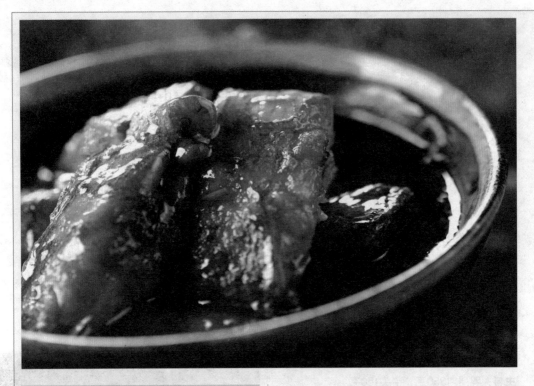

豇豆炒辣椒

烟酸+维生素C+维生素K

主料： 辣椒（青、尖）40克，柿子椒40克，猪瘦肉50克，豇豆200克。

辅料： 料酒、酱油、盐、味精、葱丝、姜丝、白糖、湿淀粉、花生油、香油、清汤各适量。

做法：

❶ 将豇豆择洗干净，切成3厘米长的段；青椒、柿子椒分别洗净，均切成均匀的丝；猪瘦

肉洗净，切成4厘米长的丝。

❷ 锅内加花生油烧热，放入葱丝、姜丝、肉丝煸炒至变色。

❸ 放入豇豆，加酱油、料酒炒匀，至豇豆微熟，加清汤、盐、白糖、青椒、柿子椒炒开。

❹ 加味精，用湿淀粉勾芡，淋上香油即成。

糖醋带鱼

烟酸+维生素B$_1$+维生素B$_2$

主料： 带鱼500克。

辅料： 植物油50克，葱丝、姜丝、蒜片共20克，酱油、醋、料酒、白糖、花椒油、清汤各适量。

做法：

❶ 将带鱼去头、尾、内脏，洗净，剁成小段，用盐略腌。

❷ 锅中多放些植物油烧热，下带鱼段炸熟，两面呈金黄色时出锅，沥干油。

❸ 锅中留底油，下葱丝、姜丝、蒜片煸炒，放入炸好的带鱼，烹入料酒、醋、酱油，加少许汤，放白糖，入味后淋花椒油，炒匀即成。

红烧辣鲤鱼

烟酸+维生素B₁

主料： 鲤鱼1条。

辅料： 花生油100克，湿淀粉25克，葱白5克，酱油25毫升，松蘑15克，料酒10毫升，姜5克，胡椒粉1克，辣椒粉1克，盐1.5克，香油2毫升。

做法：

❶ 将鲜鲤鱼洗净，去鳞，去鳃，在鱼腹处用刀划开，去内脏，洗净血沫，两边斜切5刀。

❷ 松蘑水发后，洗净泥沙，去蒂根；葱去皮，洗净，均切成细丝；姜洗净，去皮，切成片。

❸ 锅内放入花生油，大火烧热，将整条鲤鱼下锅煎成两面成黄色，烹入料酒，再依次放入辣椒粉、松蘑丝、盐、酱油、姜片、烧开，改小火焖熟，再放入葱白、味精、淀粉勾芡，加入香油、胡椒粉即可。

花生仁拌芹菜

烟酸+维生素B₂+维生素E

主料： 芹菜300克，花生仁200克。

辅料： 植物油、花椒油、酱油、盐、味精各适量。

做法：

❶ 锅内放入植物油，烧热，放入花生仁，炸酥时捞出，去掉膜皮。

❷ 将芹菜择去根、叶，洗净，切成3厘米长的段，放入开水烫一下，捞出，用凉水过凉，控净水分。

❸ 把芹菜成圈状均匀地码放在盘子边上，再把花生仁堆在芹菜圈中。

❹ 将酱油、盐、味精、花椒油放在小碗内调好，浇在芹菜上，吃时调拌均匀即成。

松子鸡心

烟酸+维生素A+维生素C+维生素E

主料： 鸡心100克，松子30克。

辅料： 葱粒、姜粒、蒜片、胡椒粉、盐、白糖、味精、料酒、湿淀粉、香油、植物油、清汤各适量。

做法：

❶ 将松子去皮，放锅内用小火炒熟，搓去内衣；鸡心洗净，用刀切开，在上面划上十字花刀。用小碗加盐、白糖、味精、胡椒粉、香油、清汤、湿淀粉兑成汁水。

❷ 锅内加入植物油，烧至六七成热时，将鸡心入油中，炸至鸡心快卷曲时，捞出控净油。

❸ 锅内留少许底油，烧热后，加入蒜片、葱姜粒煸炒出香味，下入鸡心略炒，烹入料酒，加松子仁，倒入汁水，翻匀芡汁，盛出即可。

黑米桂花粥

B族维生素+维生素C+维生素E

主料： 黑米250克，赤豆50克，莲子50克，花生仁50克，干桂花适量。

辅料： 冰糖50克。

做法：

❶ 黑米洗净，用清水浸泡一晚；赤豆用清水浸泡2小时；花生仁洗净沥干水；莲子洗净掰开，去掉莲心。

❷ 锅内添入10碗水，倒入莲子、赤豆和黑米搅匀，加盖大火煮沸后，揭盖改小火煮1小时。

❸ 放入花生仁，添入2碗开水拌匀，小火继续煮30分钟。

❹ 加入干桂花、冰糖搅拌均匀，再煮3分钟即可。

栗子炒子鸡

烟酸+维生素B₁+维生素B₂+维生素B₆

主料：鸡肉250克，栗子肉100克。

辅料：白糖10克，盐1.5克，味精1.5克，料酒15毫升，酱油25毫升，醋2.5毫升，湿淀粉35毫升，葱段5克，香油15毫升，植物油75毫升。

做法：

❶ 鸡肉皮朝下置于砧板上拍平，用虚刀交叉在肉面上排剁几下，然后切成1.5厘米见方的块，盛入碗中，加盐、料酒少许，捏上劲，再用湿淀粉调稀搅拌上浆。

❷ 将料酒、酱油、白糖、味精、醋放入碗内，用湿淀粉勾芡。

❸ 炒锅置中火上烧热，用油滑锅后下植物油，烧至五成热时放入浆好的鸡块，用筷划散即用漏勺捞起，待油温升至七成热时，将鸡块复入锅，并倒入栗子肉，滑至鸡肉转玉白色即将栗子肉与鸡块一起倒入漏勺，沥去油。

❹ 原锅留油，放入葱段煸至有香味，将鸡块和栗子肉倒入锅，将调好的作料调匀倒入，颠翻炒锅，淋上香油即成。

素烩竹荪

B族维生素+维生素A+维生素D

主料：竹荪50克，四季豆25克，笋片25克，黑木耳25克，蘑菇2朵，胡萝卜花少许。

辅料：植物油、湿淀粉、盐、鸡精各适量。

做法：

❶ 将竹荪用水泡开后洗净切成段，蘑菇洗净后切成薄片，四季豆洗净后切成小段。

❷ 四季豆入油锅过油后与其他材料一起焯水沥干。

❸ 另起锅置火上，倒入一杯水，将所有材料倒

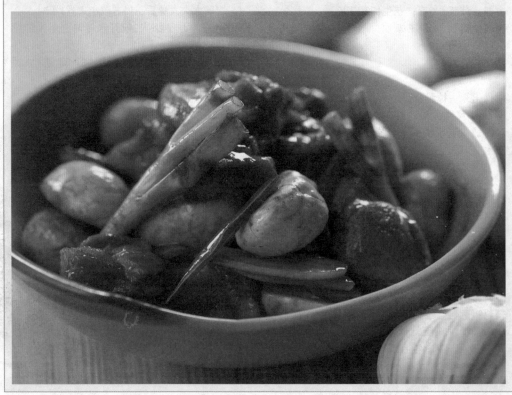

入，煮熟后，用盐、鸡精调味，勾薄芡后略烧即可。

莲蓬菊花蛋

B族维生素+维生素A+维生素C

主料： 皮蛋10个，鱼泥400克，鸡泥200克。

辅料： 黄蛋皮、青豆、鸡蛋清、红椒末、盐、味精、胡椒粉、米酒、湿淀粉、清汤、葱油各适量。

做法：

❶ 鱼泥和鸡泥分别调制上劲；黄蛋皮切细丝；皮蛋蒸熟改成墩状，中间挖空；鸡蛋清打成雪丽糊。

❷ 取小碟抹油，拌上鱼泥，均匀地按上青豆成莲蓬形，蒸熟取出围在盘边。

❸ 鸡泥酿入皮蛋，蒸熟取出，挂上雪丽糊，然后放上蛋皮丝成菊花状，入笼蒸一下取出，摆在中间，撒上红椒末。

❹ 锅中加清汤调味，勾芡，淋油，浇在莲蓬上即可。

韭菜炒羊肝

烟酸+维生素A+维生素B$_2$

主料： 韭菜150克，羊肝200克。

辅料： 花生油、盐、味精各适量。

做法：

❶ 韭菜洗净，切成2.5厘米长的段。

❷ 羊肝洗净切片，放沸水中焯一下，捞出沥干水分。

❸ 炒锅置火上，加入花生油烧热，放入羊肝，急火将至熟时，加入韭菜与盐、味精，翻炒片刻即成。

猪心粥

烟酸+维生素B$_1$+维生素B$_2$+维生素C

主料： 粳米150克，猪心300克。

辅料： 葱末、姜末、料酒、盐、味精、大油各适量。

做法：

❶ 粳米淘洗干净，用冷水浸泡30分钟捞出，沥干水分。

❷ 猪心洗净，对切成两半，再切成片，放入碗内，加入料酒、姜末、葱末拌腌。

❸ 锅中加入约1000毫升冷水，将粳米放入，用大火烧沸，加入大油、猪心，搅拌几下，再改用小火熬煮。

❹ 粥将成时，下入盐、味精拌匀，再稍焖片刻，即可盛起食用。

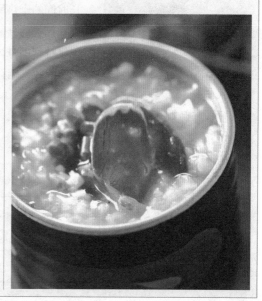

维生素 B~5~ 治病

- 1931年，科学家林格罗斯等人首次描述了在喂以限制性食物的鸡中，发现类似糙皮病的皮炎。
- 1933年，美国化学家威廉斯等人将一种成分还不清楚的酵母生长因子命名为泛酸。
- 1939年，人们弄清楚了鸡的抗皮炎因子与泛酸是同一种物质，同年从肝脏中分离出了这种化合物。
- 1940年，人工合成泛酸成功，人类进一步了解到它在机体内的营养健康作用。
- 1950年，德国生物学家李普曼和他的同事证明泛酸是辅酶A的一个组成部分，由此解开了泛酸为何对生物有如此广泛作用的谜底。

⊙维生素B$_5$又名泛酸、"遍多酸"，在希腊语中意为无所不在的酸类物质，因此人们常称它为泛酸。它存在于各种各样的食物当中，也广泛存在于各种动物、植物和微生物内，几乎是无所不在。在所有研究过的生物中，无一不需要泛酸。如果缺乏泛酸，必然生病致死。

⊙纯泛酸是一种黏稠的黄色油状物，与其他B族维生素一样，易溶于水。它在中性溶液中相当稳定，但能被酸、碱和长时间的干热所破坏。泛酸是一种辅酶，可帮助蛋白质、脂肪和糖类的分解。泛酸通常被称为抗压力的维生素，因为它能维持帮助身体应付各种压力的肾上腺的健康功能。泛酸由肠道吸收，储存于肝脏中，需每日补充。

人体对泛酸的正常需要量										
年龄（岁）	0	0.5	1	4	7	11	14	15	50	孕妇 哺乳期
日摄取量（毫克）	1.7	1.8	2	3	4	5	5	5	5	6　7

1.

医疗档案馆

泛酸是食物中分布很广的一种维生素，其缺乏症在人群当中极为罕见。特别是中国居民饮食范围较为广泛，所以基本不用担心会缺乏泛酸。

但特殊情况下，如服用水杨梅等抗泛酸药物，或较长期食用含泛酸低的食物，不吃瘦肉、动物的肝脏、谷类及豆类等，也可能导致泛酸缺乏症状。低血糖症、十二指肠溃疡、血液和皮肤异常症状等都是缺乏泛酸的表现。

内科医生：
增加良性胆固醇，预防心血管疾病

并不是所有与胆固醇相关的物质都是有害的，人体中的胆固醇有两种，一种是向身体组织输送胆固醇的有害物质，另一种是收集身体各处胆固醇的良性物质。

如果体内恶性胆固醇较多，多余的胆固醇就会附着在动脉壁上引发动脉硬化，因此，二者平衡是很重要的。在一般情况下，多摄取良性胆固醇可预防心血管疾病。泛酸和维生素C都有增加良性胆固醇的作用。

精神科医生：
缓解精神压力

泛酸通常被称为抗压力的维生素，对精神压力很大的现代人而言，它是不可缺少的营养素。承受压力时，人体就会分泌肾上腺皮质激素以对抗压力。这时，泛酸能够促进肾上腺皮质激素产生。

容易疲劳、焦躁、易怒、白天精神不振、容易感冒等，都是压力所导致的症状。有这些症状的人，要多摄取泛酸。

▌维生素B5
缺乏症

- 头痛
- 头发没有光泽，易生白发
- 晚上磨牙
- 易瞌睡，易怒，易患感冒等传染病
- 血压低，动脉硬化
- 食欲不振，胃消化吸收能力弱
- 抗紧张能力差、易疲劳、虚弱
- 十二指肠溃疡
- 肌肉活动不协调且容易颤抖，肌肉抽筋、刺痛、麻痹
- 足部灼痛，脚跟敏感、脆弱

▌维生素B5
医疗功效

- 治疗术后休克
- 赋予毛发光泽，加速毛发生长
- 皮肤保温
- 促进身体发育，维护自主神经功能
- 强化免疫力，预防感冒等传染病
- 减轻药物的副作用
- 强化肾上腺，提高人体适应紧张的能力
- 有助于伤口痊愈
- 增加良性胆固醇
- 防止疲劳
- 缓解经前综合征

保健医生：
制造抗体，增强免疫力

每当身体里面的泛酸不足时，人就会陷入一种焦躁的精神状态，从而刺激副肾，促进副肾皮质激素的分泌。副肾皮质激素会分解免疫

组织的结缔组织，因此使人的免疫力降低，而很容易使人遭受病毒侵害，产生疾病。由此可知，充分地摄取泛酸，可以增强人体的免疫力，预防疾病。制造抗体也是泛酸的作用之一，能帮助抵抗传染病，缓和多种抗生素的副作用及毒性，并有助于减轻过敏症状，促进伤口愈合，抗炎消炎。

美容医生：
维护毛发与皮肤健康

泛酸可深入毛发根部，控制毛发中的水分，防止毛发干燥、脱落，对毛发具有调理和修复作用，可减少毛发损伤、分叉、纠结，重新赋予毛发光泽，加速毛发生长。泛酸对皮肤具有保湿作用，可促进皮肤正常的角质化，减少皱纹，让皮肤健康有光泽。

特殊需求人群

● 手足常感刺痛的人需要补充泛酸。

● 服用泛酸可以对现有的紧张状态和即将来临的紧张状态提供抵抗能力。

● 为过敏症困扰者、关节炎患者、服用抗生素者和服用避孕药的妇女应注意补充泛酸。

补给须知

● 同时摄取其他B族维生素，效用更理想。

● 用餐时或饭后1~1.5小时内服用泛酸补充品效果最好。

● 精细加工、高温、罐头加工、冰冻都会使食物中的泛酸流失。

● 咖啡因、磺胺药剂、安眠药、雌激素、酒精是泛酸的天敌。

● 孕妇及哺乳妇女服用泛酸应避免超过建议量。

副作用

● 目前有关过量摄入泛酸产生副作用的报道并不多见，只是有报道说泛酸过量可引起腹泻和胃肠功能失调，但不多见。

2.
天然补给站

● 泛酸就如它的名字一样，广泛地存在于各种动植物的组织中，但是大量的泛酸在食物的加工处理中流失，因此新鲜的肉类、蔬菜和全部未加工的谷物含有的泛酸多于那些精制、罐装和冷冻的食物。泛酸最好的食物来源是绿叶蔬菜、未精制的谷物、豌豆、花生、坚果类、蜜糖、瘦肉、动物内脏等。

常见食物泛酸含量排行榜

排名	食物名称	含量（毫克/100克）	食用标准参考量
1	牛肝	7.7	每餐50克
2	鸡蛋	1.6	每日2个
3	鸡肉	0.8 ~ 1.0	每餐100克
4	黑面包	0.76	每次1个
5	火腿	0.67	每次50克
6	土豆	0.6	每餐130克
7	干酪	0.5	每次1块
8	牛奶	0.4	每次100毫升
9	豌豆	0.34	每餐50克
10	菠菜	0.3	每餐80 ~ 100克

■ 补给榜中榜 ■

鸡蛋

鸡蛋含有人体几乎所有需要的营养物质，故被人们称作"理想的营养库"，营养学家称之为"完全蛋白质模式"。鸡蛋内含蛋白质、脂肪、卵黄素、卵磷脂、维生素和铁、钙、钾等人体所需要的矿物质，其中蛋白质是自然界最优良的蛋白质。鸡蛋富含DHA和卵磷脂，对神经系统和身体发育有利，能健脑益智，改善记忆力，并促进肝细胞再生。鸡蛋中含有较多泛酸和其他微量元素，可以分解和抑制人体内的致癌物质，具有防癌作用。鸡蛋蛋白质对肝脏组织损伤有修复作用。

食用方法
❶ 打蛋时须提防沾染到蛋壳上的细菌。
❷ 婴幼儿、老人、病人吃鸡蛋以煮、蒸为好。

饮食宜忌
❶ 毛蛋、臭蛋、生蛋忌食。
❷ 发热病人，冠心病、肾病患者不宜过食鸡蛋；高胆固醇血症患者不宜过食蛋黄。

黑面包

黑面包是"全麦面包"的俗称，由于其制作的原料并不全是精面粉，而是混合了小麦在磨粉过程中被碾下来的皮层、胚芽、糊粉层及少量胚乳等麸皮，因此比精面粉面包更具有营养价值。黑面包既顶饱又有营养，其发酵用的酵母中含有生物酶及泛酸等多种维生素，因此易于消化，对肠胃极有益，尤其适于配鱼肉等荤菜。

食用方法

❶ 黑面包不是甜的，口感有些酸，第一次吃的人可能会不太适应。

❷ 刚出炉的黑面包最香脆好吃。

饮食宜忌

黑面包含热量较低，是节食者的理想食品。

土豆

土豆是粮菜兼用型蔬菜，学名马铃薯，也叫洋芋，与稻、麦、玉米、高粱一起被称为全球五大农作物。土豆含有丰富的维生素B_1、维生素B_2、维生素B_6和泛酸等B族维生素及大量的优质膳食纤维，还含有微量元素、氨基酸、蛋白质、脂肪和优质淀粉等营养素，在欧洲被称为第二面包，是理想的减肥食品和糖尿病患者理想的食疗蔬菜。土豆钾含量极高，每周吃5～6个土豆可使中风发病率下降40%。它对消化不良的治疗也有特效。

食用方法

❶ 土豆宜去皮、挖芽眼后食用。

❷ 土豆片、土豆丝放入水中浸洗以便于烹调，但不可泡太久以免营养流失。

饮食宜忌

❶ 皮色发青或发芽的土豆不能吃，以防龙葵素中毒。

❷ 孕妇慎食，以免增加妊娠风险。

干酪

干酪是由牛奶经发酵制成的一种营养价值很高的食品。干酪中含有丰富的蛋白质和脂肪，糖类，有机酸，常量元素钙、磷、钠、钾、镁，微量元素铁、锌，以及脂溶性维生素A、胡萝卜素和水溶性维生素B_1、维生素B_2、维生素B_6、维生素B_{12}、烟酸、泛酸、叶酸、生物素等多种营养成分，对人体健康大有好处。实验证明，干酪是具有抗癌功效的为数不多的食品之一。

食用方法

可把干酪做成酪乳蘸面包吃，味美而有营养。

饮食宜忌

①对乳糖敏感如饮牛奶不适者可以放心食用。

②食用变质干酪容易中毒。

牛奶

　　牛奶是大众化的饮品，营养丰富，含有高级的脂肪、各种蛋白质、维生素、矿物质，特别是含有较多B族维生素，对人体健康十分有益。牛奶中的钙质容易被吸收，而且磷、钾、镁等多种矿物质搭配也比较合理，常喝牛奶能使人保持充沛的体力，并能降低高血压、脑血管疾病的患病率。孕妇及更年期妇女多喝牛奶，可减缓骨质的流失，预防骨质疏松。

食用方法

①不要空腹喝牛奶，应同时吃些面包、糕点等，以延长牛奶在消化道中的停留时间，使其得到充分的消化吸收。

②牛奶与巧克力不要同食。巧克力中的草酸会与牛奶中的钙结合成草酸钙，使钙无法被充分利用。

③婴儿喝纯牛奶需经过适当稀释。

饮食宜忌

①对牛奶过敏或发生腹泻者不宜饮用。

②肾病患者、肠胃功能较弱的人不宜饮用。

菠菜

　　菠菜，又叫波斯菜、赤根菜，不仅富含β-胡萝卜素和酶，也是维生素B_6、泛酸、叶酸、铁和钾等的极佳来源。菠菜是养颜佳品，对缺铁性贫血有改善作用，能令人面色红润。它所含类胰岛素样物质能保持血糖稳定，同时它含丰富的维生素能防止口角炎、夜盲症等维生素缺乏症。它含有的大量抗氧化剂，有助于防止大脑老化，防治老年痴呆症。它还可保护视力，降低视网膜退化的危险。菠菜长于清理人体肠胃热毒，能养血、止血、敛阴、润燥，可防治便秘。

食用方法

①食前宜先用沸水烫软，捞出再炒。

②菠菜尽可能与海带、蔬菜、水果等碱性食品同食，可促使草酸钙溶解排出，防止结石。

饮食宜忌

①电脑工作者、糖尿病患者应常食。

②婴幼儿和缺钙、软骨病、肺结核、肾结石、腹泻病患者忌食。

3.
健康食疗室

若想最大限度地摄入泛酸，应注意掌握以下膳食诀窍：

❶ 咖啡因会影响泛酸的摄取，嗜咖啡族需加强补充泛酸。

❷ 罐头、冷冻食品会流失大量泛酸，尽量食用天然新鲜的食物。

❸ 精细加工过程也会使泛酸大量流失，所以吃粗粮能摄取到更多泛酸。

❹ 泛酸易溶于汤，汤汁最好不要浪费。

❺ 泛酸是不耐碱的，食物中尽量少放小苏打粉等碱性物质。

■ 食疗营养餐 ■

豌豆汤

泛酸+维生素B₁+维生素B₂

主料：豌豆200克，糯米150克，粉丝、猪肚、鸡肉、猪脑花各30克。

辅料：酱油、红油、味精、胡椒粉、醋、葱花、食用碱、清汤各适量。

做法：

❶ 将豌豆淘洗干净，放少许食用碱置30分钟后，下锅煮涨捞起；洗净锅加清水，将煮涨的豌豆煮烂，用微火煨。

❷ 糯米淘洗干净，上笼蒸熟；粉丝水发；将清汤置微火上烧热；将洗净的猪肚、猪脑花、鸡肉分别煮熟，切成小颗粒。

❸ 将糯米饭、粉丝、烂熟的豌豆盛入碗内，加少量酱油、醋、红油及味精、胡椒粉拌匀，浇上清汤，撒上猪肚、猪脑花、鸡肉粒及葱花即成。

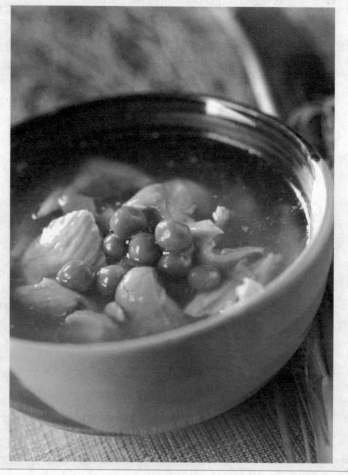

菠菜托鸡蛋

泛酸+维生素B$_2$+维生素B$_6$+叶酸

主料： 菠菜250克，鸡蛋2个。

辅料： 盐、味精、植物油适量。

做法：

❶ 将摘去根及黄叶的菠菜洗净，放入沸水烫软，捞出用凉水浸凉，挤干水分，切成3厘米长的段。

❷ 炒锅内放植物油，烧至八成热时，将菠菜段放入，炒1分钟左右，放适量水烹之，烧透后加盐、味精调味。

❸ 平底锅内抹一层油，烧至八成热时放入磕开的鲜鸡蛋，煎至两面上色（保持软心）取出；装盘时将炒菠菜放入盘内摊平，上面放煎好的鸡蛋即可。

姜汁奶

泛酸+维生素B$_2$

主料： 鲜牛奶500毫升。

辅料： 姜50克，白糖50克。

做法：

❶ 将姜洗净去皮，磨碎榨汁，放在干净的碗中备用。

❷ 将牛奶加白糖搅拌煮沸，使糖全溶，待奶温降至60~70℃时，就把牛奶倒入盛有姜汁的碗里，静置3~5分钟凝固后即可供食用。

葡萄茄子拌干酪

泛酸+维生素A+维生素C

主料： 西红柿8个，茄子5个，干酪300克，葡萄干20克。

辅料： 小茴香子、胡椒粉、姜蓉、辣椒糊、盐、白糖、醍醐各适量。

做法：

❶ 把干酪切成小粒，约浸20分钟，沥去水分；西红柿洗净切碎。

❷ 锅中烧热炸油，把茄子炸金黄色及柔软，用筛沥去油分。

❸ 加醍醐入锅，用大火烧热，放入小茴香子、辣椒糊、姜蓉，放入切碎了的西红柿，煮5分钟，加入胡椒粉、盐、糖、葡萄干、炸好的茄子及干酪，用中火继续煮5分钟即可。

火腿冬瓜

泛酸+维生素B$_{12}$+维生素C

主料： 冬瓜500克，火腿80克，香菇（鲜）20克。

辅料： 料酒、白糖、盐、味精、葱、清汤各适量。

做法：

❶ 冬瓜去皮切成6.5厘米长、3.5厘米宽、1厘米厚的片，约切15片，每片中间切一刀但要连片；香菇泡软。

❷ 火腿切成与冬瓜大小相同的薄片，葱切成小段。

❸ 火腿片夹入冬瓜内，放入深盘，香菇放在中间，加入料酒、白糖、盐、味精、葱段及高汤适量，覆上微波薄膜，高火蒸18分钟呈透明状即可。

鸡丝蛋炒饭

泛酸+维生素A+维生素B₁₂

主料： 米饭（蒸）300克，鸡蛋2个，虾仁50克，鸡肉50克，紫甘蓝适量。

辅料： 葱、盐、味精、白糖、淀粉、料酒、花生油各适量。

做法：

1. 将鸡蛋摊成蛋皮，切成丝。
2. 鸡肉洗净切成细丝，用淀粉、盐、白糖拌匀腌片刻。
3. 葱洗净切成花；紫甘蓝洗净，切成丝备用。
4. 将锅内倒入花生油，用大火烧热后放入鸡肉丝、虾仁和料酒同炒至熟。
5. 加入米饭、紫甘蓝、葱花、味精、盐，用中火翻炒10分钟左右，最后撒入鸡蛋丝炒透即可食用。

菜花焖鸭

泛酸+维生素A+维生素C+维生素E+维生素K+B族维生素

主料： 菜花500克，胡萝卜15克，鸭肉700克。

辅料： 姜5克，葱5克，盐、植物油、蒜、淀粉各适量。

做法：

1. 菜花切成花朵状，用盐、植物油炒过盛起；姜切片，蒜捣成蒜蓉。

❷胡萝卜切片；葱切段。

❸鸭肉处理干净切厚片，下植物油，将鸭肉煎至微黄色。

❹下植物油爆姜片、蒜蓉，鸭回锅，加水，焖至鸭熟，加入菜花再焖片刻。

❺最后加入胡萝卜片、葱段，用淀粉勾芡即可食用。

土豆炖牛肉

泛酸+维生素B₁+维生素B₂+维生素B₆

主料： 牛肉300克，土豆250克。

辅料： 葱段、姜片、咖喱粉、盐、味精、酱油、料酒各适量。

做法：

❶将土豆洗净去皮，切成三角块；牛肉切成块，放入沸水中焯一下捞出。

❷将锅置于小火上，加入清水600毫升，放入牛肉块、料酒、葱段、姜片烧开，撇净浮沫；放入土豆块，待快熟时，加入盐、酱油、咖喱粉，熟后加入味精即可。

维生素 B₉ 治病

- 1931年，印度孟买医生威利斯等人发现，酵母或肝脏提取液可以改善妊娠妇女的巨幼红细胞性贫血症状。因此，这些提取液中被认为含有某种抗贫血因子。
- 1935年，科学家在酵母和肝脏浓缩物中发现了一种可抗猴子贫血的物质，被称为维生素M。
- 1939年，人类又在肝脏中发现一种可抗小鸡贫血的物质，被称为维生素B₉。
- 1940年，一种可促进乳酸杆菌生长的物质被发现，同年在菠菜中发现了乳酸链球菌的一个生长因子。因为来源于植物叶子，1941年美国科学家米切尔等建议将其命名为叶酸。
- 1945年，美国著名化学家安吉尔等人完成了对其结构的测定工作，并在实验室用人工方法合成了蝶酰谷氨酸，人们才知道这些功能相似的物质原来是同一营养素。

⊙维生素B₉又称叶酸或维生素M（其中叶酸更常用），化学名为"蝶酰谷氨酸"，是一种橘黄色的结晶粉末物质，无味无臭，不溶于酒精、乙醚或其他有机溶剂，仅部分溶解于热水，属水溶性B族维生素。

⊙叶酸存在于小到病毒、细菌，大到人类的所有生命系统中，食物中的叶酸进入人体后转变为四氢叶酸在体内发挥生理作用。叶酸在体内的总量仅为5～6毫克，但几乎参与机体所有的生化代谢过程，参与体内许多重要物质如蛋白质、脱氧核糖核酸、血红蛋白等的合成，从而对细胞分裂和生长产生重要作用。

人体对叶酸的正常需要量										
年龄（岁）	0	0.5	1	4	7	11	14	15	50	孕妇 哺乳期
日摄取量（微克）	65	80	150	200	200	300	400	400	400	600 500

1.
医疗档案馆

叶酸缺乏症在全世界被公认为一个保健问题。婴儿、青少年和孕妇特别容易受到叶酸缺乏的危害。据北京大学妇儿保健中心对我国南、北方10个市、县婚前育龄妇女体内叶酸水平的调查结果表明，我国约有30%的育龄妇女体内叶酸缺乏，其中北方农村妇女更为严重，而怀孕后更是"雪上加霜"，叶酸缺乏的现象更加普遍。

膳食中缺乏叶酸将使血中高半胱氨酸水平提高，易引起动脉硬化，易诱发结肠癌和乳腺癌。婴儿缺乏叶酸时会引起有核巨红细胞性贫血，孕妇缺乏叶酸时会引起巨幼红细胞性贫血。孕妇在怀孕早期如缺乏叶酸，其生出畸形儿的可能性较大。近年来世界上的科研成果证明，妇女在孕前和孕早期及时补充叶酸，可有效地预防大部分神经管畸形的发生。目前世界上已有美国、英国、澳大利亚、中国等十多个国家采用这一措施预防婴儿神经管畸形的发生。

内 科医生：
预防贫血和血管硬化

人体内红细胞的寿命在4个月左右，在人体制造新的红细胞的时候，如果叶酸不足，红细胞的发育和成熟就会发生阻碍，不能形成正常的红细胞，从而造成巨幼红细胞性贫血。儿童成长过程中需要消耗更多的叶酸，因此更容易出现贫血。这时可以用叶酸进行治疗，故叶酸也叫抗贫血维生素。最近的研究还发现，叶酸对于预防人体血管硬化有非常重要的作用。

妇 科医生：
预防婴儿畸形及宫颈癌

孕妇在妊娠期摄入叶酸量偏少，将导致胎儿脊髓脊膜膨出以及唇裂、心脏和尿道畸形等

维生素B9
缺乏症

- 神经衰弱、失眠、健忘、躁动不安
- 舌头红肿、疼痛，口腔炎
- 贫血、全身酸软
- 巨幼红细胞性贫血
- 心悸、气喘
- 食欲不振，易患胃溃疡
- 皮肤易出现褐斑
- 诱发结肠癌和乳腺癌，易导致动脉硬化
- 抵抗力下降，易患病
- 男子精子数量降低，女子易患宫颈癌
- 胎儿神经管畸形，婴幼儿发育不健全

维生素B9
医疗功效

- 防治白发
- 口腔黏膜溃疡
- 催乳
- 维护肌肤健康
- 促进正常红细胞的生成，预防贫血
- 促进胎儿，婴幼儿发育
- 有利于育龄女性正常生育
- 增强抵抗力
- 维护神经系统、肠、性器官、白细胞的正常发育，降低女性患卵巢癌的概率

生理缺陷。研究发现，这种胎儿畸形往往发生在孕妇怀孕早期的第二和第三个星期，而叶酸具有预防胎儿畸形的作用。因此，妇女在怀孕前服用叶酸最合理。当然，孕妇在妊娠期补充适量叶酸也能保证胎儿健康发育成长，减少新生儿患这类生理缺陷的比例。

另外，适量补充叶酸还能有效预防和减少宫颈癌的发病率。

精神科医生：缓解精神症状，治疗精神分裂症

叶酸对维护人体神经系统健康有重要作用，如果人体内叶酸水平过低，就会对神经系统造成损害，出现诸如精神错乱、智力降低等现象，严重者还会导致抑郁症或老年痴呆症等疾病。补充叶酸可缓解此类疾病。

国内外研究人员发现，叶酸对精神分裂症也有显著的缓解作用，可作为精神分裂症病人的辅助治疗剂。

美容医生：防止头发变白或脱落

有些人未老但头发先白，或者老觉得头发发质不好、睫毛长不长且常掉，甚至不停掉头发，这些都可能是叶酸不足导致的。一些因缺乏叶酸而变成秃子的人，吃下叶酸之后，头发又能照常生长出来。叶酸与泛酸及对氨基苯甲酸一起作用，还可防治白发。

特殊需求人群

● 孕妇和哺乳妇女尤其要注意增加叶酸的摄取量。

● 经常饮酒的人多摄取叶酸为好。

● 正在服用磺胺类药、安眠药、镇静药、阿司匹林、雌激素的人需要增加叶酸的摄取量。

补给须知

● 口服避孕药会降低叶酸的效果，服用口服避孕药者应增加叶酸的剂量。

● 大量的维生素C会加速叶酸的排出，所以摄取维生素C在2克以上的人必须增加叶酸的摄入量。

● 体内叶酸水平过高或者过低都会影响到胎儿神经管的发育，因此要适量补充叶酸。

● 叶酸制剂在室温中长时间无遮护地存放会使叶酸遭到破坏，应置于不透明的盒罐中。

● 高剂量的叶酸会影响治疗癌症的某些药物的效力。

副作用

● 一些人服用叶酸药剂后会引起过敏性皮炎。

● 叶酸摄取过多会掩盖B族维生素缺乏的早期表现而导致严重的神经系统损伤等。

● 孕妇过量服用叶酸可能会影响体内锌的代谢而造成锌缺乏，致使胎儿发育迟缓。

● 大量摄取叶酸会使服食二苯乙内酰脲的癫痫症患者产生痉挛现象。

2. 天然补给站

● 叶酸最初是在动物肝脏浓缩物中发现的，后来是从菠菜叶中提纯的，又是酸性物质，因而命名叶酸。叶酸广泛存在于各种动植物食品中，含量丰富的有肝、肾、蛋、鱼、绿叶蔬菜、绿豆、辣椒、柑橘、香蕉及坚果类等。

常见食物叶酸含量排行榜			
排名	食物名称	含量（毫克/100克）	食用标准参考量
1	鸡肝	1172.2	每餐50克
2	香菜	148.8	每次3～10克
3	腐竹	147.6	每次50克
4	鸭蛋	125.4	每天1个
5	莲子	88.4	每次30～50克
6	雪里蕻	82.6	每次10克
7	韭菜	61.2	每次50克
8	荠菜	60.6	每次80克
9	平鱼	40.7	每次60克
10	香蕉	20.2	每天1～2根

■ 补给榜中榜 ■

香菜

香菜，学名芫荽，是一种带有辛辣清香气味、能祛腥解腻的微型蔬菜，大都用于凉菜的点缀或汤菜的调味，亦可腌渍食用。香菜中富含铁、钙、钾、锌、维生素A、叶酸和维生素C等营养素，它的胡萝卜素含量是西红柿、黄瓜、菜豆的10倍以上，钙、铁含量也高于诸多其他蔬菜。香菜中的香精油能促进唾液分泌，加快肠胃蠕动，增进食欲，对某些消化系统疾病堪称良药。

食用方法

❶ 优质香菜应叶绿鲜嫩，无黄烂叶，不抽薹，干爽无杂质，根部无泥。
❷ 香菜应捆扎成束，筐装，置于凉爽通风处短储1~2天。

饮食宜忌

❶ 腐烂、发黄的香菜不要食用，因为这样的香菜可能会产生毒素。
❷ 阴虚、皮肤瘙痒、口臭、狐臭、严重龋齿、胃溃疡和生疮者忌食；服用补药和中药白术、丹皮时不宜食用香菜，以免降低疗效。

腐竹

腐竹又叫豆筋，由黄豆制成，是豆浆中的精髓。腐竹中含有丰富的维生素B₁、维生素B₂、叶酸，以及蛋白质、脂肪、钙、磷、铁、钠等。B族维生素不但能帮助碳水化合物、脂肪、蛋白质的新陈代谢，而且具有养颜美肤、保护视力、增进食欲、促进消化、维持心脏与神经系统正常运作之功效，常食腐竹对人体非常有益。

食用方法

❶ 腐竹须用凉水泡发，这样可使腐竹整洁美观。如用热水泡，则腐竹易碎。

❷ 腐竹凉拌时可以适当加点醋，营养更好，还有一定的杀菌作用。

❸ 腐竹最好在午餐的时候吃，可以为身体补充足够的能量，以对抗半天工作的疲劳。

饮食宜忌

❶ 腐竹具有良好的健脑作用，能预防老年痴呆症的发生。

❷ 腐竹的热量较其他豆制品高，需要控制体重的人最好少食腐竹，或在吃腐竹时适当减少主食的摄入。

鸭蛋

鸭蛋营养丰富，可与鸡蛋媲美，是补充B族维生素的理想食品。鸭蛋除了腌制咸鸭蛋外，还可加石灰等原料腌制松花蛋（皮蛋）。鸭蛋中的蛋白质含量和鸡蛋相当，而矿物质总量远胜鸡蛋，尤其铁、钙含量很高，能预防贫血，促进骨骼发育。中医认为鸭蛋有大补虚劳、滋阴养血、润肺美肤的功效。松花蛋较鸭蛋含更多矿物质，脂肪和总热量却稍有下降。它能刺激消化器官，增进食欲，促进营养的消化吸收，中和胃酸，清火、降压。

食用方法

❶ 鸭蛋宜用盐腌透食用，有清凉、明目、平肝的功效。

❷ 食用松花蛋应配以姜末和醋解毒。

饮食宜忌

❶ 鸭蛋腥气较重，不宜吃得过多。

❷ 脾阳不足、寒湿下痢者不宜食用鸭蛋；心血管病、肝肾疾病患者少食鸭蛋。

❸ 鸭蛋不宜与甲鱼、李子、桑葚同食。

莲子

莲子是莲的果实，是一种老少皆宜的食疗佳品。一般家庭都用来制作冰糖莲子汤、银耳莲子羹或八宝粥。研究表明，干莲子碳水化合物含量高达62%，蛋白质的含量高达16.6%，脂肪、钙、磷、铁及维生素B_1、维生素B_2、叶酸和胡萝卜素等的含量也相当高。作为一味很有价值的中药，莲子有补脾、益肺、养心、固精、补虚等功效，适用于心悸、失眠、遗精、白带过多、慢性腹泻等症。

食用方法

❶ 莲子入药或入膳可先冷水浸泡，然后去皮去心，称莲子肉。

❷ 加工莲子以砂锅最好，少用生铁锅，以免影响莲子色泽。

饮食宜忌

❶ 莲子生吃味道清香，但不可多吃，以免影响脾胃，引起腹泻。

❷ 莲子心苦寒，不宜空腹服用，胃寒怕冷者勿喝莲子心茶。

❸ 莲子涩肠止泻，大便燥结者勿用，特别是年老体弱者，因阴虚内热、肠枯血燥引起的大便燥结，不应使用收涩伤阴之品。

雪里蕻

雪里蕻又称雪菜，通常作为腌菜和梅干菜食用，以春、冬季所产鲜雪里蕻为原料，盐、花椒等为辅料腌制而成，为我国的传统食品。腌雪里蕻味咸清香，鲜嫩可口，常用做面食配料或炒菜调味料，如"雪菜面""肉沫雪里蕻"等。雪里蕻含有叶酸、蛋白质、脂肪、多种维生素和矿物质，还含有丰富的膳食纤维，可促进结肠蠕动，具有开胃生津、促进食欲的功效，并通过稀释毒素、降低致癌因子浓度，发挥解毒防癌的作用。

食用方法

❶ 腌雪里蕻以色正味纯、株棵完整、鲜嫩、咸淡适口、无异味者为佳。

❷ 腌雪里蕻应坛装，密封，置阴凉处储存，可保存1年以上。

饮食宜忌

❶ 适合脑力劳动者、食欲不振者食用。

❷ 内热偏盛，患有痔疮、便血及眼疾的人忌食；呼吸道疾病、糖尿病、高血压、血管硬化患者应少食以限制盐的摄入。

荠菜

　　荠菜又名护生草、菱角菜，是田野里最常见的一种野菜。每至清明节前后，荠菜茎叶鲜嫩，是采集的大好时节。据分析，荠菜含有丰富的叶酸、蛋白质、B族维生素、维生素C、糖类、无机盐类及钙、磷、钾、铁、锰等多种有益成分。荠菜的吃法多种多样，无论炒、煮、炖、煎，还是做馅、做汤，或做春卷，吃起来皆清香可口，鲜而不俗，别有一番风味。

食用方法

❶ 三月是最适合吃荠菜的时候，俗语有"到了三月三，荠菜可以当灵丹"之说。

❷ 用荠菜煮鸡蛋时，应先配上几片姜煮，荠菜、红枣要在鸡蛋煮熟以后再放，这样煮既可保证荠菜的清香及药用功效完全渗透入鸡蛋中，又可让红枣不烂、香甜可口。如果在出锅前依口味再加入一点点盐或糖，味道将会更佳。

饮食宜忌

❶ 流行性感冒期间食用荠菜，可起到预防效果。

❷ 荠菜可使血压迅速降到原有水平，西药"维血罢生"就是用荠菜制成的，用于治疗高血压等病。高血压患者宜常吃荠菜。

平鱼

　　平鱼，又叫银鲳、镜鱼，学名鲳鱼。平鱼富含蛋白质、不饱和脂肪酸和多种维生素及微量元素，因肉厚、刺少、味佳而深受人们喜爱。平鱼肉中含有的不饱和脂肪酸Ω−3系列，经医学临床证明是减少心血管疾病发生的重要物质，平鱼的胆固醇含量也低于所有的动物性食品，是适宜高血脂、高胆固醇患者食用的鱼类食品。平鱼还含有丰富的微量元素硒和镁，对冠状动脉硬化等心血管疾病有预防作用，常食能延缓机体衰老，预防癌症发生。

食用方法

❶ 不要用动物油炸制平鱼，宜用植物油。

❷ 冷冻过的平鱼要先放在清水中解冻，加醋洗净后再行烹饪。

饮食宜忌

❶ 平鱼忌与羊肉同食。

❷ 平鱼属于发物，有慢性疾病和过敏性皮肤病的人不宜食用。

3.
健康食疗室

若想最大限度地摄入叶酸,应注意掌握以下膳食诀窍:

❶ 叶酸极易在煮沸、加热的烹调过程中遭破坏(不加热的吸收率约50%,加热后可能丧失80%~90%),想多摄取叶酸,应尽量缩短加热时间。

❷ 应多吃新鲜蔬菜及新鲜瓜果。

❸ 蔬菜不要先切后洗,更不要先切后焯。

❹ 煮汤菜时先将水煮沸再下菜,可减少叶酸的流失。

■ 食疗营养餐 ■

荠菜山鸡片

叶酸+维生素A+维生素C+维生素D

主料: 山鸡肉300克,荠菜50克,冬笋125克,鸡蛋2个(用蛋清)。

辅料: 清汤75毫升,葱末、姜、料酒、白糖、白酱油、盐、味精、菱粉、香油各适量。

做法:

❶ 将山鸡肉切成片,放入用打散的蛋清、盐、菱粉调成的浆内浆一浆;冬笋也切成片;荠菜用开水泡一下,再用冷水洗净,挤去水分,切成细末。

❷ 开大火,将冬笋片放入锅内熘一熘,倒出,滤去油。

❸ 另用锅烧至六成热时,将山鸡片放入熘约1分钟,取出,与冬笋片放在一起。

❹ 将荠菜放入油锅,加上葱、姜、料酒、酱油、糖、味精和清汤烧开后,再将山鸡片和冬笋片倒入,翻转,淋入香油即可。

韭菜猪血汤

叶酸+维生素A+维生素C

主料: 猪血600克,酸菜150克,韭菜120克。

辅料: 料酒、盐适量,胡椒粉少许,高汤1200毫升。

做法:

❶ 猪血切厚片,以滚水汆烫后捞起。

❷ 酸菜洗净切丝,韭菜切小段。

❸ 高汤煮开,放入酸菜丝煮5分钟,加入猪血煮3分钟,加调味料,起锅前放入韭菜段即可。

白汁平鱼

叶酸+维生素A+维生素B$_2$

主料: 平鱼1条(约750克),牛奶100毫升,熟火腿末25克。

❸烧4碗开水，放入腐竹、红枣、冰糖，小火煮30分钟，加入鸡蛋液搅匀便可食用。

黄豆炒雪里蕻

叶酸+维生素A+维生素C+维生素D

主料： 黄豆100克，雪里蕻200克，猪五花肉500克，胡萝卜300克。

辅料： 酱油、白糖、植物油、味精、葱丝、姜丝各适量。

做法：

❶将泡发好的黄豆入沸水锅中煮熟后捞出待用；猪五花肉切丁，胡萝卜切丁，雪里蕻切丝备用。

❷锅置火上放植物油烧热，放猪肉丁、葱丝、姜丝、酱油、白糖煸炒至香。

❸放入煮熟的黄豆、雪里蕻丝、胡萝卜丁混合翻炒，再加入约10毫升水，盖锅盖焖约5分钟。

❹待汁浓后放入味精翻炒数下即可出锅。

辅料： 大油50毫升，上汤100毫升，盐、料酒、姜、葱、淀粉各适量。

做法：

❶将平鱼去鳞、剖腹，去鳃、肠，洗干净，用布抹干内外水分。

❷然后用刀在鱼身的两面剞上花刀，抹上盐、料酒，加入姜、葱，放进蒸笼蒸12分钟，取出滗去原汁。

❸将上汤下锅，加入盐和淀粉一起搅匀，即将锅离炉，加入大油、牛奶拌匀再煮一下，淋于鱼上，把火腿末撒在平鱼上布成2条直线即成。

腐竹红枣鸡蛋汤

叶酸+维生素B_1+维生素B_2

主料： 腐竹100克，红枣5颗，鸡蛋1个。

辅料： 冰糖适量。

做法：

❶将腐竹洗净，浸在水中泡软。

❷将鸡蛋磕入碗中，打散；红枣去核。

莲枣薏仁粥

叶酸+维生素A+维生素B₁+维生素B₂

主料： 薏仁180克，莲子150克，红枣10颗。

辅料： 冰糖适量。

做法：

❶ 莲子洗净去心；红枣洗净。

❷ 薏仁洗净，放入锅中，加入适量水煮开，再加入莲子、红枣焖至熟透，最后加入冰糖煮匀即可。

宝塔菠菜

叶酸+维生素C+维生素E

材料： 菠菜200克，杏仁、玉米粒、松子各50克。

辅料： 盐3克，味精1克，醋8克，生抽10克，香油适量。

做法：

❶ 菠菜洗净，切成小段，放入沸水中焯熟；杏仁、玉米粒、松子洗净，用沸水焯熟，捞起晾干备用。

❷ 将菠菜、杏仁、玉米粒、松子放入碗中，加入盐、味精、醋、生抽、香油拌匀。

❸ 倒扣于盘中即可。

猕猴桃香蕉奶酪汁

叶酸+维生素C+维生素A+维生素E

主料： 猕猴桃100克，香蕉80克，奶酪120克，
　　　 绿茶6克。

辅料： 蜂蜜适量。

做法：

❶ 将猕猴桃去皮取瓤，对半切开；香蕉剥皮，
果肉切成块；绿茶磨成粉状。

❷ 将猕猴桃瓤、香蕉块、奶酪倒入榨汁机中，
搅打成汁，盛入杯中。

❸ 杯中加入凉开水，倒入绿茶粉，下入蜂蜜调
匀，即可直接饮用。

干贝咸蛋黄豆腐

叶酸+维生素A+维生素B_1+维生素B_2+维生素D

主料： 干贝30克，　50克，豆腐200克。

辅料： 盐、料酒、葱末、姜末、味精、花生
　　　 油、白糖、湿淀粉、香油各适量。

做法：

❶ 将干贝放入盛器中，加料酒、葱末、姜末抓
匀，上笼蒸30分钟，冷却后，将干贝抓碎；咸
鸭蛋蒸熟，取蛋黄拍成泥；豆腐切小方块。

❷ 烧热锅，放入花生油，先将蛋黄、干贝煸炒
一下，放入料酒、水、豆腐烧滚，再放盐、白
糖、味精调好味，用湿淀粉勾芡，淋入香油
即可。

维生素 C 治病

- 公元13世纪十字军东征时开始出现关于坏血病的记载。
- 1535年，"雅克·卡蒂埃"号船的一名海员服用桧树叶的煎汁来治疗坏血病，取得显著疗效。
- 1601年，远航到东印度群岛的英国人詹姆斯·兰开斯特在远洋航班上首先采用橘子及柠檬来治疗坏血病。
- 1747年，英国外科医生詹姆斯·林德在"索尔兹伯里"号船上给水手们食用新鲜橘子水，结果水手们的病症完全消失，死亡率变为零。
- 1928年，匈牙利科学家首先从牛肾上腺、柑橘和甘蓝叶中离析出维生素C，当时称之为己糖醛酸。
- 1932年，科学家首次证明维生素C就是抗坏血病的物质。
- 1933年，瑞士的赖克斯坦、格音森纳、奥帕诺，伯明翰的赫斯特、雷沃思等几乎同时完成了维生素C的合成。从此各国纷纷投入生产。

⊙维生素C又称抗坏血酸，是一种水溶性维生素。维生素C为白色或略带淡黄色的结晶性粉末，干燥时十分稳定，无臭、味酸，久置颜色渐变微黄；液态的维生素C则是所有维生素中最不稳定的，遇空气、热、光、碱性物质、氧化酶及极微量的铜和铁都会加快其被氧化破坏的过程。

⊙维生素C是人类最重要的维生素之一，在体内参与多种反应，如参与氧化还原过程，在生物氧化和还原作用以及细胞呼吸中起重要作用。从组织水平看，维生素C的主要作用是与细胞间质的合成有关，包括胶原，牙和骨的基质，以及毛细血管内皮细胞间的接合物。因此，当维生素C缺乏引起坏血病时，就会伴有胶原合成缺陷，表现为创伤通常难以愈合，牙齿形成障碍和毛细血管破损引起大量瘀血点，瘀血点融合形成瘀斑。

⊙人体内由于缺乏必需的古洛糖酸内酯氧化酶，不可能使葡萄糖转化成维生素C，因此必须从饮食中获得。而维生素C通常2~4小时就会排出体外，每天至少需要补充两次。

人体对维生素C的正常需要量										
年龄（岁）	0	0.5	1	4	7	11	14	18	50	孕妇	哺乳期
日摄取量（毫克）	40	50	60	70	80	90	100	100	100	早期100 中期130 晚期130	130

1.
医疗档案馆

据全国调查显示，我国居民似乎不太缺乏维生素C。但中国营养学会的科学家们认为中国居民仍需要补充一定量的维生素C，因为维生素C的利用率低，仅约50%，而近年来维生素C的抗老化、增加抵抗力、美化皮肤等功能逐渐被证实，所以摄入更充足的维生素C是必要的。

体内维生素C不足，重则会引发坏血病，轻则会令人体肌肤失去弹性，免疫力降低，易患感冒等多种疾病。中国营养学会建议，中国居民除正常饮食外，女士每天还应再补充50毫克维生素C，老人应再补充100毫克维生素C。

内科医生：
防治坏血病

30%的蛋白质是由胶原蛋白构成的。胶原蛋白的作用就像黏结剂一样，连接细胞，创造出强健的牙龈和血管、骨骼、肌肉等。维生素C是促进胶原蛋白生成必不可少的物质，一旦缺乏就无法顺利生成胶原蛋白，从而使得细胞的结合能力衰弱，诱发出血等，形成坏血病。维生素C是防治坏血病的首选药物。

牙科医生：
防治牙齿松动和牙龈出血

维生素C是维护牙龈健康的重要营养素，严重缺乏的人牙龈会变得脆弱，容易罹患疾病。每天坚持摄取一定量的维生素C，就能坚固牙齿，使其不受细菌的感染，避免牙齿松动和牙龈出血，保持牙齿健康。

保健医生：
提高免疫力，防癌抗癌

维生素C具有很强的防癌、抗癌作用，它

维生素C
缺乏症

- 牙龈肿胀、出血，牙齿松动、脱落
- 易感冒，免疫力低，解毒能力差
- 肌肤缺乏弹性，出现褐斑、雀斑
- 神经失调，易产生疲劳感、无力感
- 胃癌、肝癌的发病率提高
- 肾上腺功能降低，易发过敏症
- 婴儿发育迟缓，骨骼形成不全
- 出现贫血、伤口难愈合等症状，严重时会导致坏血病
- 暂时性关节疼痛

维生素C
医疗功效

- 治疗牙龈出血和牙齿脱落
- 防止活性氧化物质侵害人体，预防老年性白内障
- 预防色斑，延缓衰老
- 预防贫血，缓解疲劳、紧张
- 使肌肤富有弹性
- 帮助肌肤和骨骼胶原蛋白生成，维持骨质密度
- 促进心肌利用葡萄糖和心肌糖原的合成
- 抑制过敏反应
- 降低血液中的胆固醇，减少静脉血栓发生率
- 预防坏血病，抑制癌症
- 降低孕妇分娩危险

能阻断诱癌物质——亚硝胺的合成，促进人体淋巴细胞的形成；大剂量服用维生素C能增强机体的免疫功能；维生素C还可促进胶原物质的生成，增强人体对癌细胞的抵抗能力。维生素C可加速体内致癌化合物的排出，抵消死亡癌细胞的毒素，通过促进干扰素合成对抗癌细胞及致癌病毒。

美容医生：祛斑美白，保持肌肤健康

作为抗氧化剂，维生素C帮助排除体内所形成的毒性物质或皮肤表面的有害物质。它还能参与胶原蛋白的形成过程，对防止皮肤的老化起着重要作用。此外，维生素C能够调节皮肤血管的通透性，加强皮肤的营养。维生素C更有祛斑美白的功效。

特殊需求人群

● 坏血病、白内障患者。

● 吸烟、嗜酒、爱吃肉食的人，皮肤上有色斑的人。

● 服用避孕药、安眠药、钙制品、抗生素、降压药等药物的人。

● 处于紧张状态和易疲倦的人，在污染环境中工作、生活的人，从事剧烈运动和高强度劳动的人。

补给须知

● 人体内不能合成维生素C，需从饮食中摄取。一般人只要注意平衡饮食，无须额外服用维生素C补充剂。如需服用，应严格遵从医嘱。

● 维生素C与B族维生素、维生素D、维生素E及钙、磷、锌一起配合服用，最能发挥功效。

● 服用避孕药者，应减少维生素C摄入量；服用降胆固醇药物者，应适当增加维生素C摄入量。

● 服用高丽参前后3小时内，最好不要食用富含维生素C的食物或补品、药剂。

● 维生素C是一种很强的还原剂，可与化验血糖、尿糖的试剂发生化学反应，使化验出的血糖、尿糖含量偏低。化验血糖前应停用维生素C。

● 在皮肤上直接涂抹维生素C，一旦接触紫外线，皮肤反而会变黑。

● 不论口服或静脉注射维生素C，对某些人均可能发生过敏反应，主要表现为皮疹、恶心、呕吐，严重时可发生过敏性休克，不能滥用。

● 若每天都大量补充维生素C，又突然停用，可能会引发坏血病。

● 静脉注射维生素C时，若速度过快，可引起眩晕或昏厥。

副作用

● 长期大量口服维生素C，会发生恶心、呕吐等现象。同时，由于胃酸分泌增多，能促使胃及十二指肠溃疡疼痛加剧，严重者还可酿成胃黏膜充血、水肿而导致胃出血。

● 长期大量服用维生素C不但对胃酸过多者有副作用，还可能诱发尿路结石。

● 育龄妇女长期大量服用维生素C（如每日剂量大于2克），会使生育能力降低。

2.
天然补给站

● 维生素C的主要食物来源为蔬菜与水果，如青菜、韭菜、塌棵菜、菠菜、柿子椒等深色蔬菜和菜花，以及柑橘、山楂、柚子等水果。野生的苋菜、苜蓿、刺梨、沙棘、猕猴桃、酸枣等维生素C的含量也较高。

常见食物维生素C含量排行榜			
排名	食物名称	含量（毫克/100克）	食用标准参考量
1	酸枣	830 ~ 1170	每天5颗
2	柿子椒（红）	159	每次100克
3	沙田柚	123	每次50克
4	芥蓝	90	每餐100克
5	山楂	89	每次3 ~ 4个
6	苦瓜	84	每次80克
7	油菜	51	每餐150克
8	橙子	49	每天1 ~ 3个
9	柠檬	40	每天1/6个
10	西红柿	8 ~ 12	每天2 ~ 3个

■ 补给榜中榜 ■

酸枣

酸枣又叫山枣、野枣。鲜酸枣可生吃，酸中带甜，只是果肉甚少，晾晒干后果肉几乎变成一层皮，故酸枣多为药用，或将干酸枣与核磨成酸枣面，风味独特。酸枣含有钾、钠、铁、锌、磷、硒等多种微量元素；新鲜的酸枣中更含有大量的维生素C，其含量是红枣的2 ~ 3倍、柑橘的20 ~ 30倍，在人体中的利用率可达到86.3%，是所有水果中的佼佼者。酸枣具有很大的药用价值，可以起到养肝、宁心、安神、敛汗的作用。

食用方法

酸枣仁加适量的水，煎成酸枣仁汤饮用，对于失眠有一定的疗效。

饮食宜忌

大便溏泄者慎食。

柿子椒（红）

柿子椒是一种外形漂亮，营养丰富的绿色食物。它富含维生素C，其含量是其他辣椒种类的2倍，而其中又数红色柿子椒的含量最高，绿色和黄色柿子椒的含量只能达到其一半。原因在于红色柿子椒只有在成熟之后才能采摘，而其他两个品种还没有成熟就已经上市了。经常食用柿子椒，可以增强人体抵抗力，帮助抵御各种疾病。

食用方法

❶ 柿子椒应生吃为好，可以减少维生素C的流失。

❷ 柿子椒最易炒焦变色，如炒时用猛火快炒并滴入几滴醋，即可使菜色美观，甘香脆爽。

饮食宜忌

❶ 食管炎、胃肠炎、胃溃疡以及痔疮患者应少食或不食。

❷ 阴虚火旺、高血压、肺结核患者应慎食。

沙田柚

沙田柚是广西最著名的特产水果，最初产于容县沙田乡，因而得名。沙田柚属亚热带水果，肉质嫩软，清甜幽香，富含糖类、维生素、磷、铁、柠檬酸、胰岛素及多种维生素、氨基酸，尤其维生素C的含量比苹果还高出20倍以上。常食沙田柚能补血益气、润肺化痰、止咳定喘、降低胆固醇。

食用方法

❶ 选购沙田柚，一看外皮色泽要黄净、光亮，闻之有香气，便是熟透了；二看果形上小下大而长圆，蒂部呈短颈状，底部有钱形圈环，俗称"金钱督"，可知其是纯种；三看重量，用手掂掂，如同样大小，重者果汁必多，更好吃。

❷ 饭后吃上几片沙田柚，既增加营养、帮助消化，又可清胃润肠。

饮食宜忌

❶ 高血压患者不宜食用，身体虚寒者当少食。

❷ 服药期间不宜多食。

芥蓝

芥蓝的食用部分为带叶的菜薹，叶色翠绿。芥蓝含淀粉多，口感十分爽脆，别有风味。芥蓝内含有机碱，有一定的苦味，可加快胃肠蠕动，助消化。芥蓝中另一种独特的苦味成分是金鸡纳霜，能抑制过度兴奋的体温中枢，起到消暑解热的作用。芥蓝中的维生素C含量很高，尤其是维生素C内富含大量谷胱甘肽，谷胱甘肽能抑制HIV（艾滋病病毒）的复制，有效率高达90%，而艾滋病病毒感染者体内的谷胱甘肽含量相对较低。因此，建议HIV感染者最好常食芥蓝。

食用方法

❶ 芥蓝有苦涩味，炒时加入少量糖和酒，可改善口感。

❷ 芥蓝梗粗不易熟透，炒时多加些汤水，时间也要长些。

饮食宜忌

芥蓝有耗人真气的副作用。久食芥蓝，会抑制性激素分泌，影响性功能。

山楂

山楂，也叫山里红、红果、胭脂果，具有很高的营养价值和药用价值。山楂除鲜食外，可制成山楂片、果丹皮、山楂糕、红果酱、果脯、山楂酒等。山楂含多种维生素、酒石酸、柠檬酸、山楂酸、苹果酸等，还含有黄酮类、内酯、糖类、蛋白质、脂肪和钙、磷、铁等矿物质，常食能消积化滞、收敛止痢、活血化瘀。山楂所含的黄酮类和维生素C、胡萝卜素等物质能阻断并减少自由基的生成，可增强机体的免疫力，延缓衰老，防癌抗癌。

食用方法

❶ 山楂味酸，加热后会变得更酸，食用后当立即漱口刷牙。

❷ 吃山楂前后不要吃含蛋白质高的食物，特别注意不要饮酒。

饮食宜忌

❶ 市场上的山楂小食品含糖很多，应少吃。

❷ 孕妇勿食，可能诱发流产；脾胃虚弱者、血糖过低者、儿童少食。

油菜

油菜颜色深绿，其营养含量及食疗价值可称得上诸种蔬菜中的佼佼者，其中维生素C的含量比大白菜高1倍多。油菜中含有丰富的钙、铁和维生素C，胡萝卜素也很丰富，是人体黏膜及上皮组织维持生长的重要营养源，对于抵御皮肤过度角质化大有裨益。爱美人士不妨多摄入一些油菜。油菜还有促进血液循环、散血消肿的作用。孕妇产后瘀血腹痛、丹毒、肿痛脓疮可通过食用油菜来辅助治疗。美国国立癌症研究所发现，十字花科蔬菜如油菜可降低胰腺癌发病的危险。

食用方法

❶ 油菜在煮之前用淡盐水清洗浸泡10分钟左右，会彻底清洁，而且做出来的菜味道更鲜美。

❷ 食用油菜时要现做现切，并用大火爆炒，这样既可以保持鲜脆，又可使其营养成分不被破坏。

❸ 在烹调油菜时，味道要尽量清淡，味道过重菜心有苦味。

饮食宜忌

❶ 吃剩的熟油菜过夜后不要再吃，以免造成亚硝酸盐沉积而引发癌症。

❷ 怀孕早期的妇女，患有小儿麻疹、疮疖、狐臭之人忌食。

苦瓜

苦瓜，因苦得名，也叫凉瓜，是夏季的消暑佳品，常食有清热、解劳乏、清心明目、益气壮阳之功效。苦瓜富含的维生素C具有预防坏血病、保护细胞膜、防止动脉粥样硬化、提高机体应激能力、保护心脏等作用。现代医学研究发现，苦瓜中存在一种具有明显抗癌作用的活性蛋白质，这种蛋白质能够激发体内免疫系统的防御功能，增强免疫细胞的活性，清除体内的有害物质。

食用方法

❶ 如果苦味太重，可以先用盐渍5分钟再入锅。

❷ 苦瓜可以生食，如做菜肴，可以清炒或者红烧，切片应薄，炒七八分熟最有营养。

饮食宜忌

❶ 苦瓜熟食性温，生食性寒，因此脾虚胃寒者不应生吃。

❷ 孕妇应慎食。

柠檬

柠檬，又称柠果、洋柠檬、益母果等，果实汁多肉脆、芳香浓郁，多用来调制饮料菜肴、化妆品和药品，具有明目、提神、安胎止呕、提高记忆力、防治心血管疾病等功效。柠檬中含有维生素B_1、维生素B_2、维生素C等多种营养成分，此外还含有丰富的有机酸、柠檬酸等，具有很强的抗氧化作用，对促进肌肤的新陈代谢、延缓衰老及抑制色素沉着等都十分有效。

食用方法

❶ 在三明治旁放片柠檬，可保持三明治的新鲜。

❷ 吃烤肉涂柠檬既美味又解毒。方法有二：一

是将柠檬皮研成碎末，混合在烤肉酱中，涂抹在肉上。烤肉时间不宜过长，因为致癌物质在烧烤十几分钟后就会产生，因此，在能烤熟的前提下，时间越短越好。二是烤制期间，按纹理在肉上不断涂抹柠檬汁，吃之前最好也滴几滴柠檬汁。

饮食宜忌

❶ 胃溃疡、胃酸过多者不宜食用。

❷ 龋齿、糖尿病患者忌食。

橙子

橙子种类很多，颜色鲜艳，酸甜可口，富含维生素C、钙、磷、钾、β-胡萝卜素，人称"疗疾佳果"。一个中等大小的橙子可以提供人一天所需的维生素C，提高身体抵挡细菌侵害的能力。橙子能清除体内对健康有害的自由基，抑制肿瘤细胞的生长。所有的水果中，柑橘类所含的抗氧化物质最多，包括60多种黄酮类和17种类胡萝卜素。黄酮类物质具有抗炎症、强化血管和抑制凝血的作用。类胡萝卜素具有很强的抗氧化功效。这些成分使橙子对多种癌症的发生有抑制作用。

食用方法

❶ 喝橙汁不能代替吃鲜橙。因为在榨汁的过程中，膳食纤维几乎全部损失，维生素C和黄酮类、类胡萝卜素等损失得也比较多。

❷ 吃橙子前后1小时内不要喝牛奶，因为牛奶中的蛋白质遇到果酸会凝固，影响消化吸收。

饮食宜忌

❶ 橙子性凉、味酸，一次不宜多食。过多食用橙子会引起中毒，出现手、足乃至全身皮肤变黄症状。

❷ 橙子忌与螃蟹、蛤蜊同食。

西红柿

西红柿，学名番茄，又叫洋柿子，既可当水果生食，也可当蔬菜炒煮、烧汤佐餐等。西红柿因含有丰富的营养，又有多种功用而被称为神奇的菜中之果。它所富含的维生素A原，在人体内转化为维生素A，能促进骨骼生长，对防治佝偻病、干眼病、夜盲症及某些皮肤病有良好功效。西红柿中含丰富的维生素C，被誉为"维生素C的仓库"。现代医学研究表明，人体获得维生素C的量，是控制和提高肌体抗癌能力的决定因素。西红柿内的苹果酸和柠檬酸等有机酸，还有增加胃液酸度，帮助消化，调整胃肠功能的作用。西红柿中含有果酸，能降低胆固醇的含量，对防治高脂血症很有益处。

食用方法

❶ 热天在西红柿汤中加入0.5%的食盐当茶喝，有清热解暑的功效。

❷ 烧煮时稍加些醋能破坏其中的有害物质——番茄碱。

饮食宜忌

❶ 青色未熟的西红柿不宜食用。

❷ 西红柿性寒，素有胃寒者忌食生冷西红柿。女子月经期间、已有痛经史者忌食。饭前不宜食用。

3.
健康食疗室

若想最大限度地摄入维生素C，应注意掌握以下膳食诀窍：

❶ 黄绿色蔬菜比淡色蔬菜维生素C含量高。

❷ 当季蔬果的维生素C含量较高，季节性的蔬菜、水果最好在当季食用。

❸ 水果和蔬菜用搅拌机搅拌后会破坏维生素C，榨汁机也一样，但破坏程度稍低一点。

❹ 水果、蔬菜不要切得太细、太小，切开的果蔬不要长时间暴露在空气中，最好现切现吃、现切现烧，以减少氧的破坏。

❺ 为了不在烹调时边切边煮食物，需要事先切好时，可加入少量的醋混合，以减少维生素C的损失。按照这个原则，吃沙拉时，加点醋也可以减少维生素C的损失。

❻ 若要保存新鲜的水果、蔬菜，应尽可能储存在冰箱里。

❼ 烧煮富含维生素C的食物时，时间尽可能短，并盖紧锅盖，以减少高温和氧的破坏。汤汁中的维生素C含量丰富，应尽可能喝掉。

❽ 黄瓜中含有一种维生素C分解酶，会破坏其他蔬菜中含量丰富的维生素C，而且食物中维生素C含量越多，被黄瓜中的分解酶破坏的程度就越严重，因此不要把黄瓜和西红柿等维生素C含量高的蔬果一起吃。

■食疗营养餐■

芥蓝牛肉

维生素C+维生素B$_6$

主料： 牛肉300克，面粉50克，芥蓝100克。

辅料： 味精、料酒、葱花、盐、植物油、香油各适量。

做法：

❶ 将牛肉切成大片，拍松肉质，加入少许料酒、葱花、味精和盐，拌好；将切碎的芥蓝与面粉拌匀。

❷ 将锅烧热，加植物油，烧至五成热时将牛肉片放入，炸至金黄并浮起捞出。

❸ 原锅油留少许，下葱花，煸出香味，下芥蓝及配料，烹上料酒、香油，翻炒几下，放入炸好的牛肉，炒熟即可。

酿柿子椒

维生素C+维生素A

主料： 小柿子椒300克，猪肉150克，荸荠50克，水发香菇50克，海米20克。

辅料： 酱油、料酒、葱末、姜末、湿淀粉、盐、植物油、清汤各适量。

做法：

❶ 将柿子椒洗净，从有蒂的一边连蒂一起切下，当作"盖子"，将柿子椒的子除干净，当作盛放肉馅的容器，用开水焯一下捞出。

❷ 将猪肉剁成末；将荸荠、水发香菇切成小丁；将海米泡软，切成小丁。

❸ 炒锅中倒入植物油，用中火烧至温热，放入葱末、姜末炒香，倒入猪肉末、荸荠丁和香菇丁煸透，再倒入海米末、酱油、盐同炒，用湿淀粉勾芡，制成肉馅，均匀地装入每个柿子椒内，盖上"盖子"，摆入盘中，入蒸锅蒸透取出。

❹ 将蒸柿子椒时盘中的汤汁淰到炒锅里，加入少许清汤、盐、料酒烧开，用湿淀粉勾芡，浇在蒸好的柿子椒上即可。

冬菇油菜

维生素C+维生素A+维生素E

主料： 冬菇5克，油菜200克。

辅料： 植物油20毫升，盐15克，味精少许。

做法：

❶ 油菜择洗干净，切成3厘米长的段，梗叶分置；冬菇用温开水泡开去蒂。

❷ 锅置火上，放植物油烧热，先放油菜梗，至六七分烂，加盐，再下油菜叶同炒几下。

❸ 放入冬菇和浸泡冬菇的汤，烧至菜梗软烂，加入味精调匀即成。

苦瓜炖排骨

维生素C+维生素B₁+维生素B₂

主料： 苦瓜300克，排骨300克，豆芽适量。

辅料： 盐3克，味精4克，鸡精3克，白糖2克，胡椒粉1克。

做法：

❶ 苦瓜去子，切成3厘米长的菱形块，入沸水锅内焯，捞出沥干水分；排骨剁成与苦瓜相同大小的块，入沸水锅内焯，去除血污后捞出，沥干水分。

❷ 高压锅内加入清水，放入排骨，上火压8分钟（上汽）后倒入锅中，加入苦瓜、豆芽、盐、味精、鸡精、白糖，略烧入味后撒上胡椒粉即可。

橙皮银芽

维生素C+维生素A+维生素K+维生素P

主料： 绿豆芽300克，橙子100克，芹菜50克。

辅料： 盐3克，白糖10克。

做法：

❶ 将绿豆芽择洗干净；芹菜择洗干净，切成丝，与绿豆芽同下入开水锅内焯熟；橙子剥皮，挤出橙汁，外皮洗净切成细丝。

❷ 将绿豆芽、芹菜丝、橙皮丝放入盐、白糖、橙汁拌匀即可。

山楂肉片

维生素C+B族维生素

主料： 猪腿肉200克，荸荠30克，山楂100克。

辅料： 鸡蛋清、白糖、淀粉、面粉、大油、植物油、盐各适量。

做法：

❶ 山楂去核，水煮提取山楂浓缩汁100毫升；猪腿肉切成3厘米长、7厘米宽的薄片；鸡蛋清与淀粉、面粉调成糊；荸荠切成厚片。

❷ 植物油烧至五成热时，肉逐片蘸糊下锅炸至肉片胀起，呈黄白色。锅内添水半勺，入白糖炒搅，糖汁浓时，倒入山楂汁和大油少许，搅匀，倾入荸荠片和肉片，使红汁包住肉片。

烩炒蔬菜

维生素C+维生素K+维生素P+B族维生素

主料： 西红柿200克，洋葱150克，青椒80克，茄子100克。

辅料： 橄榄油、盐各适量。

做法：

❶ 西红柿用热水烫过，去皮，去子，切成1厘米的小方块；洋葱大略切碎；青椒去子，切成1厘米的正方形；茄子削皮，切成1厘米的小方块备用。

❷ 橄榄油倒入锅中烧热后，先炒洋葱、青椒和茄子，再加一点点水，开小火慢炖。

❸ 中途加入西红柿，待蔬菜煮软后，加盐调味即可。

菊花鸡片

维生素C+维生素B_1+维生素B_2

主料： 鲜菊花瓣100克，鸡脯肉半斤，鸡蛋清适量。

辅料： 鸡汤100克，黄酒、葱、姜、玉米粉各20克，胡椒粉、盐、白糖、芝麻油各3克，水淀粉50克，味精、猪油各适量。

做法：

❶ 将鸡脯肉去皮、筋后，切成薄片。菊花瓣用清水洗净，葱、姜洗净切成末。

❷ 鸡片加蛋清、盐、黄酒、味精、胡椒粉、玉米粉调匀上浆，另用小碗放盐、白糖、鸡汤、胡椒粉、味精、水淀粉、芝麻油调成芡汁。

❸ 炒锅烧热，放猪油，油烧至五成熟时，投鸡片，划散后盛起，留余油50克，下葱、姜稍煸，再放鸡片，烹黄酒。

❹ 将调好的芡汁搅匀倒入锅内，先翻炒几下，接着加入菊花瓣，翻炒均匀即成。

维生素 D 治病

- 公元前500年，一种导致整个身体畸形的疾病开始为害人间，该病即为现在俗称软骨病的佝偻病。
- 16~19世纪，英国和北欧成为佝偻病的重灾区，当时英国许多工业区都可以看到由于患佝偻病而残废的儿童。
- 1824年，有人发现鱼肝油在治疗佝偻病中起着重要作用。
- 1918年，英国的梅兰比爵士证实佝偻病是一种营养缺乏症，但他错误地以为佝偻病是缺乏鱼肝油里所含的维生素A所引起的疾病。
- 20世纪20年代末30年代初，人们终于确认维生素D缺乏是引起佝偻病的病因，并分离提纯了营养要素维生素D。鱼肝油之所以能防治佝偻病，就是因为它含有大量的维生素D。

⊙维生素D是所有具有胆钙化醇生物活性的类固醇的统称，其中维生素D₂和维生素D₃是最重要的维生素D。纯维生素D为白色、结晶状、无气味的物质。它是维生素家族中最稳定的成员，不怕热、不怕光，还能抗酸碱和氧化。但维生素D只溶解于脂肪和脂溶剂中，不溶于水，所以膳食中必须有适量的脂肪，使维生素D溶解于其中，才能被机体有效地吸收和利用。

⊙维生素D是一种与众不同的维生素：首先维生素D具有帮助钙、磷吸收的功能，它的前体在体内合成，虽然称其为维生素，其实更类似激素；其次它的最佳摄取方式并不是通过饮食来补充，而是让皮肤接受阳光的照射，人体皮下固醇类物质经紫外线照射后即可形成维生素D，因此它又被称为阳光维生素。一个人只要每天晒太阳30分钟，身体就能获得专家建议的5毫克的摄取量，过多摄取维生素D易中毒，仅建议维生素D缺乏者每天少量补充。

人体对维生素D的正常需要量											
年龄（岁）	0	0.5	1	4	7	11	14	18	50	孕妇	哺乳期
日摄取量（微克）	10	10	10	10	10	5	5	5	10	早期 5 中期10 晚期10	10

1.
医疗档案馆

佝偻病是我国重点防治的小儿四大疾病（肺炎、贫血、佝偻病、腹泻病）之一。20世纪六七十年代，甚至到八十年代，佝偻病都是严重影响中国儿童发育的一种疾病。当时，我国不少地区，特别是北方地区患佝偻病的孩子很多。近年来，随着我国卫生保健水平的提高，维生素D缺乏性佝偻病的发病率逐年降低，且多数患儿属轻症。因我国北方冬季较长，日照短，佝偻病患病率高于南方。

而另一种与维生素D缺乏密切相关的病症——骨质疏松症，在我国的发病率却呈现逐年上升趋势。有关统计资料表明，我国骨质疏松症患者已达到8800万，其中40岁以上者发病率为16.1%，60岁以上者发病率为22.6%，超过80岁者发病率达到50%，随着年龄增加而呈上升趋势。一般情况下，发病率城市高于农村，女性高于男性，这与他们的户外运动状况密切相关。

外科医生：
防治佝偻病和骨质疏松症

体内一旦缺乏维生素D，婴幼儿就会患佝偻病，而成人则会患软骨症或骨质疏松症。佝偻病是一种脚骨和肋骨等所有骨骼变形、弯曲的疾病。骨质疏松症是骨中形成空隙，稍不留意就容易骨折的疾病，这种病在停经后的女性和高龄人群之中较为多见。

患有上述病症的人，应该积极参加户外活动和体育锻炼，增加阳光照射的机会，并适当补充钙和维生素D。众所周知钙是骨骼的重要构成元素，但人体吸收钙还需要维生素D的协助，如果缺少维生素D，即使补充再多的钙，依然不能被人体吸收，达不到应有的效果。

维生素D
缺乏症

- 牙龈脆弱，牙齿松动，易患龋齿
- 婴幼儿脊柱弯曲，X形腿、O形腿、佝偻病
- 上下肢肌肉痉挛
- 骨骼脆弱，易骨折，引起骨质疏松症、软骨症

维生素D
医疗功效

- 强化骨骼与牙齿
- 维持婴幼儿牙齿、骨骼的正常发育
- 保持肌肉力量
- 防治佝偻病
- 预防成人更年期钙质流失、骨质疏松
- 有助于治疗结膜炎

牙科医生：
防治龋齿，保护牙齿健康

牙齿的主要成分是钙和磷，而钙和磷的代谢离不开维生素D的帮助。研究证明，患佝偻病的小孩牙齿稀疏，珐琅质钙化差、有凹陷的裂缝，特别易患龋齿。为保护牙齿，特别是少儿时期，尤应注意维生素D的摄取量。

内科医生：
预防癌症，加速治愈结核病

维生素D有助于降低罹患结肠癌、乳腺癌和宫颈癌的风险，这是美国研究人员对全球63项关于维生素D与癌症间关系的研究进行分析之后得出的结论。日本《日经产业新闻》则报道说，维生素D可防止正常血细胞突变引起的白血病，同时还具有抑制白细胞增殖的作用。

另外，维生素D还可促使结核病灶的钙化，加速治愈结核病。

美容医生：
抑制皮肤红斑，治疗皮肤病

体内维生素D缺乏时，皮肤很容易溃烂。摄取维生素D可以抑制皮肤红斑形成，治疗牛皮癣、斑秃、皮肤结核等。

特殊需求人群

● 浓烟污染地区的人。

● 写字楼职员、夜间工作者或因为穿着、生活工作方式而不能充分照射阳光的人。

● 皮肤颜色较黑且住在北方气候型地域的人。

● 正服用抗痉挛药物的人。

● 素食者、婴幼儿和老年人。

补给须知

● 维生素D与维生素A、维生素C、胆碱、钙和磷一起服用，效果最佳。

● 维生素D与维生素A、维生素C同时服用可预防感冒。

● 妇女怀孕期间若服用维生素D过量，可能导致胎儿不正常，须注意不宜超过建议量。

● 以牛奶为主食的婴儿，应适当补充维生素D并经常接受日光照晒，有利于生长发育。

● 脱脂牛奶中不含维生素D。

副作用

● 长期服用药理剂量的维生素D，不论成年人还是儿童都可引起中毒。维生素D中毒的症状和表现主要是高钙血症及由此引起的肾功能损害及软组织钙化等。临床表现包括：食欲减退、无力、心搏迟缓、心律紊乱、恶心、呕吐、烦渴、便秘、多尿等。

● 有人报告长期大剂量服用维生素D，能使血清胆固醇增高，血压上升。

2.
天然补给站

● 维生素D的活性形式在自然界中的分布并不广泛，主要存在于海鱼、动物肝脏、蛋黄和瘦肉等动物性食物中。鱼肝油、乳酪、坚果、海产品和添加维生素D的营养强化食品也含有丰富的维生素D。植物性食物几乎不含维生素D。

常见食物维生素D含量排行榜

排名	食物名称	含量（国际单位/100克）	食用标准参考量
1	鱼肝油	8000 ~ 30000	5 ~ 15毫升/次，每天3次
2	沙丁鱼（罐头）	1150 ~ 1570	每次1罐
3	鲮鱼	1100	每次100克
4	三文鱼	154 ~ 550	生食30克，熟食60 ~ 80克
5	蛋黄	150 ~ 400	每天1 ~ 2个
6	虾	150	每次40克
7	鸡肝	50 ~ 67	每餐50克
8	奶油	50	每次20克
9	猪肝	44 ~ 45	每餐50克
10	干酪	12 ~ 15	每次1块

■ 补给榜中榜 ■

鱼肝油

鱼肝油是从鲛类动物肝脏中提出的一种脂肪油，被很多人视为婴幼儿时期必不可少的营养品。鱼肝油中含有丰富的维生素A与维生素D。维生素A对维持夜间的视觉和上皮细胞的完整有重要作用，可以防止由于维生素A缺乏而引起的夜盲症。维生素D有帮助钙的吸收和促进骨骼钙化的功能。

食用方法

给婴儿喂食鱼肝油时，要直接滴入婴儿口腔内，不要滴在汤匙中再喂给婴儿，这样会造成浪费。

饮食宜忌

鱼肝油中维生素A的含量是维生素D的10倍，长期大量服用易引起维生素A蓄积中毒，常见症状为毛发脱落、皮肤干燥、奇痒、食欲不振、脂溢性皮炎、容易激动、口角皱裂、肝脾肿大及颅压增高等。

鲮鱼

鲮鱼又名土鲮鱼、鲮公、雪鲮等，分布于广东、广西和福建南部等气候较热的地区，是一种重要的养殖鱼类。鲮鱼性温和，肉嫩味鲜，常被制成豆豉鲮鱼罐头，深受大众喜爱。鲮鱼营养丰富，含蛋白质、碳水化合物、脂肪、多种维生素和矿物质，常食能壮筋骨，行气活血，药用价值亦颇佳。

食用方法

❶ 俗语说"鲮鱼头、鲩鱼尾"，鲮鱼头肉质细

滑，是鲹鱼身上最美味的部分。

❷ 烹制鲹鱼时不宜放姜，因为放姜会使鲹鱼产生霉味，但可放点陈皮。

❸ 爱吃罐头鱼的人，平时要注意均衡饮食，多吃新鲜蔬菜、水果和豆类、薯类，提高抗污染能力，以避免长期进食大量罐头鱼对健康可能产生的不良影响。

饮食宜忌

❶ 膀胱热结、小便不利、肝硬化腹水、营养不良性水肿之人尤适食用。

❷ 阴虚喘嗽者忌食。

沙丁鱼（罐头）

亦称"鳁"，是一些鲱鱼的统称，身体侧扁，通常为银白色。具有生长快、繁殖力强的优点，且肉质鲜嫩，脂肪含量高。清蒸、红烧、油煎及腌干蒸食均味美可口。沙丁鱼罐头是用沙丁鱼和番茄酱做成的罐装食品，可制成三明治，也是人们餐桌上的佐餐佳品。据有关资料介绍，沙丁鱼中含有一种具有5个双键的长链脂肪酸，可降低血液中胆固醇和中性脂肪，防止血栓生成，对治疗心脏病有特效。沙丁鱼含有丰富的维生素D，可促进体内钙的吸收利用。

食用方法

❶ 在烹调沙丁鱼时，可先将其用盐腌一下，然后再放入啤酒里煮30分钟，这样可去除沙丁鱼的腥臭味。

❷ 在煮泡面时加入沙丁鱼罐头，或再加进1个鸡蛋，不但营养丰富，而且味道颇佳。

饮食宜忌

❶ 沙丁鱼含有大量组胺等致敏物质，过敏病人不宜吃。

❷ 肝硬化病人、痛风病人不宜吃。

三文鱼

三文鱼，学名鲑鱼，也叫大马哈鱼，或大麻哈鱼，是世界名贵鱼类之一。它鳞小刺少，肉色橙红，肉质细嫩，营养丰富。三文鱼中的维生素D含量特别丰富，有助于人体对钙质的吸收，另外所含的维生素E能促进血液循环，消除身体酸痛，防止手脚冰冷。三文鱼肉富含不饱和脂肪酸，能有效降低血脂和血胆固醇，防治心血管疾病。所含的Ω-3脂肪酸更是脑部、视网膜及神经系统生长必不可少的物质，可增强脑功能、防治老年痴呆症并预防视力减退。

食用方法

三文鱼不可烧得过烂，只需八成熟就能在保存鲜嫩的基础上祛除腥味。

饮食宜忌

❶ 老少皆宜，心血管疾病患者和脑力劳动者、应试学生尤其适宜。

❷ 美国最近一项研究显示，多吃三文鱼有可能增加患癌机会，因为部分养殖场以受污染的鱼油饲养三文鱼，长时间食用含有毒素的鱼肉有损健康。

蛋黄

蛋黄是禽蛋里营养最丰富集中的部分。蛋中的脂肪绝大部分在蛋黄内，且分散成细小颗粒，极易被吸收。禽蛋的绝大部分维生素都集中在蛋黄中，包括维生素A、维生素D、维生素E、维生素K和B族维生素等，钙、磷和铁含量也很高，另外还含有卵磷脂、叶黄素和玉米黄素等有益人体健康的成分，有补铁、护眼、帮助大脑发育等功效，常被作为婴儿的第一种辅食。

食用方法

❶ 蛋黄鲜红并且没有腥味的蛋，很可能是用苏丹红催出来的，最好不要购买。

❷ 煎荷包蛋时若不是要马上食用，应将蛋黄煎至全熟，以避免因长时间置放于室温下，导致细

菌在蛋黄中大量滋生而造成食物中毒。

饮食宜忌

❶ 蛋黄中含有较多胆固醇，冠心病、高脂血症尤其是高胆固醇血症患者忌食。

❷ 减肥者、蛋白质过敏者少食。

3. 健康食疗室

若想最大限度地摄入维生素D，应注意掌握以下膳食诀窍：

❶ 蘑菇中含有维生素D的前体麦甾醇，这种物质只有接受紫外线照射才能够转化为维生素D，所以不妨在天气晴朗时把蘑菇放在太阳下晒一会再吃。

❷ 瓶装牛奶放在阳光下晒一会，可增加维生素D。

❸ 开盖即食的鱼罐头，是几乎没有损失维生素D的食品。

■食疗营养餐■

玉米刺梨粥

维生素D+维生素C+维生素E+维生素P

主料： 玉米（鲜）30克，粳米60克。

辅料： 刺梨15克。

做法：

❶ 将玉米、粳米洗净；刺梨去皮，洗净，切片备用。

❷ 把全部用料一齐放入锅内，加清水适量，文火煮成稀粥，调味即可，随量食用。

三丝鱼面

维生素D+B族维生素+维生素C

主料：河鳗1500克，冬笋50克，香菇（鲜）40克，火腿25克，芹菜50克。

辅料：料酒、盐、味精、胡椒粉、淀粉（豌豆）、花生油、醋、清汤各适量。

做法：

❶ 将鳗鱼除去内脏，洗净，沿脊骨剖开，用刀刮下鱼肉，放入盆中，加盐2克、味精1克拌和，用力搅拌上劲，然后在台板上撒些干淀粉，将鱼肉倒在台板上撖扁，再用木棍擀成圆形薄片，拍上干淀粉，下开水锅中余熟捞出，用清水漂凉后捞出沥水，用净布揩干水分，用刀切成条状，即成鱼面。

❷ 将洗净的芹菜、冬笋、水发香菇和熟火腿分别切成丝。

❸ 炒锅上火，下油烧至七成热，投入鱼面滑油后捞出沥油，锅内留油少许，投入芹菜丝、冬笋丝、香菇丝煸炒，下鱼面，加料酒、盐、味精、胡椒粉、清汤，烧沸后用湿淀粉勾芡，颠炒几下，撒上火腿丝，即可起锅装盘，随上香醋1小碟供蘸食。

紫苏沙丁鱼

维生素D+维生素E

主料：小沙丁鱼200克，洋葱40克，胡萝卜20克，黄瓜1条，青紫苏叶4～5张。

辅料：植物油、醋、盐、色拉油、葡萄酒、柠檬汁、面粉适量。

做法：

❶ 沙丁鱼去头，掏膛洗净，蘸上面粉，炸成金黄色。

❷ 洋葱、胡萝卜、黄瓜切成薄片。

❸ 取小碗1只，放醋、柠檬汁、色拉油、葡萄酒、盐调成浇汁，倒入洋葱、胡萝卜、黄瓜腌渍一会儿。

❹ 青紫苏叶切成丝，用水洗净、沥去水，撒在炸好的沙丁鱼上，摆放整齐、倒上调好的浇汁即可。

虹鳟鱼丸

维生素D+B族维生素+维生素A

主料：鲜虹鳟鱼1条（约750克），鸡蛋清4个。

辅料：葱白段、辣椒酱、料酒、盐、味精、干淀粉、大豆油、花椒粉各适量。

做法：

❶ 将虹鳟鱼去鳞，从鳃部挖出鳃和内脏，洗净，斩去头，把鱼肉切成2片，剔去鱼皮，切成长5厘米、宽5毫米的条，放入碗中，用料酒、盐、味精腌渍1分钟，入味。

❷ 再将鸡蛋清放入碗中，抽打起泡，拌入干淀粉，涂遍鱼条。

❸ 炒锅烧热，放入大豆油，烧热后，稍冷却，再将鱼条逐条入锅，炸2分钟，待结壳时，捞出，控油，入盘。

❹ 食用时，随跟花椒粉、葱白段和辣椒酱各1碟，配食。

蛋黄南瓜

维生素D+维生素B$_1$+维生素B$_2$+维生素C

主料：小南瓜400克，咸蛋黄4个。

辅料：味精、鸡精、白糖、盐、植物油各适量。

做法：

❶ 先将咸蛋黄蒸熟（约10分钟），再放到墩头上用刀切成粉末状。

❷ 南瓜去皮去子，切成厚片，植物油烧至5成热时，倒入南瓜煎3分钟（也可以煎老点，味更

香），捞出。

❸ 锅留底油，倒入蛋黄用小火熬匀（大约1分钟），有泡沫浮起状时倒入南瓜，再放味精、鸡精、白糖和盐，炒匀即可出锅。

一品素包

维生素D+维生素B₂+维生素C+维生素E+维生素K

主料： 绿豆芽250克，粉丝40克，菠菜80克，面粉500克，木耳（干）25克，香菇（鲜）25克。

辅料： 盐、味精、香油、胡椒粉、白糖、酵母、泡打粉各适量。

做法：

❶ 绿豆芽入开水锅中略烫，捞起，放凉；菠菜入开水锅中略烫，捞起来放凉；绿豆芽切细末挤干，菠菜切细末挤干，放入盛器中。

❷ 粉丝切细末，木耳、香菇各切细末，放盛器中加调料（盐、味精、香油、胡椒粉），仔细

拌匀成馅。

❸ 将发好的面团分小块，再擀成面皮，包入馅，捏好，蒸熟即可。

紫菜鱼卷片

维生素D+维生素A+维生素B₂+维生素C+维生素E

主料： 鲮鱼200克，胡萝卜50克，西芹50克，火腿50克，紫菜（干）100克。

辅料： 盐3克，胡椒粉2克，淀粉10克。

做法：

❶ 胡萝卜、西芹、火腿洗净，分别切成长条，抹干水。

❷ 鲮鱼肉洗净剁细，调料同拌匀成鱼胶。

❸ 将鱼胶放在紫菜中，涂匀至满，加入胡萝卜、西芹、火腿，排叠成长形，卷成筒形，放入碟中，加辅料调匀。

❹ 将鱼卷隔水蒸8分钟至熟，盛出，斜切成薄块，排入碟中便可供食。

紫苏三文鱼刺身

维生素A+维生素D+维生素C

材料： 三文鱼400克，紫苏叶2片，白萝卜15克。

辅料： 酱油、芥辣、寿司、姜各适量。

做法：

❶ 三文鱼治净，取肉切片；紫苏叶洗净，擦干水分；白萝卜去皮，洗净，切成细丝。

❷ 将冰块打碎，撒上白萝卜丝，铺上紫苏叶，再摆上三文鱼。

❸ 将调味料混合成味汁，食用时蘸味汁即可。

话梅三文鱼

维生素D+维生素B₁+维生素B₂+维生素C

主料： 三文鱼300克，柠檬150克。

辅料： 酱油、冰糖、葱、姜、花椒、胡椒粉、香油、蚝油、鸡精各适量。

做法：

❶ 制作此菜之前准备冰块500克，雕成冰船；将所有调料搅拌在一起，静置30分钟。

❷ 将三文鱼片切成大薄片，放在冰船上，四周用柠檬片点缀。

❸ 将调料分等份，每人1份，边蘸边食。如果将鱼片放入调料中腌渍10分钟，则味道更佳。

芥蓝鸡肝炒鸽片

维生素D+维生素A+维生素C+维生素E+B族维生素

主料： 鸽肉125克，鸡肝125克，芥蓝350克。

辅料： 鸡蛋清、姜、盐、料酒、胡椒粉、香油、大油、湿淀粉、清汤各适量。

做法：

❶ 把鸡肝切成厚片，用沸水烫过，鸽肉切成薄片，加入鸡蛋清和湿淀粉拌匀。

❷ 用大油起锅，放入芥蓝和盐，炒至芥蓝八成熟，隔起。在清汤中加入胡椒粉和湿淀粉调成碗芡，大火烧锅。

❸ 换上新的大油，把鸽肉片和鸡肝片放进锅内

"拉嫩油"，温度控制在100℃，熟后捞起，倒去油后，放入姜花、芥蓝和鸽肉片、鸡肝片，洒入料酒、碗芡，炒匀，再加入香油即可。

酸奶银耳水果羹

维生素D+维生素A+维生素C+ 维生素E+B族维生素

主料： 酸奶300毫升，猕猴桃250克，银耳（干）100克，木瓜100克，苹果100克，梨100克。

辅料： 冰糖50克。

做法：

❶ 将银耳用温水洗净泡开，撕成小片。

❷ 小汤锅置于火上，加适量水，放入银耳熬成稠状，中途加入冰糖，熬好后放凉。

❸ 将猕猴桃、木瓜、苹果、梨均切丁，放入冰糖银耳中，最后加入酸奶拌好即可食用。

酸甜猪肝

维生素D+维生素A+维生素C+维生素E

主料：猪肝250克，菠萝肉100克，木耳（水发）30克，枣适量。

辅料：白糖20克，淀粉20克，葱10克，姜、香油、醋、植物油各适量。

做法：

❶将猪肝、菠萝肉分别切成小片；木耳择洗干净，撕成小片；葱去根洗净，切成段；姜切块。

❷把淀粉加水适量调匀成湿淀粉，将猪肝片放入碗内，加酱油、湿淀粉，拌匀上浆。

❸炒锅上火，放入植物油，烧至六成热，下猪肝滑熟，捞出沥油。

❹原锅内放入姜、葱段、木耳、菠萝肉和枣，略炒几下，加入醋、白糖，沸后用湿淀粉勾芡。

❺倒入猪肝与勾芡的木耳、菠萝肉等翻炒均匀，淋入香油即成。

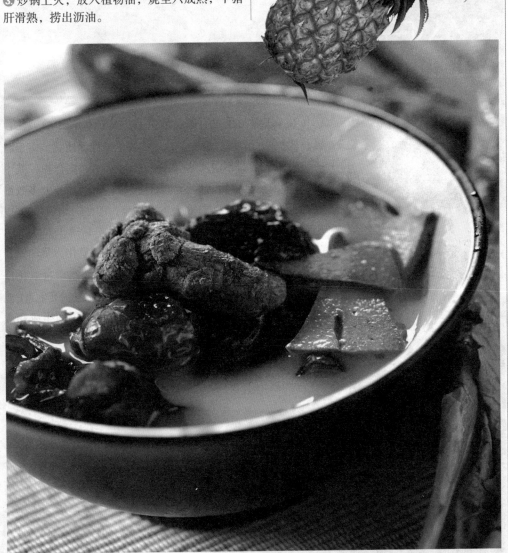

维生素 E 治病

- 1922年，美国科学家伊万斯发现：如果缺少一种脂溶性物质，雄性白鼠生育能力将下降，雌性白鼠易早产。
- 1924年，这种脂溶性物质被命名为维生素E。
- 1936年，美国科学家分离出了维生素E的结晶体。
- 1938年，瑞士化学家卡拉成功对维生素E进行了人工合成。
- 1959年，美国食品和营养委员会确定维生素E是人类营养的必需成分。

⊙维生素E因与生育有关，故又名生育酚，属于酚类化合物，是一种脂溶性的维生素，呈浅黄色黏性油质状，溶于酒精和脂肪溶剂，不溶于水。维生素E共有8种化合物，其中α–生育酚最具生物活性，与人体健康最密切。与大多数维生素不同的是，维生素E抗热性特别强，即使加热到100℃也几乎不受影响（但油炸的温度过高，仍会分解维生素E）。

⊙维生素E极易氧化，可保护其他物质不被氧化，是动物和人体内最有效的抗氧化剂，能对抗生物膜的脂质过氧化反应，保护生物膜结构和功能的完整，延缓衰老。维生素E能够强化黄体激素及男性激素的分泌，促进精子的生成和成熟，是维持人体正常生殖能力必不可少的物质。

人体对维生素E的正常需要量										
年龄（岁）	0	0.5	1	4	7	11	15	50	孕妇	哺乳期
日摄取量（毫克）	3	3	4	5	7	10	14	14	14	14

1.
医疗档案馆

中国居民的膳食结构主要以植物性食物为主，维生素E的摄入量普遍较高。如果没有脂肪吸收障碍，膳食中提供的维生素E已基本能满足正常的人体需要。我国成年人如果每天再补充10毫克维生素E，即可延缓衰老；而儿童、青少年饮食中摄入的维生素E，已超过RDA规定的摄入量，不可再另外补充。

人体缺乏维生素E，易引发溶血性贫血、肌肉变性、生殖功能障碍等疾病，而过量轻则腹泻、头晕、恶心，重则会导致皮肤皲裂、口角炎、荨麻疹等病症。近年来，随着维生素E美容、抗衰老等功效日益为人们所熟知，其应用范围和剂量也呈快速增加趋势，但专家提醒，补维生素E要特别注意适可而止，过犹不及。

内 科医生：
预防心脏病、脑溢血和癌症

抑制过氧化脂质生成是维生素E在人体中的重要作用。血液中的胆固醇覆盖在脂肪膜上，被氧化后形成过氧化脂质。过氧化脂质黏附在血管壁上造成动脉硬化，从而导致血液循环恶化，易引发心肌梗死、脑溢血等症。此外过氧化脂质还会损害肝脏、肺脏等各种器官，同时，过氧化脂质是导致癌症的重要元凶之一。而充分摄取维生素E可分解过氧化脂质，起到预防疾病、强身健体的作用。

妇 科医生：
防治流产，治疗不孕不育

维生素E可治疗不育症，这一点已为医学界认可。有报告说，在不育症的治疗过程中，维生素E和排卵诱导剂同时服用，能提高妊娠率。这和储存在肾脏和卵巢中的雄性激素、雌性激素等类固醇激素的代谢有关。临床上维生

▌维生素E
缺乏症

- 缺乏活力，无法集中精神
- 掉发、脱发
- 皮肤易出色斑
- 易出现哮喘等呼吸系统障碍
- 易引发动脉硬化，从而导致心脏疾病、脑溢血等疾病
- 儿童溶血性贫血
- 血液循环恶化，引发寒症、冻疮、肩周炎、头痛
- 女性易出现不孕、流产、痛经，加重更年期综合征
- 性能力降低、生殖功能障碍
- 患癌症危险增加肌肉加速
- 肌肉僵硬，运动能力低下

▌维生素E
医疗功效

- 缓解疲劳
- 保护肺部不受污染物的侵害，提高机体免疫力
- 防止血管硬化，降低心脏疾病、脑溢血等症的发病率
- 防止血液凝固
- 预防脂肪肝，增强肝脏解毒功能
- 对体冷及更年期障碍等症状有一定改善
- 提高生殖能力
- 抑癌，延缓衰老
- 提高氧的利用率，提高运动能力

素E还可用于治疗先兆流产和习惯性流产。一项针对数百名习惯性流产妇女的研究发现，服用维生素E的妇女，有97.5%生出了健康的婴儿，而未服用维生素E的妇女仍再次流产。

此外，绝经后的妇女，体内维生素E的浓度会大幅下降，此时如果能补充适量维生素E，对女性安然度过更年期大有帮助。

保健医生：延缓衰老

科学家认为，衰老其实是一种慢性疾病，与之抗衡的唯一办法就是补充抗氧化剂。维生素E全面、高效的抗氧化作用，能保护细胞膜上的多不饱和脂肪酸免受自由基的攻击，维持细胞膜的完整性；此外，也有研究证实，维生素E能减慢动物成熟后蛋白质分解代谢的速度，这也有利于缓解衰老对人们的侵害。

美容医生：防治色斑，保持肌肤活力

维生素E有很强的抗氧化作用，可防止色斑、心脏脂褐质的产生；维生素E能稳定细胞膜的蛋白活性结构，促进肌肉的正常发育及保持肌肤的弹性，令肌肤和身体保持活力；维生素E进入皮肤细胞更能直接帮助肌肤对抗自由基、紫外线和污染物的侵害，防止肌肤因一些慢性或隐性的伤害而失去弹性、老化。

特殊需求人群

● 喝以氯气消毒的自来水的人，服用避孕药、激素的人。

● 心血管病、帕金森氏综合征患者。

● 严重灼伤或外伤者。

● 血液循环不佳、静脉曲张者。

● 孕妇、乳母和中老年人，特别是面临更年期的妇女。

补给须知

● 一般市售维生素E补充品有脂溶性的软胶囊及水溶性的锭剂可供选择，长面疱、不能吃油腻食物者及40岁以上的人较适合水溶性锭剂。

● 维生素E可促进维生素A的吸收、利用和肝脏储存，防止维生素A过多症，但服用太多则会耗尽维生素A。

● 维生素E代谢物具有拮抗维生素K的作用，能降低血液凝固性，故应避免与双香豆素及其衍生物同服。

● 缺铁性贫血患者补铁时，对维生素E的摄入量可适当增加。

● 维生素E可增强洋地黄的强心作用和华法令等的抗凝作用。

● 雌激素与维生素E并用时，如用量大，疗程长，可诱发血栓性静脉炎。

副作用

● 长期大量服用可引起恶心、呕吐、眩晕、头痛、视力模糊、皮肤皲裂、唇炎、口角炎、胃肠功能紊乱、腹泻等症状。

● 超量服用，个别患者发生凝血时间延长，改变内分泌代谢和免疫机制，妇女可引起月经过多、闭经，性功能紊乱等，并有引发血栓性静脉炎或栓塞的危险。

2.
天然补给站

● 维生素E在食物中的分布范围较广。植物油是维生素E最好的食物来源，含量高的还有芝麻、核桃仁、瘦肉、乳类、蛋类、花生米、莴笋等。

常见食物维生素E含量排行榜

排名	食物名称	含量（毫克/100克）	食用标准参考量
1	黑芝麻	50.40	每次50克
2	花生油	42	每天40克
3	色拉油	24	每天40克
4	香菜	22.15	每次3～10克
5	杏仁	18.53	每次20克
6	辣椒	8.76	鲜辣椒每次100克；干辣椒每次10克
7	芸豆	7.74	每次40～60克

■ 补给榜中榜 ■

黑芝麻

芝麻原称胡麻，是我国四大食用油料作物的佼佼者，它的种子含油量高达61%。芝麻主要分为白芝麻、黑芝麻两种，白芝麻主要作为榨油用。黑芝麻含有大量的脂肪和蛋白质，还有糖类、维生素A、维生素E、卵磷脂、钙、铁、镁等营养成分；其所含有的维生素E尤其丰富，维生素E能促进细胞分裂，推迟细胞衰老，常食可抵消或中和细胞内"游离基"的积累，起到抗衰老和延年益寿的作用；黑芝麻作为食疗品，有益肝、补肾、养血、润燥、乌发、美容作用，是极佳的保健美容食品。

食用方法

❶黑芝麻连皮一起吃不容易消化，压碎后不仅有股扑鼻的香气，更有助于人体吸收。把磨碎的黑芝麻粉和蜂蜜一起搅拌，涂在面包上或放入沙拉酱里，可以更好地促进维生素E的吸收。

❷黑芝麻炒熟后加一些核桃、冰糖，打碎，每天一勺，有乌发、益智、润肺的功效。

饮食宜忌

❶芝麻忌与鸡肉同食。

❷患有慢性肠炎、便溏腹泻者忌食。

❸阳痿、遗精者勿食。

花生油

　　花生油是用花生仁榨的油，是目前中国主要的食用植物油之一。花生油可提供给人体大量营养，而且能增加食品的美味，可用于炒、煎、炸多种食品。花生油含丰富的油酸、卵磷脂和维生素A、维生素D、维生素E、维生素K及生物活性很强的天然多酚类物质，有降低血小板凝聚，降低总胆固醇和坏胆固醇水平，预防动脉硬化及心脑血管疾病的功效。

食用方法

❶优质花生油一般呈淡黄色，油体澄清、透明，无杂质，有浓郁花生香味，无异味。

❷用花生油炒菜，在油加热后，先放盐，在油中爆约30秒，可除去花生油中可能存有的黄曲霉素。

饮食宜忌

　　花生油热量高，脂肪量大，不宜过量食用。

色拉油

　　色拉油俗称凉拌油，是经过精炼加工而成的精制食用油。色拉油色泽澄清透亮，气味新鲜清淡，加热时不变色，无泡沫，很少有油烟，可用于煎、炒、炸、凉拌菜肴，能保持蔬菜和其他食品原有的味道和色泽。色拉油中含有丰富的维生素E，可以抗衰老，增强免疫力；含有丰富的亚油酸等不饱和脂肪酸，具有降低血脂和胆固醇的作用，在一定程度上可以预防心血管疾病的发生；还含有一定的豆类磷脂，有益于神经、血管、大脑的发育生长。色拉油不含致癌物质黄曲霉素和胆固醇，对机体有保护作用。

食用方法

❶优质色拉油应包装严密，无渗漏现象，外观澄清透明，无明显沉淀或其他可见杂质，无味，口感好。

❷色拉油应使用色深、口小的玻璃瓶或陶瓷罐保存，用后应及时将盖封好，于阴凉处贮藏。保质期18个月左右。

饮食宜忌

❶色拉油虽然有预防心脑血管疾病的功效，但食用过多还是会对心脑血管产生一定的负面影响，而且容易导致发胖。

❷反复经高温加热的色拉油营养价值遭到很大破坏，不宜食用。

杏仁

　　杏仁有苦甜之分：甜杏仁可以作为休闲小吃，也可做凉菜；苦杏仁一般用来入药，并有小毒，不能多吃。杏仁含有丰富的蛋白质、维生素E及钙、镁、锌、硒等矿物质，还含有丰富的黄酮类和多酚类成分，这些成分不但能够降低人体内胆固醇的含量，还能显著降低心脏病和很多慢性病的发病危险。杏仁还有美容功效，能促进皮肤微循环，使皮肤红润光泽。

食用方法

❶ 杏仁中的苦杏仁甙的代谢产物会导致组织细胞窒息，严重者会抑制呼吸中枢，导致呼吸麻痹，甚至死亡。杏仁炸炒后，有害的物质已经挥发或溶解掉，可以放心食用，但不宜多吃。

❷ 杏仁以温油炸制为佳。

饮食宜忌

❶ 癌症患者以及术后放疗、化疗的人更宜食用。

❷ 产妇、幼儿、糖尿病患者不宜食用。

芸豆

　　芸豆，学名菜豆，分大白芸豆、大黑花芸豆、黄芸豆、红芸豆等品种，前两种尤为著名。芸豆营养丰富，蛋白质、钙、铁、B族维生素等含量均超过鸡肉数倍，钙、维生素C、维生素E的含量也颇高。芸豆还含有皂苷、尿毒酶和多种球蛋白，能有效提高免疫力，激活T淋巴细胞，而尿素酶更是对肝昏迷患者有较好疗效。常食芸豆可促进肌肤新陈代谢，缓解皮肤、头发的干燥。芸豆中的皂甙类物质能促进脂肪代谢，是减肥者的理想食品之一。

食用方法

　　芸豆子粒中含有一种在高温下才能被破坏的毒蛋白，必须煮透才能食用。

饮食宜忌

❶ 尤其适宜心脏病、动脉硬化、高血脂、低血钾症和忌盐患者食用。

❷ 消化功能不良、慢性消化道疾病患者少食。

辣椒

　　辣椒，又名尖椒，分青、红两种，都可作蔬菜食用，也都有强烈刺激的辣味，食后舌头有灼热感。辣椒还可用作调味品，特别是红辣椒，常被用来烹饪各种辣味菜肴，如"重庆水煮鱼"等。辣椒含有辣椒素、二氢辣椒素、维生素A、维生素C、维生素E、维生素P及钙、磷、铁等多种成分。其中呈辣味的主要是辣椒素和二氢辣椒素，它们对口腔及胃肠有刺激作用，能促进消化液分泌，改善食欲。

食用方法

　　若想去辣椒的辛味，应在油尚未烧热之前即放入炒锅内，用味精调拌。

饮食宜忌

❶ 如果食用辣椒太多，体内的辣椒素过量，会剧烈刺激胃肠黏膜，引起胃疼、腹泻并使肛门烧灼刺疼，诱发胃肠疾病及痔疮出血，因此食管炎、胃肠炎、胃溃疡以及痔疮患者均应少食或忌食辣椒。

❷ 阴虚火旺、高血压、肺结核患者慎食。

莴笋

莴笋，莴苣的变种，色泽淡绿，制作菜肴可荤可素、可凉可热，口感鲜嫩爽脆，具有独特的营养价值。莴笋中含有多种维生素和无机盐，特别是含有丰富的维生素E，能减缓人体衰老、防止皮肤色素沉着，起到美容的功效。铁的含量也较高，食用新鲜莴笋对治疗各种贫血非常有利。莴笋中还含有一种酶，能消除强致癌物质亚硝胺。此外，莴笋中的氟可帮助牙齿和骨骼的形成。

食用方法

❶ 莴笋怕咸，少放盐才好吃。

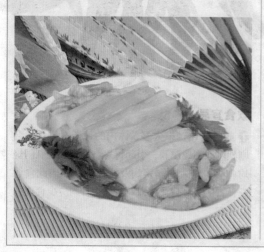

❷ 在吃莴笋的时候，千万不要扔掉莴笋叶，因为莴笋叶里的维生素含量要比莴笋茎高出5～6倍，而其中维生素C的含量更是比茎高出15倍之多。

饮食宜忌

莴笋中含有刺激视神经的物质，患眼疾特别是夜盲症的人不宜食用。

黄花菜

黄花菜，原名萱草，又叫金针菜，是人们喜爱的传统蔬菜之一。因其花瓣肥厚，色泽金黄，香味浓郁，食之清香、鲜嫩，营养价值高，被视作"席上珍品"。黄花菜含磷丰富，并含有维生素E等延缓衰老的物质，具有较佳的健脑抗衰功能，有"健脑菜"之称，精神过度疲劳的现代人当经常食用。常食黄花菜，还可降低血清胆固醇，预防中老年疾病。除此之外，黄花菜还有止血消炎、利尿安神、健胃等功效。

食用方法

黄花菜宜用冷水发制。凉拌应焯熟，炒食则应配其他食料。

饮食宜忌

❶ 鲜黄花菜不宜食用，因其中含有秋水仙碱，会引起中毒。
❷ 有皮肤瘙痒症者忌食。

3.
健康食疗室

若想最大限度地摄入维生素E，应注意掌握以下膳食诀窍：

❶ 维生素E多含于植物油中，生吃最能保证有效摄取（例如拌在沙拉中）。

❷ 为了使烹调油中的维生素E氧化减少，可将烹调油放在阴凉避光的地方，最好放在与空气隔绝且避光的地方。

❸ 油炸食物时，油温最好控制在180℃以下，决不能达到190℃以上，超过200℃将产生烟雾，引起烫伤并且导致维生素E流失。

❹ 如果用铁锅油炸食物，要尽快将炸熟的食物取出，如果食物一直放在铁锅中，维生素E与铁反应而氧化，维生素E效力会降低。

❺ 点心中的油含有丰富的维生素E，但很容易氧化，所以，购买点心后，应避开紫外线存放，如有铝箔包装最好。

❻ 鱼罐头中的油也富含维生素E，煮蔬菜的时候，可以加入少量罐头中的油以调味。

■食疗营养餐■

猪血黄花菜

维生素E+维生素B₁

主料： 猪血200克，黄花菜100克。

辅料： 花生油15克，葱10克，盐2克，味精2克。

做法：

❶ 将猪血洗净，切块；将黄花菜用清水发好，洗净，切段；葱切段。

❷ 锅内加入花生油，烧热；放入葱段，炒至色黄。

❸ 加入猪血、水发黄花菜，炒熟，用盐、味精调味即成。

香菜拌牛肉

维生素E+维生素A+维生素C

主料： 瘦牛肉500克，香菜20克。

辅料： 花椒粉25克，盐4克，味精2克，葱10克，红油适量。

做法：

❶ 牛肉蒸熟切成片；香菜择洗干净后切成段；葱切丝。

❷ 牛肉片放入盘内，加入盐、味精、红油、花椒粉、葱丝和香菜段拌匀即可。

水煮肉片

维生素E+B族维生素+维生素C

主料： 猪里脊肉150克，白菜50克。

辅料： 鸡蛋清30克，胡椒粉3克，豆瓣酱10克，姜10克，葱10克，辣椒（红、尖、干）5克，花椒5克，味精5克，盐10克，淀粉10克，肉汤、酱油、料酒、植物油各适量。

做法：
① 将猪里脊肉切片，鸡蛋清和淀粉、盐、味精、料酒调匀成糊，涂抹在肉片上。
② 白菜叶、姜洗净切片，葱切段。
③ 将植物油入锅，烧热，倒入花椒、干辣椒慢火炸，待辣椒呈金黄色捞出。
④ 将辣椒、花椒切成细末。
⑤ 用锅中油爆炒豆瓣酱，然后将白菜叶、葱、姜、肉汤、酱油、胡椒粉、料酒、味精等调料放入，略搅几下，使之调匀。
⑥ 放入肉片，再炖几分钟，肉片熟后，将肉片盛起，将干辣椒末、花椒末撒上。用剩余的植物油烧开，淋在肉片上，用热油把干辣椒末、花椒末、肉片再炸一下，即可使麻、辣、浓香四溢。

鱼香豆角

维生素E+维生素B₁+维生素C

主料： 豆角500克。

辅料： 葱10克，干红辣椒10克，辣椒酱45克，白糖5克，鸡精3克，料酒15毫升，姜、蒜少许。

做法：
① 豆角从两头去筋，洗净后沥干，斜切成丝。
② 葱切片，姜切丝，蒜切末；干红辣椒用纸巾擦净后斜切成小段。
③ 锅中倒入油大火加热，待油六成热时，放入葱片、姜丝和蒜末、辣椒丝爆香；改中火放入辣椒酱，炒出红油后改大火，放入豆角丝煸炒2分钟；然后烹入料酒、白糖和少许水，继续翻炒5分钟，出锅前放鸡精即可。

笋叶虾片

维生素E+维生素C

主料： 龙虾800克，莴笋150克，火腿100克，鸡蛋黄20克。

辅料： 盐5克，味精1克，白糖5毫升，醋5毫升，胡椒粉1克，芥末1克，大豆油适量。

做法：
① 龙虾去头剥壳后洗净，放入沸水锅内焯熟，捞出冷却后片成片。
② 鸡蛋黄和大豆油混合搅成黏汁，放入白糖、盐、醋、味精、胡椒粉和芥末搅匀，再把龙虾片放入卤汁中一起搅拌均匀，装盘时用莴笋和火腿围边装饰即可。

三黑蛋粥

维生素E+维生素A+B族维生素

主料： 鸡蛋2个，黑豆150克，黑米50克，黑芝麻30克。

辅料： 冰糖30克。

做法：
① 将鸡蛋煮熟，去壳切小丁。
② 将黑豆、黑米、黑芝麻淘洗干净，放入锅内加适量水，用大火烧沸后改用小火炖35分钟，加入冰糖、鸡蛋丁即可。

八宝饭

维生素E+维生素A+维生素C+维生素P+B族维生素

主料： 糯米250克，红枣（干）20克，梅子5克，葡萄干10克，核桃仁10克，瓜子仁5克，红绿丝5克，红豆沙20克。

辅料： 白糖50克。

做法：

❶ 将红枣、核桃仁洗净；糯米淘洗干净，加适量水，上锅蒸熟，并将蒸熟的糯米饭放凉，加白糖拌匀。

❷ 将饭碗的内壁涂抹一层油，然后用红枣、梅子、核桃仁、瓜子仁、葡萄干、红绿丝等在碗底摆成花色图案。

❸ 取适量蒸熟的糯米饭盖放在摆图案的碗里，糯米饭上面放一层豆沙馅，豆沙馅上再放一层糯米饭，并将其抹平；将碗放在笼屉再蒸30分钟，取出碗，倒扣在大盘内即可。

杏仁奶茶

维生素E+B族维生素

主料： 杏仁200克。

辅料： 白糖200克，牛奶300毫升。

做法：

❶ 杏仁去皮，研磨为细粉。

❷ 杏仁粉、白糖、牛奶加清水适量，过滤后烧开即可。

豆豉苦瓜

维生素E+维生素C

主料： 苦瓜200克，豆豉15克。

辅料： 蒜末、香油、盐、味精各适量。

做法：

❶ 将苦瓜去瓤，洗净，切成条，放入沸水中焯熟，捞出；再放入凉水中浸凉，捞出沥干，放入盘内。

❷ 锅置火上，放油烧热，放入豆豉、蒜末煸炒成豆豉酱，盛出晾凉。

❸ 将豆豉酱倒在苦瓜上，再撒上香油、盐、味精，搅拌均匀即可。

做法：

❶ 将鸡剖净，剔除大骨，洗净后放入滚水中烫过，捞出滤干；香菇洗净。

❷ 砂锅置中火上，下上汤、芝麻酱、花生酱、酱油、料酒、味精、白糖、花椒粉、姜蓉调匀烧滚，然后放入鸡和香菇炖30分钟，改用小火再炖约八成烂即可。

❸ 将鸡捞出，先剁下头、颈、翅膀、脚，再把鸡身剖成两片，分别切成3.5厘米长、1.5厘米宽的块，装入碟中叠成鸡身状，其余按部位拼入摆成整鸡形。取出香菇，铺在鸡身上，然后淋上锅内炖鸡原汁即可。

明火海螺

维生素E＋维生素A

主料： 新鲜海螺肉300克。

辅料： 大海螺壳1只，葱片、姜片、蒜片、笋片、木耳、盐、料酒、鸡汤、淀粉、明油各适量。

做法：

❶ 海螺肉洗净，片成薄片；配料切好。

❷ 海螺壳用面糊粘在一小碗的底部，放笼中蒸透，使海螺壳固定在小碗上，把小碗放在圆盘的中间，海螺壳内放上固体酒精，点燃。

❸ 螺片放入四五成热的油中过一下，立即倒入漏勺。

❹ 葱片、姜片、蒜片炝锅，加调配料，放入螺片，勾芡，淋明油，盛在盘中的小碗四周即成。

核桃仁炝芹菜腐竹

维生素E＋B族维生素＋维生素C

主料： 核桃仁40克，芹菜100克，腐竹25克。

辅料： 香油、盐各适量。

做法：

❶ 将芹菜择洗后切成丝，腐竹用开水泡开后切成菱形，同芹菜丝一起放开水中焯一下，捞出控去水分后加盐、香油。

❷ 将核桃仁用开水泡后剥去皮，用开水焯一下，取出后放在芹菜腐竹上，拌匀即可。

黑芝麻桑葚糊

维生素E＋维生素C

主料： 黑芝麻100克，桑葚150克，大米50克。

辅料： 白糖20克。

做法：

❶ 将黑芝麻、桑葚、大米分别淘洗干净，一起捣烂。

❷ 砂锅内放清水3碗煮沸后加入白糖，待糖溶水沸后，徐徐放入捣烂的黑芝麻、桑葚、大米，煮成糊状即可。

芝麻酱炖鸡

维生素E＋B族维生素＋维生素D

主料： 肥嫩鸡1只（约1000克），水发香菇12朵，芝麻酱50克，花生酱100克，上汤3杯。

辅料： 料酒、姜蓉、花椒粉、白糖、酱油、味精各适量。

螺旋藻鸡面

维生素E+维生素A+B族维生素+维生素C

主料： 鸡脯肉200克，螺旋藻粉80克，红辣椒100克。

辅料： 四味碟（红油、绿芥汁、芝麻酱、鲜酱油）、花生油、鸡蛋清、盐、鸡汁、淀粉各适量。

做法：

❶ 将鸡脯肉搅打成肉末，加入螺旋藻粉、花生油、鸡蛋清、盐、鸡汁、淀粉，顺同一方向抽打至上劲。

❷ 红椒洗净，切成丝。

❸ 鸡肉末铺淀粉，擀制成片，切成面条状，煮熟，捞出沥水，装盘，跟四味碟上桌即成。

杏仁银耳

维生素E+维生素D

主料： 干银耳15克，甜杏仁15克，红枣适量。

辅料： 糯米浆50克，冰糖200克。

做法：

❶ 银耳用清水泡发1小时，去蒂洗净；红枣洗净。

❷ 冰糖加清水500毫升，下锅用微火煮成冰糖水，用净纱布过滤装碗。

❸ 杏仁用温水泡5分钟后，去膜切末，加清水100毫升磨成浆，用净纱布过滤，另装1碗。

❹ 糯米浆盛小盆，加清水100毫升调稀。

❺ 将水发银耳和红枣放碗里，冲入冰糖水，上笼屉蒸20分钟取出，冰糖水滗在小碗内。

❻ 将冰糖水下锅煮沸，慢慢倒入杏仁浆、糯米浆，不断搅动（防止沉淀）至煮成浓浆时，加入银耳稍煮，起锅装入汤碗即成。

维生素 H 治病

- 1901年，科学家怀尔德斯将酵母中供自身营养所需的一种物质命名为"生物活素"。
- 1916年，科学家巴得曼发现生鸡蛋清中有一种有毒物质，后来许多科学家也证明生蛋清可引起皮炎，而煮熟后其毒性消失。
- 1927年，科学家博厄斯发现某种食物能预防蛋清的毒性。
- 1936年，德国科学家考勒和托尼斯首次从煮熟的鸭蛋黄中分离出结晶物质，他们称之为生物素，并认为这种物质即酵母生长所需的"生物活素"因子。
- 1937年，匈牙利科学家格瑞杰发现一种物质，可防止大白鼠和鸡因摄食鸡蛋清而产生的病理状况，他将其命名为维生素H。
- 1940年，格瑞杰等获得确切的实验证据，证明生物素和维生素H为同种物质，有同样的生理作用。
- 1942年，美国生物化学家迪维尼奥确定了生物素的化学结构。
- 1944年，美国学者哈里斯完成了生物素的合成。

⊙维生素H又称辅酶R，其最通用的名称是生物素，属水溶性B族维生素，是一种白色针状结晶化合物。一般情况下，生物素是相当稳定的，只有在强酸、强碱、甲醛及紫外线处理后才会被破坏。抗生物素蛋白是生蛋清中的一种糖蛋白，它能与生物素结合，使其不能在肠道中吸收，但加热处理后生物素却能够重新被利用。

⊙生物素在体内扮演辅酶的角色，可帮助制造脂肪酸，帮助蛋白质、叶酸、泛酸和其他维生素的吸收和利用，是维持人体正常生长发育及健康必要的营养素。生物素无法人工合成，在食物中是与蛋白质结合在一起的，摄入体内后需在消化道中转变成游离状态才能被吸收。除由食物供给外，生物素还可由肠内细菌合成，一般不需要额外补充。

人体对生物素的正常需要量										
年龄（岁）	0	0.5	1	4	7	11	14	15	50	孕妇 哺乳期
日摄取量（微克）	5	6	8	12	16	20	25	30	30	30　35

1.

医疗档案馆

生物素广泛存在于动物性和植物性食品之中，加之肠道细菌也能合成一部分，因此通常人体不会缺乏生物素。但如果吃生蛋清或磺胺类药物过多，也易引发生物素缺乏症。生物素缺乏的体征包括皮炎、萎缩性舌炎、感觉过敏、肌肉痛、倦怠、厌食和轻度贫血。补充生物素后这些症状就会消失。

外 科医生：
治疗皮炎，维护皮肤健康

生物素被称为皮肤的维生素，是缔造健康肌肤不可缺少的营养，最初就是在研究如何预防皮肤炎症时发现它的功效的。最近，生物素对特应性皮炎具有的药理作用日渐为人所瞩目。灰尘、扁虱等应变原一旦侵害人体，体内特殊细胞受到刺激会排出组胺，组胺会引起皮肤炎症。组胺酸是组胺产生的根源，而生物素能向体外排出组胺酸，从而减少特应性皮炎发生的可能。如果能和有助于消除活性氧、控制炎症的抗氧化维生素（β-胡萝卜素、维生素C、维生素E）同时服用，效果更好。

内 科医生：
调节血糖，预防糖尿病

生物素能提高葡糖苷酶的活力，从而可加速葡萄糖在体内的分解，帮助改善血糖的调节，预防糖尿病。

同时，生物素还具有促进神经组织、骨髓发育，维护男性性腺正常功能及治疗肠内念珠菌等作用。

▌维生素H
缺乏症

● 抑郁、精神萎靡
● 易脱发，过早白发
● 萎缩性舌炎
● 面色苍白
● 食欲不振、恶心、呕吐、轻度贫血
● 脂溢性皮炎，皮肤黯淡
● 强烈的疲劳感，四肢无力，肌肉疼痛、萎缩

维生素H
医疗功效

● 减轻湿疹、皮炎症状
● 预防白发、谢顶、修复"少白头"
● 参与脂肪代谢，帮助减肥
● 保持皮肤健康
● 改善血糖的调节
● 治疗肠内念珠菌感染
● 缓解肌肉疼痛
● 维护男性性腺的正常机能
● 促进汗腺、神经组织、骨髓的发育

保健医生：
帮助减肥，改善失眠

生物素能够促进糖类、蛋白质及脂肪的代谢，并帮助这些成分转化为热量，因此能起到帮助减肥的作用，另外它对忧郁、失眠等症状的改善也有一定帮助。

美容医生：
防治白发、谢顶

少年白发、未到中年已额线渐高，是许多现代人共同的困扰，而生物素正是秃头族的救星。如果你已经有严重脱发的现象，很可能是因为缺乏生物素。为了避免头发日渐稀疏，不妨多注意补充生物素，其对预防白发也颇具功效。

特殊需求人群

● 厌食的成人、头发稀疏的人、喜食生鸡蛋和饮酒的人、服用抗生素或磺胺药剂的人。

● 女性妊娠期间，生物素会明显流失，应在医师指导下合理补充。

● 精神抑郁者、部分记忆缺失者及皮炎、婴儿脂溢性皮炎患者。

补给须知

● 生物素和维生素A、维生素B_2、维生素B_6、烟酸一同摄取，功效更佳。

● 生蛋清、水、磺胺药剂、雌激素、酒精等都是生物素的克星。

● 长时间服用抗痉挛的药物，如苯妥英钠（用作抗惊厥和抗癫痫药）、普里米酮、镇静安眠剂会降低血液中生物素的含量。

● 目前美容市场上有一种"生物素除皱法"，该"生物素"实际上应叫"肉毒素"，是地球上迄今为止最毒的物质之一，而非本书中介绍的营养素。

副作用

● 过量摄入生物素将会增加对肌醇的需要，可能引起脂肪肝。

2.
天然补给站

● 生物素最好的食物来源是牛肝和牛肾、蛋黄、大豆和酵母粉，在燕麦、大麦、小麦、黑麦等粮食以及大豆、扁豆等豆类和杏仁、腰果、核桃等坚果中，也可以发现中等含量的生物素，大多数水果、蔬菜和肉类的生物素含量很低，只有菜花和蘑菇例外。

常见食物生物素含量排行榜

排名	食物名称	含量（微克/100克）	食用标准参考量
1	酵母	100 ~ 200	适量
2	牛肝	96	每餐50克
3	猪肾	32	每餐50克
4	鸡蛋	22.5	每天1 ~ 2个
5	菜花	17	每餐70克
6	蘑菇	16	每次30克
7	全麦面	7 ~ 12	每餐100克
8	豌豆	9.4	每次50 ~ 70克
9	羊肉	5.9	每次50克
10	牛奶	2 ~ 5	每次100毫升

■ 补给榜中榜 ■

酵母

酵母是人类应用比较早、也是应用最为广泛的微生物，人们经常利用它来制作各种发面食品和酿酒。酵母富含优质蛋白质和人体必需的8种氨基酸，B族维生素及人体必需的多种微量元素，如锌、硒、铁、钙，多种膳食纤维等。其各营养成分的比例符合人体最佳营养配比的要求。

食用方法

❶ 含有较多油脂的面团不能用酵母发制。

❷ 使用酵母发面时，可加入少量食糖，作为酵母活化时的营养。

饮食宜忌

酵母只要没有异味就可使用。如果发臭了，千万不能用。

菜花

菜花是花椰菜的通称，有的地区叫花菜，由甘蓝演化而来，营养丰富，口感脆嫩，是人们喜食的主要蔬菜之一。菜花分为白、绿两种，其中绿菜花比白菜花营养价值更高。菜花含有丰富的生物素、维生素A、维生素C、维生素K等多种维生素,还有较多的钙、磷、铁和钼、锰等矿物质,对促进机体代谢有较大的作用。常吃菜花能爽喉、开音、润肺、止咳,增强肝脏解毒能力,防止感冒和坏血病的发生,减少乳腺癌、直肠癌及胃癌等癌症的发病概率。

食用方法

❶ 食用前将菜花放在盐水里浸泡几分钟,可去除残留农药,诱菜虫出来。

❷ 不要过长时间地煮焖,不宜烧得过烂,宜用急火快炒。

❸ 加入醋及面粉可将菜花煮得更嫩。

饮食宜忌

❶ 菜花不宜与猪肝同食。

❷ 菜花会加重狼疮病患者脱发。

全麦面

全麦面是由整粒的小麦(小麦种子)磨制而成,保留了糠层和胚芽,也保留了更多的营养,具有与糙米同样的食用价值。全麦面中含有大量的B族维生素,具有维持神经系统健康、消除烦躁不安、促进睡眠等作用。全麦面还富含膳食纤维,有加强营养吸收和清理肠胃垃圾的功效,能够治疗便秘,有助减肥。

食用方法

全麦面中的赖氨酸含量较低,常吃全麦面的人,应注意搭配动物性食品或豆制品,以使赖氨酸得到必要的补充。

饮食宜忌

❶ 糖尿病患者忌食。

❷ 患有"脚气病"、末梢神经炎者应少食。

蘑菇

蘑菇营养丰富、味道鲜美,是世界上人工栽培最广泛、产量最多、消费量最大的食用菌。蘑菇中含有丰富的蛋白质,可消化率达70%～90%,享有"植物肉"之称。蘑菇所含的多糖类物质，具有抗癌作用。蘑菇还含有大量矿物质、维生素等，且常食不会发胖，并可同时增强身体免疫力，是一种较好的减肥美容食品。

食用方法

① 干制品可先用温水浸泡半天左右，然后让其在水盆中旋转，以去除沙粒；鲜品可以直接清洗。

② 新鲜蘑菇切开后淋上柠檬汁或醋，可防止其变色。

饮食宜忌

蘑菇为"发物"，故对蘑菇敏感的病人，应谨慎食用。

羊肉

羊肉是人们较常食用的肉类之一，性温，是传统的冬补佳品。羊肉不但味道鲜美，而且营养价值高，含有丰富的维生素和微量元素、蛋白质，而胆固醇的含量也是肉类中最低的。寒冬常吃羊肉可益气补虚，促进血液循环，增强御寒能力。羊肉还可增加消化酶，保护胃壁，帮助消化。中医认为，羊肉还有补肾壮阳的作用，男士适合经常食用。

食用方法

① 煮制羊肉时放数个山楂或一些萝卜、绿豆，炒制时放些葱、姜、孜然等作料可祛除膻味。

② 吃涮羊肉时务必涮透。

饮食宜忌

① 忌与醋、茶和西瓜同食。

② 夏秋季节气候燥热，不宜吃羊肉。

③ 有发热、牙痛、口舌生疮、咳吐黄痰等"上火"症状者不宜食用；肝病、高血压、急性肠炎或其他感染性疾病及发热期间不宜食用。

3.
健康食疗室

若想最大限度地摄入维生素E、生物素，应注意掌握以下膳食诀窍：

① 生蛋清是生物素的大敌，可导致生物素无法被人体吸收，应尽量吃熟鸡蛋。

② 生物素是水溶性维生素，易在烹调过程中流失，因此炒菜要快，有汤的菜最好喝汤。

③ 不要让食物直接接受紫外线的照射。

■食疗营养餐■

西蓝花炒虾仁

生物素+维生素A+维生素C+维生素K

主料： 西蓝花250克，虾仁200克，鸡蛋1个。

辅料： 盐、白糖、味精、小苏打、胡椒粉、大油、料酒、香油、鸡汤、玉米粉、湿淀粉、葱、姜各适量。

做法：

❶将虾仁去除沙线，洗净；西蓝花切块；葱、姜切小片。

❷将虾仁用鸡蛋清、小苏打、味精、盐、胡椒粉、玉米粉浆好。用鸡汤、盐、味精、胡椒粉、白糖、香油、湿淀粉兑成汁。

❸起锅上火，放大油，烧热后入西蓝花滑炒，再入虾滑透，一起倒出控油。油锅入葱、姜片稍煸，即入西蓝花和虾仁，烹入料酒，把汁搅匀倒入锅内，颠翻几次即成。

蘑烧冬瓜

生物素+维生素C+维生素D

主料： 冬瓜500克，蘑菇（鲜蘑）100克。

辅料： 湿淀粉、料酒、味精、盐、大豆油各适量。

做法：

❶冬瓜洗净，去皮去瓤。

❷去皮冬瓜入沸水焯一下，捞出用凉水浸泡，再切成块。

❸蘑菇去杂洗净，切块。

❹炒锅放油烧热，放入蘑菇、冬瓜块、料酒、盐、味精，加水大火烧沸，改小火，烧至蘑菇、冬瓜入味，用湿淀粉勾芡即可。

挂霜腰果

生物素+维生素E

主料： 腰果400克。

辅料： 白糖150克，花生油适量。

做法：

❶ 炒锅置于中火上，注入花生油，冷油放入腰果，控制油温四成时，炸3～5分钟，见腰果颜色略变，立即捞出沥干油。

❷ 炒锅回火上，放清水加白糖，慢慢熬化，呈乳白色时离火，放入腰果，拌均匀后，入盘冷却后糖霜粘满果仁即可。

香附麦片粥

生物素+维生素C+维生素E

主料： 燕麦片100克，香附10克，芸豆75克。

辅料： 西芹60克。

做法：

❶ 芸豆洗净，泡在清水中约4小时后捞出；香附洗净；西芹洗净，切段。

❷ 锅中倒入4杯水，放入香附煮开，再转用中火，熬煮至汤汁剩下原来的3/4，滤出汤汁。

❸ 麦片、芸豆放入锅中，再倒入熬好的汤汁煮开，转小火煮至烂熟。

❹ 加入西芹段继续煮1～2分钟，最后加入盐调味即可。

栗子猪肾粥

生物素+维生素C

主料： 粳米100克，猪肾90克，栗子（鲜）50克。

辅料： 盐2克。

做法：

❶ 粳米淘洗干净，浸泡30分钟后捞起，沥干水分。

❷ 栗子去皮后切成碎粒；猪肾洗净，切成薄片备用。

❸ 将粳米、栗子放入锅内，注入约1200毫升冷水，待粥将沸时放入猪肾，再沸时改用小火慢煮，见米烂粥稠，下盐调味即可。

蚕蛹炒韭菜

生物素+维生素A+维生素C+ 维生素D

主料： 蚕蛹50克，韭菜250克。

辅料： 料酒、盐、味精、姜丝、植物油各适量。

做法：

❶ 蚕蛹洗净；韭菜择洗干净，切段。

❷ 植物油烧热，下姜丝煸香，放入蚕蛹煸炒几下，烹入料酒，加盐炒至蚕蛹熟而入味，出锅备用。

❸ 锅内加油烧热，投入韭菜煸炒，加入盐、清水，炒至入味，倒入炒好的蚕蛹炒匀，点入味精即成。

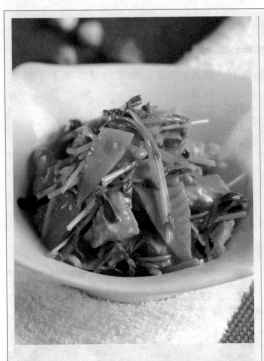

鸡片炒豆苗

生物素+维生素B$_1$+维生素B$_2$

主料: 豌豆苗50克,鸡脯肉250克,冬笋片50克。

辅料: 鸡蛋1个(取用蛋清),料酒、盐、酱油、白糖、味精、醋、湿淀粉、香油、花生油各适量。

做法:

❶ 将鸡脯肉筋膜剔去,劈成柳叶形片,然后放入清水中漂洗去血污,沥水,用洁布吸去表面水分,放入碗中,加盐、鸡蛋清、湿淀粉上浆,再加香油拌和。

❷ 炒锅上火烧热,加入花生油,烧至四成热时,放入鸡片滑油至白色时出锅沥油。

❸ 炒锅再上火,加入少许油烧热,放入豌豆苗、冬笋片略煸,加料酒、酱油、白糖、味精调味,用湿淀粉勾芡,倒入鸡片,烹入醋,淋入香油即成。

油豆腐镶肉

生物素+B族维生素+维生素E

主料: 油豆腐500克,绞肉250克。

辅料: 葱、酱油、香油、淀粉、水、白糖、盐、味精、胡椒粉、植物油各适量。

做法:

❶ 绞肉拌入盐、酱油、淀粉拌匀。

❷ 油豆腐用开水略泡软,用清水洗净,挤去水分,挖一个洞塞入绞肉,镶好。

❸ 将植物油加热,放入镶绞肉的油豆腐及酱油、白糖、胡椒粉、水,盖上锅盖,用小火煮透到汁干时,淋上香油即可。

京酱肉丝

生物素+维生素C+维生素K

主料: 猪里脊肉250克,葱200克,鸡蛋2个。

辅料: 葱、姜、甜面酱、料酒、白糖、酱油、盐、味精、花生油、湿淀粉各适量。

做法:

❶ 葱、姜洗净均切成丝,将一半葱丝放入盘中央;将猪里脊肉切成丝,放入碗中,加入料酒、盐、味精调匀,放入鸡蛋清、湿淀粉上浆抓匀。

❷ 锅内加油烧至三成热,将肉丝入锅滑散,捞出沥油。

❸ 锅内加少许油,投入葱姜丝爆锅,加入甜面酱炒香,倒入滑好油的肉丝,快速翻炒,加入白糖、酱油、湿淀粉翻炒均匀即成。

桂圆童子鸡

生物素+维生素A+维生素C

主料: 净童子鸡1只(约重1000克),干桂圆肉100克,莲子少许。

辅料: 料酒、酱油、葱、姜、盐各适量。

做法:

❶ 将鸡从背部剖开,挖出内脏,抽掉气管、食管,斩去鸡爪尖,洗净,放入沸水锅中烫一下,再洗净。

❷ 在砂锅中加入清水,上火煮沸,将鸡下锅煮

做法：

❶ 紫甘蓝去净老叶，削去根后洗净，切成约4厘米长、3厘米宽的长条，加少许精盐拌和，腌渍2小时后，轻轻挤去水分，排放盆中。

❷ 干红辣椒去子，洗净后切成细丝；姜切丝。

❸ 将盐、白糖、醋调成适合口味的卤汁，倒入甘蓝内，菜面上放些姜丝。

❹ 炒锅加植物油15克，烧热后降温至4成热，放入辣椒丝爆出香味，捞出辣椒弃去。

❺ 随即将紫甘蓝与姜丝倒入热油锅中，煸炒片刻即可。

萝卜羊肉汤

生物素+维生素A

主料： 白萝卜500克，羊肉250克。

辅料： 盐少许。

做法：

❶ 羊肉去筋膜洗净切块，入沸水中烫去血水，捞出沥干；萝卜去皮，洗净切块。

❷ 将羊肉放入锅内，加水烧沸后，改小火煮30分钟，投入萝卜块同煮至羊肉烂熟，加盐调味即可。

至八成熟，略加盐，撇去浮沫，下莲子、桂圆肉、酱油，再用文火炖半小时即可。食用时连锅上桌。

糖醋紫甘蓝

生物素+维生素C+维生素K+维生素U

主料： 紫甘蓝500克。

辅料： 姜、干辣椒、植物油、盐、白糖、白醋各适量。

维生素 K 治病

- 1929年，丹麦生物化学家帕姆教授在用小鸡进行胆固醇合成的研究中，在饲料不含脂肪的情况下，鸡的皮下和肌肉内却产生了类似坏血病的出血点。他在饲料里添加了柠檬汁和小麦胚芽等，但情况没有好转，因此他认为此病是由于缺乏未知营养素所致。
- 1935年，帕姆明确知道了这种不同于维生素A、维生素E、维生素D的未知物，缺乏它可导致血凝固恶化，并将其命名为维生素K。
- 1939年，美国生物化学家多伊西从紫花苜蓿叶和腐败鱼粉中分离出维生素K活性物质，同年德国化学家菲泽等完成了维生素K化学结构的测定和人工合成。

⊙维生素K是一种由萘醌类化合物组成的能促进血液凝固的维生素。维生素K分为两大类，一类是脂溶性维生素，即从绿色植物中提取的维生素K_1和从微生物中提取的维生素K_2。另一类是水溶性维生素，由人工合成，即维生素K_3和维生素K_4。人体应主要摄取维生素K_1和维生素K_2。

⊙维生素K又叫凝血维生素，在体内起着控制血液凝固的作用，是四种凝血蛋白（凝血酶原、转变加速因子、抗血友病因子和司徒因子）在肝内合成必不可少的物质。除了凝血作用之外，维生素K还参与骨钙的代谢，由维生素K辅助的谷氨酸残基γ-羧化还发生于骨、牙、肾、脾、肺及乳腺等组织的蛋白质分子中。这种蛋白质在骨中称为骨钙蛋白，有调节钙在骨基质中沉积的作用；在肾中与钙的重吸收作用有关。此外，维生素K还参与细胞生物氧化—还原过程，是呼吸链的成员之一。

⊙人类每天的维生素K最低需要量尚无公认标准，成人建议摄取量为每千克体重0.5～1.0微克。新生儿缺乏肠道合成细菌时，每天约需1毫克。

1.
医疗档案馆

维生素K广泛存在于食物中，且肠道细菌也能合成，因此成人原发性维生素K缺乏症并不常见，其缺乏症主要见于新生儿。维生素K不足可导致全身各处出血。轻者皮肤与外界物体碰撞即发乌或起青色，重者口腔、鼻黏膜、胃、肠以及泌尿道等处自发性出血。如果出血部位发生在颅内，可发生生命危险。

近年来维生素K缺乏所致新生儿颅内出血的病例屡见报道。一项对新生儿的群体追踪调查结果显示，出血发生率约为0.24%，在52名出现出血症状的婴儿中，有30名是由维生素K缺乏引起的，且93%发生在出生头3个月。

近期对547名新生儿脐血检测结果表明，城市和农村足月儿维生素K缺乏率分别高达32.8%和65.8%。我国每年约有10万儿童死于颅内出血，婴儿维生素K缺乏是主要原因之一。

儿科医生：
防治新生儿出血症

新生儿出血症是由于维生素K缺乏、体内某些维生素K依赖凝血因子活力低下而引致的自限性出血性疾病。这种病常于新生儿出生后2～5日内发病，病情较轻者4～5日后自行停止出血，较重者可导致贫血，甚至发生休克，是严重危害婴儿生命的疾病。为防止新生儿出血症的发生，母亲在怀孕期间就应多食含维生素K丰富的食物，并在新生儿出生后适当肌注维生素K$_1$。如果婴儿出现出血，也可用维生素K$_1$给予肌注治疗。

骨科医生：
强健骨骼，防治骨质疏松症

维生素K与钙质的代谢有关。它能适应需要，从骨骼中将钙输送到血液中，同时也会再

维生素K
缺乏症

- 婴儿脑出血、吐血
- 易流鼻血
- 受伤和内出血时不易止血，皮下出血
- 新生儿肠、脐带及包皮部位出血
- 易发大肠炎，胃黏膜弱
- 小儿慢性肠炎、腹泻
- 骨骼脆弱
- 尿血、胃出血
- 热带性下痢

维生素K
医疗功效

- 防止新生儿出血疾病
- 平时抑制血液凝固，出血时帮助血液凝固
- 帮助骨骼形成，使骨骼更健康
- 防止月经期大量出血

吸收钙，以避免其排到尿液中。因此，维生素K能够抑制人体骨骼中的钙流出。维生素K一旦不足，骨骼中就无法溶入足够的钙质，从而造成骨骼脆弱。

人们不仅是在成长期，即使成年后也应该持续摄取维生素K，这样不仅可以预防还可以治疗骨质疏松症。

妇科医生：
治疗痛经及月经过多等生理期疾病

痛经及月经过多是困扰众多女性的常见妇科病，严重影响了她们的日常生活质量。维生素K可很好地缓解这两种症状。维生素K有调节神经系统的功能，使月经期不受精神因素的影响，达到镇静、镇痛的目的；另外维生素K还有缓解平滑肌痉挛的作用，当子宫平滑肌痉挛引起疼痛时，使用维生素K可得到缓解。

维生素K能够促进血液正常凝固，减少生理期大量出血，预防血崩。

内科医生：
治疗支气管炎，预防哮喘

支气管炎发病时，细支气管平滑肌痉挛、黏膜充血、水肿和分泌物增加，患者会出现咳嗽、发作性呼吸困难，如果病情继续发展，呼吸困难会加重，甚至出现哮喘。

维生素K对人体内的平滑肌有较强的解痉作用，它不但能平喘，还有止咳的功能，对中枢神经也有镇静作用。维生素K还与抗生素有协同作用，可增强抗生素治疗支气管炎的疗效。

特殊需求人群
- 经常流鼻血的人、有外伤的人。
- 正在服用抗生素的人。
- 早产的婴儿。
- 缺乏足够胆汁吸收脂肪者。（需经由注射补充）

补给须知
- X光、放射线、冷冻加工、阿司匹林及空气污染都是维生素K的大敌。
- 天然形式的维生素K_1、维生素K_2通常不会使人中毒。
- 服用过量维生素K补充品会损害肝脏功能，因此肝病患者不宜服用。
- 孕妇及哺乳期妇女应避免大量服用维生素K补充品。
- 使用抗生素会造成肠内细菌数量减少或肠道功能降低，维生素K便会相对不足。
- 在服用抗血液凝固剂时摄取维生素K（即使来源为天然食物），将使抗血液凝固剂的药性产生反效果。

副作用
- 服用维生素K补充品可能产生脸泛红、发红疹、肠胃不适、皮肤瘙痒等过敏症状。
- 摄取过量维生素K会造成血栓，损害肝脏功能，引起维生素K过剩症，出现呼吸困难、胸闷、皮肤水疱，甚至溶血性贫血等不良反应。

2. 天然补给站

● 食物中的维生素K在烹调中受损程度很轻微，是从食物中较易取得的营养素。维生素K的食物来源，在植物性食物中以绿叶蔬菜含量较高，水果及谷物中含量较低；在动物性食物中内脏、肉类与奶类中也有一定含量。如猪肝、酸奶酪、蛋黄、大豆油、鱼肝油、海藻类、紫花苜蓿、菠菜、海带、西蓝花等维生素K的含量都较高。

常见食物维生素K含量排行榜			
排名	食物名称	含量（微克/100克）	食用标准参考量
1	绿茶	719	每次150毫升
2	莴笋	129	每次60克
3	圆白菜	125	每次70克
4	菠菜	89	每餐80~100克
5	芦笋	57	每餐50克
6	芹菜	51	每餐50克
7	猪肝	25	每餐50克
8	燕麦	20	每次40克
9	猪肉	11	成人每天80~100克；儿童50克
10	西红柿	5	每天2~3个

■ 补给榜中榜 ■

绿茶

绿茶是不发酵茶，性寒味略苦，具有消热、消暑、解毒、祛火、降燥、止渴、生津、强心提神的功效。绿茶中含有大量的茶多酚。茶多酚为茶叶中酚类物质的总称，红茶发酵时儿茶素被氧化破坏，失去防癌作用。绿茶中的有效成分可以抑制癌细胞生长所必需的尿激酶。绿茶所含维生素C、维生素B$_1$、维生素B$_2$、维生素K和维生素P等都比红茶多，因此绿茶在抑菌、防衰老、防血管硬化、抑制突变、防止辐射损伤、降低胆固醇和血脂、防止儿童龋齿等方面比红茶更有效。

食用方法

❶ 绿茶中的茶氨酸水中的溶出率与水温和时间有密切关系，5℃的冷开水浸泡30分钟，可使茶氨酸溶出61%左右，效果较好。水温过高或浸泡时间过长都不适宜。

❷ 绿茶用透明度好的玻璃杯、瓷杯或茶碗冲泡，选用洁净的优质矿泉水，水的酸碱度为中性或微酸性。煮水初沸即可，水温在80℃左右，茶与水的比例为1：50。冲泡时注水至离杯沿1～2厘米处即可。

❸ 在饮用绿茶时，加入苹果片，会产生一种有效物质，在防癌和抗老化方面效用更佳。

饮食宜忌

❶ 神经衰弱者和失眠症患者，临睡前不宜饮茶，更不能饮浓茶，否则会加重失眠症。

❷ 不能用茶水送服药物，以免降低药效。

❸ 正在哺乳的妇女也要少饮茶，因为茶对乳汁有收敛作用。

圆白菜

圆白菜，学名结球甘蓝，也叫洋白菜或卷心菜，同大白菜一样产量高、耐储藏，是四季佳蔬，含有维生素C、维生素E、维生素K、维生素U、胡萝卜素、钙、锰、钼以及膳食纤维等丰富的营养成分。圆白菜的吃法很多，生

食、清炒、烧汤、与其他食品混烹，还可做泡菜、腌菜、酸辣菜等。新鲜的圆白菜中含有植物杀菌素，咽喉疼痛、外伤肿痛、蚊叮虫咬、胃痛、牙痛之类都可请圆白菜帮忙。圆白菜中含有某种"溃疡愈合因子"，对溃疡有良好疗效。在抗癌蔬菜中，圆白菜排在第五位。

食用方法

圆白菜生吃食疗效果最好，可以用来凉拌、做沙拉或榨汁。即使做熟，也不宜加热过久，以免其中的有效成分被破坏。

饮食宜忌

❶ 怀孕妇女、贫血患者、消化道溃疡患者可适当多食。

❷ 皮肤瘙痒性疾病、眼部充血患者忌食，肺胃发炎者少食。

芹菜

芹菜是常见蔬菜之一，既可热炒，又能凉拌，是一种具有很高利用价值的植物。芹菜能促进人的性兴奋，西方称之为"夫妻菜"，曾被古希腊的僧侣禁食。芹菜含铁量较高，是缺铁性贫血患者的食疗佳蔬。同时，芹菜也是治疗高血压及其并发症的首选食品，对于血管硬化、神经衰弱患者亦有

辅助治疗作用。芹菜含有丰富的维生素A、维生素B₁、维生素B₂、维生素C、维生素K和维生素P，故芹菜汁尤其适合于维生素缺乏者饮用，常服还可降血糖。

食用方法

　　芹菜叶中所含的胡萝卜素和维生素C比茎多，因此食用时不要把能吃的嫩叶扔掉。

饮食宜忌

❶ 芹菜忌与甲鱼、菊花、蛤、兔肉、黄瓜、螃蟹同食。

❷ 血压偏低者慎用。

燕麦

　　燕麦又名雀麦、野麦。燕麦口感较硬，一度不受欢迎，而现在已成为最受推崇的健康食物之一。在美国《时代》杂志评出的十大健康食品中，燕麦名列第五。燕麦可以降低血液中胆固醇与甘油三酯的含量，既能调脂减肥，又可起到帮助降低血糖的作用。燕麦所含维生素B₁、维生素B₂、维生素E、维生素K及叶酸等，可以改善血液循环，帮助消除疲劳，又有利于胎儿的生长发育。燕麦是谷物中唯一含有皂素的作物，可以调节人体的肠胃功能。在各种粮

食中，燕麦的含钙量最高，对预防缺钙、骨质疏松症有益。

食用方法

❶ 燕麦加工制成麦片，食用更加方便，口感也得到改善，成为深受欢迎的保健食品。

❷ 将燕麦粒放入水中煮数分钟即成美味燕麦粥，可供早晚餐食用。

饮食宜忌

❶ 对麸质过敏者慎食。

❷ 燕麦是一种低糖、高蛋白质、高脂肪、高能量的食物，一次不宜过多食用，否则会造成胃痉挛或胀气。

猪肉

　　猪肉是人们餐桌上重要的动物性食品之一。因为猪肉纤维较为细软，结缔组织较少，肌肉组织中含有较多的肌间脂肪，因此，经过烹调加工后肉味特别鲜美。猪肉为人类提供优质蛋白质和必需的脂肪酸；猪肉含有较多B族维生素和维生素K，血红素铁（有机铁）和促进铁吸收的半胱氨酸，能改善缺铁性贫血，可用于病后体质虚弱、产后血亏等。

食用方法

❶ 猪肉用煲汤的方法烹饪营养价值更高，更不易流失。

❷ 保存猪肉时，最好是先切成薄片之后再冷冻，如此比整块冷冻保存营养价值更高，且较方便食用。

饮食宜忌

❶ 因猪肉的脂肪含量较高，肥胖、高血压、高血脂者等应少食。

❷ 猪肉不宜与牛肉、驴肉、马肉、羊肝、虾、香菜、菠菜同食。

3.
健康食疗室

若想最大限度地摄入维生素K，应注意掌握以下膳食诀窍：

❶ 维生素K在强光中不稳定，容易被分解，故宜将富含维生素K的食物存放于阴暗处。

❷ X光和其他放射线是维生素K的大敌，务必留心避开。

❸ 维生素K容易遭到矿物油的破坏，所以要保护维生素K，一定要当心矿物油的使用。

❹ 维生素K_1主要存在于深色蔬菜中，并且在其经阳光照射较多的部分含量特别多。因此，在吃甘蓝、莴苣等蔬菜时，最好保留并食用其表面的叶子。另外，海藻、绿茶也含有丰富的维生素K_1。

❺ 牛奶等乳制品、肉、蛋、水果中都含有维生素K_2，尤其是像纳豆等发酵食品，含维生素K_2更为丰富。

■食疗营养餐■

杏仁提子麦片粥

维生素K+B族维生素+维生素E

主料： 牛奶500克，燕麦片200克，杏仁50克，葡萄45克。

辅料： 盐、蜂蜜各适量。

做法：

❶ 将放入盐的牛奶煮熟，调小火，边搅拌边倒入燕麦片，然后一边搅拌一边煮1分钟。

❷ 将容器盖上盖子从火上撤下，冷却2～3分钟，加入葡萄、杏仁和蜂蜜搅拌均匀即可。

凉拌圆白菜

维生素K+维生素C

主料： 圆白菜400克。

辅料： 红辣椒15克，盐10克，白糖40克，醋、香油各适量。

做法：

❶ 圆白菜洗净后，摘下菜叶部分，梗部则以斜刀切片。

❷ 红辣椒洗净切丝。

❸ 将圆白菜叶装入耐热袋中，松绑袋口，以强

微波7分钟煮软后，以冰水浸泡。

④ 圆白菜叶一片片卷成筒状，挤去水分，切成约2厘米长，直立排盘，红辣椒丝铺撒菜上。

⑤ 把盐、白糖、醋、香油以强微波2分30秒加热，取出调匀后淋在圆白菜卷上即可。

绿茶饺炖水鸭

维生素K+维生素E+B族维生素

主料： 肥鸭1000克，猪肉100克，绿茶50克，面粉150克。

辅料： 葱10克，姜20克，盐5克，味精1克，植物油适量。

做法：

① 将肥鸭洗净切成块，放入沸水中焯一下捞出；猪肉剁细成馅；葱、姜分别切末，姜留一些切片；绿茶用沸水冲泡，滤取茶汁。

② 猪肉馅中放入葱末、姜末、盐、味精、植物油，搅拌均匀调成饺子馅，再用茶汁和面粉揉成面团。

③ 将面团切成小块，然后擀成皮，放入肉馅包成饺子。

④ 将锅置于大火上，放入清水1000毫升和茶汁、姜末、鸭块，开锅后改小火炖，再把饺子放入锅中，待饺子浮起即可。

莴笋炒肉丝

维生素K+维生素A+B族维生素

主料： 莴笋300克，虾仁20克，猪瘦肉150克。

辅料： 盐3克，味精2克，胡椒粉5克，葱8克，色拉油适量。

做法：

① 莴笋洗净后去皮，切成丝；猪瘦肉切成丝；葱切段备用。

② 莴笋丝与虾仁、肉丝及盐、味精、色拉油、胡椒粉、葱段置于盘内拌匀。

③ 覆上微波薄膜，高温加热5分钟即可。

酱牛肉西蓝花

维生素K+维生素C+B族维生素

主料： 酱牛肉80克，西蓝花400克。

辅料： 盐适量。

做法：

① 将酱牛肉切成片；西蓝花洗净，掰成小朵，放入沸水中加盐烫熟，捞出，沥干。

② 将西蓝花码入盘中，上面放上牛肉片。

③ 放入微波炉里，中温加热约8分钟即可。

其他维生素治病

肌醇：
防止脂肪积聚，治疗肥胖症

肌醇又叫纤维醇，是B族维生素的一种，与体内蛋白质的合成、二氧化碳的固定和氨基酸的转移等过程有关，负责人体内脂肪及胆固醇的新陈代谢。

医疗功效

★ 降低人体内胆固醇的数值，促进肝和其他组织中的脂肪代谢，防止脂肪在肝内积聚。

★ 保持头发健康，防止脱发。

★ 有镇静作用。

特殊需求人群

★ 经常喝大量咖啡的人。

★ 湿疹、脂肪肝、高胆固醇血症患者。

食物来源

★ 肝脏、酵母、小麦胚芽、牛心、青豆、香瓜、柚子、葡萄干、花生、圆白菜等。

补给须知

★ 肌醇必须和胆碱及其他B族维生素一起服用。

参芪焖青豆

肌醇+维生素C

主料：青豆500克，太子参、炙黄芪各12克，鲜菜心150克。

辅料：大油、味精、盐、清汤各适量。

做法：

❶ 选用新鲜幼嫩毛豆角，去壳取青豆洗净；太子参、炙黄芪洗净灰杂，烘干研制成粉末。

❷ 净锅置中火上，下大油，烧至六成热，加入青豆炒至变色。

❸ 掺入清汤，加入已制好的中药末，改用中小火，盖上盖，焖至青豆熟时，加味精、盐调好味后，即可食用。

胆碱:
避免胆固醇蓄积，增强记忆力

胆碱是B族维生素中的一种，与肌醇同为亲脂肪性的维生素。胆碱是少数能穿过"脑血管屏障"的物质之一，可进入脑细胞，制造帮助记忆的化学物质。

医疗功效

★ 避免胆固醇在动脉壁或胆囊中蓄积。

★ 帮助传送刺激神经的信号，特别是为了记忆的形成而对大脑所发出的信号。

★ 防止老年人记忆力衰退，有助于治疗老年痴呆症。

★ 保护肝脏，促进人体排除毒素。

★ 有镇定作用。

特殊需求人群

★ 容易烦躁、兴奋者，大量饮酒的人。

★ 记忆力不佳的人。

食物来源

★ 肝脏、蛋黄、红肉、乳制品、大豆及其制品、花生、柑橘、土豆等。

补给须知

★ 摄取胆碱的同时也要摄取其他B族维生素。

★ 要使维生素E达到最好的效果，应摄取充分的肌醇和胆碱。

芋头烧牛肉

B族维生素

主料： 牛肉1500克，芋头1000克。

调料： 盐、料酒、味精、糖色、葱段、姜片、大料、桂皮、花椒各适量。

做法：

❶ 牛肉切成寸块，在沸水锅里出水后，用凉水洗净血沫；芋头洗净，去皮切成滚刀块。

❷ 煮锅置火上，加入清水适量，下入出水的牛肉块和葱段、姜片、大料、桂皮、花椒（调料用纱布包上），大火烧开，加糖色煮10分钟左右，改小火。

❸ 煮九成熟时，用盐、料酒调好口味，再把芋头放入锅内，炖至牛肉块酥烂时，取出料包，加味精搅匀即可食用。

对氨基苯甲酸：
保护皮肤健康，预防皮肤癌

　　对氨基苯甲酸是最新发现的水溶性B族维生素中的一种，它能帮助合成叶酸，有助于机体对泛酸的吸收。

医疗功效

★ 保持皮肤健康润泽，延缓皱纹出现。

★ 缓解皮肤因烧伤、烫伤引起的刺痛。

特殊需求人群

★ 皮肤烧伤、烫伤者，皮肤容易晒伤的人。

食物来源

★ 肝脏、肾脏、酵母、未精制的谷物、小麦胚芽等。

补给须知

★ 皮肤容易晒伤的人应特别注意对氨基苯甲酸的摄取。

白芷菠菜羊肝汤

B族维生素+维生素A+维生素C

主料： 菠菜250克，羊肝200克，白芷末2克。

辅料： 香油、盐、味精各适量。

做法：

❶ 将菠菜择洗干净，切段；羊肝洗净，切片，放入碗中，加入白芷末、香油、盐，拌匀腌渍。

❷ 锅置火上，加适量清水煮沸，放入羊肝、菠菜，煮熟时加入味精、盐调味即可。

燕麦豆沙包

B族维生素+维生素E

主料： 低筋面粉、泡打粉、干酵母、改良剂、燕麦粉、豆沙馅各适量。

辅料： 砂糖100克。

做法：

❶ 面粉、泡打粉过筛与燕麦粉混合、开窝。

❷ 加入砂糖、酵母、改良剂、清水搓至糖溶化。

❸ 将面粉拌入，搓至面团纯滑。

❹ 用保鲜膜包好，松弛20分钟。

❺ 然后将面团分切30克/个。

❻ 将面团压成薄皮，包入豆沙馅。

❼ 将包口收紧成包坯。

❽ 将包坯放入蒸笼，稍静置后用猛火蒸约8分钟即可。

维生素L：
促进乳汁分泌

维生素L又叫催奶维生素，是维生素L₁和维生素L₂的混合物。

医疗功效

★ 促进乳汁的分泌。

特殊需求人群

★ 处于哺乳期的女性，特别是乳汁分泌不足的女性。

食物来源

★ 牛肝、鳟鱼、酵母、野菜等。

补给须知

★ 在胎儿第十个月期间，孕妇应适当增加含维生素L的食物。

鳟鱼蔬菜汤

维生素L+维生素C+维生素D

主料： 鳟鱼480克，西芹、胡萝卜各80克。

辅料： 葱、金针菇、蒜头、柠檬、牛油、上汤、盐、胡椒粉各适量。

做法：

❶ 鳟鱼切大件，洗净抹干，加调味料拌匀；西芹去筋，胡萝卜去皮，分别切5厘米长的条；葱切段；金针菇切去根部，洗净；蒜头去衣，拍扁。

❷ 煮热牛油，下蒜炒至香，去掉蒜头，排入鳟鱼块，煎至两面焦黄色，取出。

❸ 原锅放入西芹、葱段，炒匀，注入上汤，下鳟鱼，煮至滚，挤下柠檬汁，上盖焗煮约7分钟，下盐、胡椒粉调味，加入金针菇、胡萝卜条再煮3分钟即成。

维生素P：
防治牙龈出血，增强维生素C活性

维生素P又名芦丁、路通，是水溶性类维生素物质，包括柑橘类色素、生物黄酮类、芸香甙、橘皮甙、柠檬酸等，有时统称为类黄酮化合物。

医疗功效

★ 降低血管通透性，保护血管，防治出血和瘀伤，有助于预防和治疗牙龈出血。

★ 增强维生素C的活性，防止维生素C被氧化而遭破坏。

★ 预防脑溢血、高血压脑病、糖尿病、视网膜出血、出血性紫癜等疾病。

★ 辅助治疗因内耳疾病引起的浮肿或头晕。

特殊需求人群

★ 易发生瘀伤的人。

★ 刷牙时牙龈经常出血的人。

食物来源

★ 茄子、槐花米、荞麦、杏、樱桃、葡萄、山楂、柑橘类等。

补给须知

★ 维生素P和维生素C一同摄取效果更好。一般认为，每服用500毫克的维生素C，最少应该服用100毫克的维生素P。

★ 茄子的紫色表皮与肉质连接处维生素P的含量最高。

★ 适量饮茶，能在一定程度上补充维生素P。

青椒茄子

维生素P+维生素C

主料：茄子500克，青椒200克。

辅料：植物油、酱油、白糖、淀粉、醋、鸡粉各适量。

做法：

❶ 将茄子削皮洗净，切成0.5厘米厚的片；青椒去子、去蒂洗净，切成粗丝。

❷ 将酱油、白糖、淀粉、醋、鸡粉和2汤匙水勾成调味汁。

❸ 炒锅上火烧热，放入植物油，倒入茄子片翻炒数下，调成中火，盖上锅盖焖上，待茄子片被煎软了，下青椒丝，迅速翻炒后倒入调味汁，炒匀即可。

樱桃枸杞桂圆汁

维生素P+B族维生素+维生素A

原料：樱桃6颗，桂圆6颗，枸杞10粒，饮用水200毫升。

做法

❶ 将樱桃洗净去核；将桂圆去壳去核，洗净。

❷ 将准备好的樱桃、桂圆、枸杞和饮用水一起放入榨汁机榨汁。

维生素Q：
抗氧化，延缓细胞衰老

　　维生素Q是一种体内合成的脂溶性维生素物质，学名为辅酶Q，是有效的抗氧化剂，对延缓细胞衰老有着十分重要的作用。

医疗功效

★ 治疗缺血性心脏病和脑出血。

★ 治疗牙周炎、牙龈炎及因牙床缺氧、细胞坏死导致的牙床脓肿。

★ 降低血液中的糖分，治疗糖尿病。

★ 防止动脉栓塞，预防和控制高血压。

★ 对慢性疲劳综合征及神经性病变有疗效。

特殊需求人群

★ 中老年人。

★ 心脏衰弱的人。

食物来源

★ 动物肝脏、牛肉、猪肉、松鱼、金枪鱼等。

补给须知

★ 服用维生素E可以促进维生素Q的生成。有试验表明，服用维生素E的动物其肝脏中维生素Q的含量可提高30%。

★ 微量元素硒以及维生素B_2、维生素B_6、维生素B_{12}、叶酸和烟酸都是合成维生素Q的重要原料，因此也要适量补充。

★ 因为维生素Q是脂溶性的，所以补充维生素Q一定要有脂肪的配合，比如花生油和橄榄油等。

红烧松鱼头

维生素Q+B族维生素

主料： 松鱼头（带腹）1000克，芋头200克，五花肉丁75克，蒜肉75克，湿香菇30克，红椒丁10克。

辅料： 淀粉、植物油、大油、盐、味精、红豉油、料酒、香油、湿淀粉、二汤各适量。

做法：

❶ 将松鱼头切开两片，去鳃洗净，用盐搓匀，撒上淀粉，下油锅炸至色呈金黄捞起。

❷ 芋头去皮切块，用植物油炸熟；蒜肉炸至色呈金黄。

❸ 将肉丁、香菇丁、红椒丁下锅炒香，溅料酒，加入盐、红豉油、二汤、鱼头、芋头同焖。

❹ 焖10分钟后投入蒜肉，再焖5分钟，取出鱼头、芋头盛入盘内，原汁加入味精，用湿淀粉勾芡。下香油、大油拌匀，淋在鱼头上面即成。

维生素U：
修复胃黏膜，治疗胃溃疡

维生素U是新发现的营养素，人们对它的了解很少。

医疗功效

★ 抑制胃酸分泌。

★ 修复胃肠黏膜，治疗胃溃疡和十二指肠溃疡。

特殊需求人群

★ 患有胃溃疡或十二指肠溃疡的人。

食物来源

★ 莴苣、芹菜、芦笋、莴笋、甘蓝类蔬菜（如紫甘蓝、圆白菜等）。

补给须知

★ 生食甘蓝能更好地摄取维生素U。

酱拌莴笋

维生素U+B族维生素+维生素C

主料： 莴笋750克。

辅料： 甜面酱、味精、香油、白糖、盐、胡椒粉各适量。

做法：

❶ 莴笋切成丝，入盘用盐腌10分钟，用冷开水冲洗，挤干水分。

❷ 在甜面酱中加入味精、香油、白糖、胡椒粉，拌匀，然后倒入挤干水分的莴笋丝中拌匀即可。

芦笋白芝麻牛奶汁

维生素U+B族维生素+维生素E

原料： 牛奶200毫升，芦笋、白芝麻适量。

做法：

❶ 将芦笋去皮洗净，切成块状。

❷ 将白芝麻洗净炒熟，研末。

❸ 将准备好的芦笋、白芝麻和牛奶一起放入榨汁机榨汁。

第二篇 2

维生素
治病实例

维生素美容
维生素祛痘

⊙青春痘,俗称粉刺,多发生在14～18岁的青年人面部。因为人体在这一时期,激素分泌最为旺盛,脂肪亦很活跃,从而造成皮脂分泌过多,堵塞毛孔,久而久之,皮肤表层就会鼓起小包。如果细菌在此处繁殖,就会引起炎症,使小包红肿,甚至生成脓疙瘩,形成粉刺。

⊙青春痘给许多青年人带来了极大的烦恼。我们不妨借助"维生素医生"的力量赶跑青春痘,恢复晶莹剔透的健康肌肤。

1. 医生坐诊

维生素A、维生素B₂、维生素B₆、维生素C、维生素E

A 维生素A对肌肤有再生作用,如果摄入量不足,就会造成人体上皮细胞的迅速死亡,大量坏死细胞的堆积,为细菌的繁殖提供一个适宜的环境,也为青春痘的生成创造了条件。所以,要减少青春痘的出现,首先要做的就是补充维生素A。

B 维生素B₂和维生素B₆能除去脸部多余油脂,调节新陈代谢,加速细胞生物氧化,从而抑制青春痘的生长,平复暗疮。

C 维生素C能有效抑制过剩皮脂的分泌,修复被暗疮损伤的结缔组织,防止青春痘扩大,淡化痘印,恢复皮肤健康。

D 维生素E可使脸部毛细血管循环畅通,促进肌肤表皮细胞新生,帮助暗疮伤口复原。

2. 维生素药物

β-胡萝卜素,每次25000IU,每日1～2次。

维生素B₂5毫克,维生素B₆10毫克,每日3次,一周后减半。

维生素C,含生物类黄酮,每次1000毫克,每日3次,餐后和就寝前服用。

维生素E(水溶性)400IU,每日1～2次。

3. 对症食疗

马齿苋拌豆芽

维生素A+维生素C

主料: 鲜马齿苋150克,鲜黄豆芽150克。
辅料: 白糖6克,醋2毫升,味精2克,酱油3毫升,香油15毫升。

做法：

❶ 将马齿苋、黄豆芽洗净，沥干水分。

❷ 将马齿苋和黄豆芽投入沸水中煮至断生，捞出，沥干水分后放入盘内。

❸ 将辅料浇在盘内，拌匀即可。

功效： 清热解毒，润泽颜面。

核桃仁山楂茶

维生素A+维生素B₂+维生素C

主料： 核桃仁9克，山楂9克，贝母9克，荷叶1/2张。

辅料： 绿茶适量。

做法：

❶ 将前四味加水1000毫升，以大火烧开，改小火煎15分钟。

❷ 去渣取汁，装入暖瓶，用以冲泡绿茶。1日饮完，连服30日显效。

功效： 活血化瘀，散结软坚，治疗粉刺。

4.
维生素面膜DIY

白菜叶面膜

维生素B₂+维生素C

材料： 大白菜叶3片。

做法：

❶ 采购新鲜大白菜，取下整片菜叶洗净。

❷ 将大白菜叶在干净菜板上摊平，用酒瓶轻轻碾压10分钟左右，直到叶片呈网糊状。

❸ 将网糊状的菜叶贴在脸上，每10分钟更换1张叶片，连换3张。每天做1次。

功效： 嫩白皮肤，治疗青春痘。

土豆泥面膜

维生素C+B族维生素

材料： 土豆200克，牛奶、甘油各适量。

做法：

❶ 将200克土豆带皮煮熟，去皮，加少量原汁捣成泥。

❷ 加入牛奶、甘油混合捣匀成糊状，均匀涂于脸上，1~2小时后洗掉。

功效： 控油，祛痘。

绿豆蒜面膜

维生素B₂+维生素C

材料： 蒜、绿豆粉、纯水各适量，面膜纸1张。

做法：

❶ 将蒜剥皮，用微波炉加热2分钟以去味。

❷ 将蒜放入搅拌机中，加入100毫升水，搅碎后把渣过滤掉。

❸ 将面膜纸泡在蒜水中。

❹ 把绿豆粉也倒入蒜水中，搅拌成糊状涂抹在面膜纸上。

❺ 将面膜敷在脸上，10~15分钟后用清水洗净。

功效： 瘦脸，治痘，去角质。

豆腐酵母面膜

维生素B₂+维生素E

材料： 豆腐50克，酵母粉15克。

做法：

❶ 将豆腐放在碗中捣碎。

❷ 加入酵母粉，调成糊状。

❸ 将面膜静置12小时，让豆腐和酵母粉充分融合，隔天使用，效果加倍。

❹ 将少量面膜用指腹均匀涂于脸上，避开眼部及唇部，以打圈的方式由里至外按摩，5分钟后再把剩余面膜全部均匀涂于脸上，避开眼部及唇部，静敷15分钟，然后用清水洗净。

功效： 祛痘保湿。

维生素 祛斑

⊙色斑是指颜面出现黄褐色或者淡黑色斑片，是一种皮肤病，多发于青壮年，女性多于男性。西医认为，内分泌失调是色斑产生的主要原因之一，其他如药物或者疾病也可促使色斑的发生。中医认为，脏腑功能失调、气血不荣、管道不畅、瘀毒内生、妇女月经不调等均可以引起色斑。

⊙在医学上，色斑分为三大类，即：黄褐斑、雀斑、老年斑。无论哪一类型的色斑，我们都可以利用神通广大的维生素来对付它们，维生素祛除色素的养颜美肤效果令人刮目相看。

1. 医生坐诊

维生素A、维生素C、维生素E

A 维生素A具有滑润、强健皮肤的作用，并可防治皮肤粗糙及雀斑。维生素A的衍生物——维生素A酸和维生素A醇可以防止由日晒引起的黄褐斑、皱纹及皮肤表面暗淡，帮助新生肌肤成长。

B 维生素C可抑制代谢废物转化成有色物质，减少黑色素的生成，增加皮肤对紫外线的抵抗力，预防黑斑、雀斑形成。

C 维生素E能清除自由基，抑制过氧化脂质生成，扩张真皮毛细血管，促进真皮新陈代谢，从而起到逆转皮肤衰老，治疗面部黄褐斑和老年人色斑的作用。维生素C和维生素E两者合用，可充分发挥协同作用，促进新陈代谢不断把有害物质排出体外，达到使色斑变淡直至逐渐消失的目的。

2. 维生素药物

β-胡萝卜素，每次25000IU，早餐和晚餐后服用。

维生素C，含生物类黄酮，每次1000毫克，每日3次，餐后和就寝前服用。

维生素E（水溶性）400IU，每日1～3次，餐后服用。

3. 对症食疗

地黄香酥鸭

维生素A+维生素C

主料： 鸭600克，生山药200克，生地黄100克，枸杞子40克。

辅料： 葱、姜、盐、料酒、胡椒粉、高汤各适量。

做法：

❶鸭去内脏后拆去全身骨头，用盐、胡椒粉、料酒把鸭身内

外反复均匀抹透，再
加葱、姜腌1
小时。

❷取一个大
海碗，把生地黄
切片用纱布包好垫在碗
底，山药去皮切片连枸杞子平铺
在纱布上层，把腌好的鸭肉细细切小块后加高
汤一起上火蒸约2小时，肉酥汤香。

功效：消斑，养颜，滋阴。

奶油鳜鱼汤

维生素A+维生素E

主料：鳜鱼1条，笋片30克，火腿肉10克。

辅料：植物油、料酒、葱花、盐、奶油、姜各
适量。

做法：

❶鳜鱼去细鳞、肠杂，加料
酒、盐略渍。

❷用植物油爆香姜，投入笋
片，翻炒，加水煮沸，加入鳜
鱼、料酒、盐，用小火焖40分钟。

❸至汤呈奶白色后撒上火腿肉、葱
花，淋上奶油即成。

功效：消除雀斑，淡化黄褐斑。

丝瓜玫瑰美颜汤

维生素A+维生素C

主料：丝瓜200克，玫瑰花、菊花、白茯苓
各15克，红枣（去核）10颗，猪瘦肉
300克。

辅料：盐、味精各适量。

做法：

❶丝瓜削去硬皮，切成块；玫瑰花、菊花、白
茯苓用水浸洗；猪瘦肉切片。

❷将猪瘦肉片、红枣、白
茯苓、丝瓜加水煮约1
小时。

❷加入玫瑰花、菊
花及盐和味精，
煮片刻即成。

功效：淡化雀斑、
黄褐斑及蝴蝶斑。

4. 维生素面膜DIY

花粉面膜 ////////////

维生素A+维生素C+维生素E

材料：花粉5克，鸡蛋1个（取用蛋清），柠檬
汁20毫升，鲜奶20毫升。

做法：

❶采集菊花、松花、粟
米花、稞麦花的花粉或
在超市购买。

❷任取其中一种花粉1
匙（约5克），干性皮肤
的人用鸡蛋清混合，油
性皮肤的人用柠檬汁混
合，其他类型皮肤的人
用牛奶混合，调匀即成。

❸调好后（以敷在皮肤上不流下为度）敷在脸
部，20～30分钟后用清水洗去；也可以用花粉5
克加食盐2克溶于温水中，每天清晨和晚上用以
洗脸，边洗边用手从面部中间向两边轻揉，并
轻轻拍打面部。

功效：抗日光辐射，治晒斑。

柠檬面膜 ////////////

维生素C+维生素E

材料：柠檬1个，面粉、水各适量。

做法：

❶将柠檬榨汁后加1倍的
水，再加入3大匙面粉
调成面膏状。

❷将面膜敷于脸
部，5～20分钟后取
下，洗净脸部；每
天1次，7天为1个
疗程。

功效：祛斑美白。

维生素祛皱

⊙皱纹是指皮肤表面因收缩而形成一凸一凹的条纹，是皮肤老化的最初征兆。25岁以后，皮肤的老化过程开始，皱纹渐渐出现。出现的顺序一般是前额、上下眼睑、眼外眦、耳前区、颊、颈部、下颏、口周。

⊙皱纹是人体老化的结果，不可抗拒，但可通过合理补充维生素的方法，推迟它的发生，并减轻到不被人注意的程度。

1. 医生坐诊

维生素A、维生素B2、泛酸、维生素C、维生素E、对氨基苯甲酸

A 维生素A的健美功能，首推"祛皱"，它有"除皱大王"之称。它能刺激脸部皮肤的生长、加快皮肤更新、增强皮肤弹性、提高肌肤活力，从而真正达到消除皱纹的目的。

B 充足的维生素B2与维生素A"合作"，能够浅化皮肤皱纹，消除皮肤斑点及防治末梢神经炎，使皮肤保持健康美丽。

C 泛酸对皮肤具有保湿作用，可促进皮肤正常的角质化，减少皱纹，让皮肤健康有光泽。

D 维生素C是促进胶原蛋白合成的辅酶，也是强效抗氧化剂，它可以中和皮肤中的自由基，减少胶原蛋白的损伤。研究发现，7.5%~20%的高浓度维生素C，能促进胶原蛋白合成，消除皱纹，每天涂抹1次15%的维生素C，就可大幅改善皱纹。

E 维生素E能将因日晒、污染、压力产生的自由基消除，增强肌肤组织对伤害的抵抗力，减少氧化造成的肌肤衰老、松弛，从而延缓皱纹的形成。

F 对氨基苯甲酸能保持皮肤健康润泽，延缓皱纹出现。

2. 维生素药物

β-胡萝卜素，每次25000IU，早餐和晚餐后服用。

复合维生素B制剂（长效），每次100毫克，每日1次，任何一餐之后服用。

玫瑰果实维生素C，含生物类黄酮，每次1000毫克，每日3次，餐后和就寝前服用。

维生素E（水溶性），每次400IU，每日1～3次，餐后服用。

3. 对症食疗

葱香鲫鱼脯

维生素A+维生素B₂

主料：鲫鱼1条。

辅料：料酒、酱油、盐、白糖、胡椒粉、茴香、香油、姜汁、葱、植物油各适量。

做法：

❶ 把鲫鱼洗净后斩去头尾，劈成上下两片，再斩成5厘米见方的块，放入盐、姜汁、料酒腌渍；葱切成长段。

❷ 油锅烧热，放入鱼块炸至外香内嫩（需复炸）捞出。

❸ 锅留底油，放入葱煸香，加入料酒、酱油、盐、白糖、茴香、胡椒粉，加水烧开，将鱼块浸入汁中，滴上香油即可。

功效：养颜除皱。

杏仁牛奶芝麻糊

维生素A+维生素E

主料：杏仁150克，核桃仁75克，白芝麻、糯米各100克，黑芝麻200克，淡奶250毫升。

辅料：冰糖60克，枸杞子、果料各适量。

做法：

❶ 糯米先用温水浸泡30分钟；将芝麻炒至微香，与所有主料一起捣成烂糊状，用纱布滤汁。

❷ 将冰糖与水煮沸，再倒入糊中拌匀，撒上枸杞子、果料，小火煮沸，冷却后食用，每日早晚各100克。

功效：延缓皮肤衰老，抗皱祛皱。

桑葚葡萄粥

维生素C

主料：桑葚、白糖各30克，葡萄干10克，薏米20克，粳米50克。

辅料：枸杞子、果料各适量。

做法：

❶ 将桑葚、薏米洗净，用冷水浸泡3小时。

❷ 淘洗净粳米，置铁锅中，加桑葚、薏米、枸杞子及浸泡水，加葡萄干，先用大火煮开，再改用小火煨粥，粥成时加入白糖、果料拌匀。每日1剂，早晚各1次。

功效：滋阴补肾，健脾利湿，丰肌泽肤。

4. 维生素面膜DIY

猪皮冻面膜

维生素B₂+维生素C

材料：鲜猪皮500克，米粉100克，蜂蜜150毫升。

做法：

❶ 将鲜猪皮洗净去毛，切成小块，放入砂锅。

❷ 加水500毫升，先大火煮沸，再小火煨成浓汁。

❸ 加入蜂蜜、米粉搅匀，再煮沸后起锅，冷却后置冰箱保存；每次吃10～15克，1日3次；同时睡前用猪皮冻涂敷起皱皮肤，翌晨用冷水洗去。

功效：防止、消除皮肤皱纹。

祛皱牛奶橄榄面膜

维生素A+维生素B₂+维生素E

材料：牛奶、橄榄油、面粉各适量。

做法：

❶ 牛奶中加橄榄油和面粉拌匀。

❷ 将面膜敷在脸上，干后以温水清洗。

功效：减少皱纹，增加皮肤弹性。

维生素美发

⊙每个人都希望有一头健康、浓密的头发，却有不少人无法如愿，常常要面对先天或者后天造成的头发缺陷，如脱发、白发、头发枯焦发黄等，本是美丽资本的头发却成了"三千烦恼丝"，剪不断，理还乱。

⊙头发的荣枯，在一定程度上反映出了身体的营养状况。健康的头发同样少不了"维生素医生"的帮忙。

1. 医生坐诊

维生素A、维生素B6、泛酸、生物素、维生素C、维生素D、维生素E

A 维生素A对于维持上皮组织的正常功能和结构的完整、促进头发的生长有十分重要的作用，缺少它时，头发会发干、无光泽及容易折断。

B 维生素B6能在体内迅速转变为辅酶——磷酸吡哆醛和吡哆胺，它们在蛋白质代谢中起重要作用，而且能抗皮脂及促进头发再生，可用于治疗青年脂溢性秃发。

C 泛酸是促进黑色素颗粒形成的重要维生素，可控制毛发中的水分，防止毛发干燥、脱落，减少毛发损伤、分叉、纠结，而赋予毛发光泽，加速毛发生长。

D 生物素被称为脱发一族的希望，能预防及治疗脱发。生物素和维生素B2、维生素B6、烟酸及维生素A配合使用效果更好，通常B族维生素及综合维生素补充品中都含有生物素。许多B族维生素补充品中含有肌醇，也有防止脱发的功效。

E 维生素C可以活化微血管壁，使发根能够顺利地吸收血液中的营养，防止脱发。

F 维生素D可以使毛发正常生长，不会过于纤细柔软。

G 维生素E具有抗氧化作用，能防止皮脂形成过氧化脂质使发根受损而造成的掉发；同时，维生素E还能改善头皮毛囊的微循环，保证毛囊有充分的营养供应，使头发再生。

2. 维生素药物

复合维生素B制剂，每日2次；胆碱和肌醇，每日各1000毫克；维生素C，每次1000毫克，每日3次。具有防脱发、促进头发再生的功效。

3.
对症食疗

海带炖豆腐

维生素A+B族维生素+维生素C+维生素D+维生素E

主料：豆腐200克，海带100克。

辅料：盐、姜末、葱花、花生油各适量。

做法：

❶ 将海带用温水泡发，洗净后切成菱形片；将豆腐切成大块，放入锅中加水煮沸，捞出放凉，切成小丁。

❷ 锅中放入花生油烧热，放入葱花、姜末煸香，再放入豆腐、海带，注入适量清水烧沸，再改为小火炖，加入盐，炖至海带、豆腐入味即成。

功效：降脂降压，乌发秀发。

新西兰生鱼

维生素A+维生素C+维生素E

主料：鲤鱼1条。

辅料：葱、姜、蒜、白萝卜、柠檬、香菜、西芹、芝麻、花生碎、红椒、糖蒜、盐、香油、鲜味汁各适量。

做法：

❶ 将鲤鱼片成薄片，整齐地码入盘中；西芹、红椒切丝，香菜切碎。

❷ 剔下的鲤鱼皮用沸水焯一下，捞起后切成片，加入西芹丝、红椒丝、香菜末、芝麻拌匀，用盐调味后，装盘，作为生鱼的配菜。

❸ 把葱、姜、蒜、白萝卜、柠檬、糖蒜切成细丝拌入生鱼中，再用花生碎、香油和鲜味汁调味即成。

功效：保持头发黑亮。

桂圆人参炖瘦肉

维生素A+B族维生素+维生素C

主料：桂圆肉20克，人参6克，枸杞子15克，猪瘦肉150克。

辅料：盐、味精各适量。

做法：

❶ 将猪瘦肉洗净切块，桂圆肉、枸杞子洗净，人参浸润后切成薄片。

❷ 将全部主料共放炖盅内，加水适量，用小火隔水炖至肉熟，加盐、味精调味，即可食用。

功效：大补元气，养血生发。

乌发蜜膏

维生素A+维生素E

主料：首乌、茯苓各100克，当归、枸杞子、牛膝、补骨脂、黑芝麻各30克。

辅料：蜂蜜适量。

做法：

❶ 将主料加水浸泡，2小时后入锅熬煮取汁。

❷ 先以大火煎汁至沸后，改为小火，熬至汁液黏稠，加蜂蜜调匀，凉后每次1汤匙，以沸水冲化。每日2次。

功效：益气养血，乌发润肤。

青春蜜梨奶

B族维生素+维生素C+维生素E

主料：水蜜桃1个，菠萝1/4个，牛奶200毫升。

辅料：核桃适量。

做法：

❶ 水蜜桃去皮去核、切块，菠萝削皮切块。

❷ 将水蜜桃与菠萝放进果汁机中，加入核桃，倒入牛奶及水，打匀即可。

功效：补充营养，改善干黄发质。

维生素

减肥

⊙当我们摄取了过多的营养，却没有借足够的运动将它们消耗掉时，多余的脂肪就会蓄积在体内，渐渐地造成身体肥胖。特别是随着年龄的增长，身体的基础代谢量及运动所消耗的能量也随着减少，如果再不控制饮食，身体就会变得越来越胖。

⊙肥胖带来的烦恼不只是体形上的，它更是众多成人疾患的温床。糖尿病、动脉硬化、心肌梗死、脑卒中、腰痛等疾病的肇因，都要归咎于身体太胖。以前的人以肥胖为福，现今人们却为减肥忧心忡忡，那么，不妨请"维生素医生"来助你一臂之力吧！

1.
医生坐诊

维生素A、维生素B2、维生素B12、泛酸、维生素C、维生素E

A 维生素A有助于降低胆固醇含量，有效预防肥胖。

B 维生素B2可帮助脂肪燃烧，转化成热量，采取节食法减肥时特别需要补充。而乳制品、肝脏等富含维生素B2的动物性食物，以及可促进新陈代谢的含维生素B2的高热量食品，却都是节食者的大忌。因此特别需要以锭剂补充B族维生素。

C 维生素B12既能让脂肪不囤积在体内，又能促进新陈代谢，这两者一起发挥功效，可大大提高燃烧脂肪的效果。

D 泛酸能有效地分解、合成脂肪，也能将胆固醇的平衡调整至适合身体的标准，同样是减肥的必需品。

E 维生素C是胆固醇代谢活动中最终的角色之一，它也可以有效地降低中性脂肪，促使脂肪代谢，有效地减除身体的肥胖。

F 维生素E能够燃烧体内的脂肪，并将其作为热量加以消耗，同时还能抑制有害的酸性物质的形成。喜食肉类的人若要防止动脉硬化，更需多加摄取可减少胆固醇及防止不饱和脂肪酸被氧化的维生素E。

2.
维生素药物

复合维生素B制剂，每日2次。
维生素C，每日200~300毫克。
维生素E，每日20~60毫克。

3.
对症食疗

竹笋银耳汤

维生素A＋B族维生素＋维生素C＋维生素D＋维生素E

主料： 竹笋300克，银耳20克。

辅料： 鸡蛋、盐各适量。

做法：

❶ 将竹笋洗净，银耳用水泡发去蒂，鸡蛋打入碗中搅成糊。

❷ 锅中放适量水煮沸，倒入鸡蛋糊，加入竹笋、银耳，用小火烧5分钟，加盐调味即可食用。

功效： 祛湿利水，润肺养颜，消除腹壁脂肪。

海带萝卜汤

维生素A＋维生素C＋维生素E

主料： 海带100克，萝卜300克。

辅料： 山楂10克，桂花10克，姜5片。

做法：

❶ 把萝卜削皮切成小块，用1500毫升水，以大火煮沸，放入萝卜、海带、姜片，待水再度滚时转成小火，直到萝卜、海带煮烂熟。

❷ 加入用纱布包着的其他材料，再煮15分钟即可。

功效： 消积滞，清理肠胃，清除血管中的多余血脂，常食使人消瘦。

双菇苦瓜丝

维生素B₂＋烟酸＋维生素C

主料： 苦瓜150克，香菇100克，金针菇100克。

辅料： 酱油、盐、植物油、姜、白糖、香油各适量。

做法：

❶ 将苦瓜切成细丝，姜切成细丝，香菇浸软切丝，金针菇切去尾端洗净。

❷ 油爆姜丝后，加入苦瓜丝、香菇丝及盐，同炒片刻。

❸ 将金针菇加入同炒，加入调味料炒匀即可食用。

功效： 降低胆固醇，减少脂肪吸收。

枸杞子烧鲫鱼

维生素A＋维生素B₂＋维生素C＋维生素E

主料： 鲫鱼1条，枸杞子12克。

辅料： 大豆油、葱、姜、盐、胡椒粉各适量。

做法：

❶ 将鲫鱼去内脏、鳞，洗净；葱切丝，姜切末。

❷ 将油锅烧热，鲫鱼下锅炸至微黄，加入葱丝、姜末、盐、胡椒粉及水，稍焖片刻。

❸ 投入枸杞子再焖10分钟即可食用。

功效： 防治动脉硬化，利于减肥。

冬菇菠菜汤

维生素A＋维生素B₂＋维生素C

主料： 冬菇50克，菠菜500克。

辅料： 姜片、上汤、盐、植物油、白糖各适量。

做法：

❶ 把冬菇浸软，剪去冬菇脚，切片；菠菜切段。

❷ 在热锅里放入植物油，爆香姜片，然后放入冬菇及上汤煲开，转为小火再煮15分钟。

❸ 放入菠菜煮开至熟，再加入盐、白糖调味即成。

功效： 润肤，通便，减肥。

维生素
保健治病

维生素
保护眼睛

⊙眼睛是心灵的窗户。一双明亮动人的眼睛，可以使人焕发出别样的光彩；反之，如果眼睛不美，其他部位再好看，整体形象也会大打折扣。可惜的是，现代人由于用眼过度或者用眼不当等原因，往往容易患上各种眼疾，使心灵的窗户蒙尘。其中，近视更被列为世界三大疾病之一，我国大学中的近视率甚至已经超过了80%，成为除肥胖外威胁我国青少年健康的第二大杀手。此外，弱视、沙眼、结膜炎、白内障、夜盲症等常见的眼科疾病，也让心灵的窗户越来越不堪重负。现在，且让"维生素医生"来还大家一双明亮的眼睛吧。

1.
医生坐诊

维生素A、B族维生素、维生素C、维生素E

A维生素A也被称为"眼睛的维生素"，它是黏膜细胞分化必需的营养素，能维持眼睛角膜的正常生长，防止干燥和退化，对治疗干眼症特别有效。另外，视网膜感受弱光需要视紫红质的参与，而视紫红质的合成需要维生素A，一旦维生素A摄入不足，视紫红质的再生便会发生障碍，眼睛的暗适应能力低下，就会造成夜盲症。所以晚上看不清东西的人，有必要请"维生素A医生"来帮忙。

BB族维生素对治疗眼睛疲劳特别有效，如其中的维生素B_1、维生素B_6、维生素B_{12}等。眼睛聚集相当多的神经细胞，因此需要这些对神经细胞营养有帮助的维生素，以减轻眼睛负荷，保持眼睛健康。

C维生素B_2是构成辅酶的重要原料，能保证眼睛视网膜和角膜的正常代谢，抑制造成白内障的蛋白质氧化。维生素B_2还是眼睛视黄醛色素的成分，当体内缺乏维生素B_2和烟酸时，眼球会出现震颤，视觉会出现迟钝等症状。

D维生素C是眼球晶状体的成分之一，有助于治疗白内障。

E维生素E具有抗氧化的作用，可抑制晶状体内的过氧化脂质反应，对治疗白内障等眼疾有一定的辅助作用。

2.
维生素药物

维生素A，每次9000IU，每日1～2次。治疗干眼症及夜盲症。

维生素B_1，每次0.3毫克，每日1～2次；维生素B_2，每次0.3毫克，每日1～2次；维生素B_{12}，每次0.3微克，每日1～2次。缓解视疲劳。

维生素C，每日60毫克；维生素E，每日20～60毫克。防治白内障。

3.
对症食疗

苹果生鱼汤

维生素A+维生素C

主料：苹果3个，生鱼1条，红枣10颗，姜2片。
辅料：盐、味精各适量。
做法：

① 苹果去皮去心去蒂，切成块状；红枣去核；生鱼煎至鱼身成微黄色。

② 瓦煲内加入清水，用猛火煲滚，然后放入全部主料，改用中火继续煲2小时左右，加盐、味精调味即可食用。

功效：防止眼袋生成，消除黑眼圈。

熘肝尖

维生素A+维生素B$_2$+维生素B$_{12}$+维生素C

主料：鲜猪肝350克。
辅料：水发木耳、黄瓜、酱油、盐、味精、湿淀粉、豆瓣、葱、蒜片、香油、花生油各适量。

做法：

① 将猪肝洗净，切成薄片，加酱油、湿淀粉拌匀；木耳去耳根，洗净撕碎；黄瓜洗净，切成片。

② 锅内倒入花生油，烧至五六成热时，放入浆好的猪肝片，滑熟，捞出控油。

③ 锅内留少许底油，用豆瓣、葱、蒜片爆锅，烹入酱油，加入木耳、黄瓜片及清水、盐、味精烧沸，撇去浮沫，用湿淀粉勾芡，倒入猪肝，淋上香油，炒几下即成。

功效：主治视物模糊、两目干涩、夜盲症及目赤等眼疾。

胡萝卜炒鳝丝

维生素A+维生素B$_1$+维生素B$_2$+维生素C

主料：鳝鱼200克，胡萝卜300克。
辅料：植物油、盐、酱油、醋各适量。

做法：

① 鳝鱼洗净，切成细丝；胡萝卜去根，洗净，切丝。

② 锅上火，放入植物油烧热，倒入鳝鱼丝、胡萝卜丝翻炒，加入盐、酱油、醋炒熟即成。

功效：维持正常视力，预防眼病。

菊花炒肉片

维生素A+维生素B$_1$+维生素E

主料：猪瘦肉500克，菊花瓣100克，鸡蛋3个。
辅料：盐、味精、料酒、植物油、清汤、淀粉各适量，葱花、姜末各少许。

做法：

① 将猪瘦肉洗净切成片；菊花瓣轻轻洗净；鸡蛋磕入碗中，加入料酒、盐、淀粉调成糊状，投入肉片拌匀。

② 锅上火，放植物油烧热，下肉片炸熟；锅内留少许油，投入葱花、姜末煸香，加入熟肉片、清汤、菊花瓣翻炒均匀，用味精调味，拌匀即成。

功效：祛风清热，平肝明目。

清蒸海螺

维生素B$_2$+维生素E

主料：海螺肉350克。
辅料：料酒、盐、味精、酱油、醋、姜块、姜末、葱段、花椒、香油、清汤各适量。

做法：

① 将海螺肉反复揉搓洗净，从海螺肉缺口处剖成相连的两片，用刀拍平，在两面剞上斜花刀，再从中间切开；姜一半切末，一半拍松，用酱油、醋、盐、姜末调成姜味汁。

② 海螺肉放盘内，加料酒、味精、葱段、姜块、花椒和清汤，上笼蒸15分钟左右取出，拣去姜、葱、花椒不要，淋入香油。另配姜味汁一碟食用。

功效：清热明目。

维生素 保护牙齿

⊙中国的饮食文化源远流长，"民以食为天""能吃是福"等民间俗语充分表现了中国人对于"吃"的钟情。随着生活水平的提高，人们餐桌上的美食比以前丰盛了，牙齿却不如以前坚固了，牙痛、龋齿、牙周炎、牙龈炎等口腔疾病让人们饱受美食当前却不能大快朵颐的痛苦。

⊙保护牙齿健康，"维生素医生"有良方！

1. 医生坐诊

维生素A、维生素C、维生素D、维生素P、维生素Q

A 维生素A与人体表皮、黏膜的完整以及牙面釉质的形成有关，缺乏时口腔黏膜及牙周组织会发生病变，同时牙本质细胞也易萎缩，形成牙本质钙化不全症。幼儿缺乏维生素A会导致出牙延迟，当维生素A缺乏影响牙釉质细胞发育时，还会使牙齿的颜色变成白垩色。

B 维生素C与牙本质细胞的正常发育密切相关，尤其是在牙齿成形时期。它能阻止齿糟骨的腐蚀，坚固牙齿，让牙齿不受细菌的感染，避免牙周炎和牙龈容易水肿出血，保持牙齿健康。

C 维生素D的作用是增加肠道内钙、磷的吸收并促使钙、磷在牙胚上沉积钙化。少儿时期，尤应注意维生素D的摄取量。

D 维生素P能降低血管通透性，保护血管，防治出血和瘀伤，有助于预防和治疗牙龈出血。

E 维生素Q可用于治疗牙周炎、牙龈炎及因牙床缺氧、细胞坏死导致的牙床脓肿。

2. 维生素药物

维生素A，每次9000IU，每日1~2次。防治牙龈炎及牙周炎。
维生素C，每日60毫克。固齿，防治牙周炎。
维生素D，每日400~500IU。固齿，防牙齿稀疏脱落。

3. 对症食疗

拌三鲜

维生素A+维生素D

主料： 水发海参、大虾各100克，鸡脯肉50克，冬笋15克，黄瓜30克。

辅料：盐、酱油、醋、香油各适量。

做法：

❶ 大虾去头、须、腿、爪，扒去皮，摘去脊背上的沙线，用凉水洗净，片成片。

❷ 把发好的海参和鸡脯肉洗净，斜刀片成片；将冬笋洗净，切片；黄瓜洗干净，用冷开水冲洗一下，切片。

❸ 将海参、大虾、鸡脯肉、冬笋放入沸水锅中滚熟，捞出，控净水分，放在盘内，再放上黄瓜，加入盐、酱油、醋、香油，拌匀即成。

功效：防治龋齿，固齿护齿。

砂锅紫菜汤

维生素A+维生素C+维生素D

主料：紫菜（干）50克，竹笋50克，香菇50克，小白菜50克，豆腐干50克。

辅料：花生油、香油、酱油、盐、味精、姜各适量。

做法：

❶ 紫菜去净杂质，用手掰成碎块；水发香菇、豆腐干都切成细丝；竹笋洗净去硬壳煮熟，也切成细丝；小白菜洗净，修齐；姜洗净去皮，切成末。

❷ 炒锅放在火上，倒花生油烧热，放入香菇丝、笋丝、豆腐干丝略煸一下，倒入清水1500毫升，放入紫菜烧沸，倒在砂锅内，加入酱油、盐、味精、姜末等调味料；当汤汁沸时，洒入香油，放入小白菜略烧即成。

功效：坚固牙齿，预防骨质疏松症。

咸鸭蛋拌豆腐

维生素A+维生素D

主料：豆腐300克，咸鸭蛋75克。

辅料：香油、蒜、盐、味精各适量。

做法：

❶ 蒜剥去外皮捣成泥；豆腐切成丁，用开水泡30分钟，沥去水分；咸蛋去壳切碎。

❷ 豆腐放在碗里，放入切碎的咸鸭蛋、味精、香油、盐、蒜泥，拌匀即成。

功效：防治龋齿和牙齿疏松。

起司烙蛋

维生素A+维生素D

主料：鸡蛋4个。

辅料：奶酪15克，牛奶、黄油、盐、胡椒粉、味精各适量。

做法：

❶ 鸡蛋打入碗中，加入盐、味精，用数只筷子搅打成蛋液，调入牛奶、胡椒粉。

❷ 黄油切成极薄的片，留下3片，其余贴于烙碗底部与四周。

❸ 奶酪切成米粒大小。

❹ 将蛋液轻轻倒入烙碗，上面放黄油片和奶酪粒。

❺ 烙碗入炉，用150℃烘制30分钟左右，见蛋面凝结胀发，呈金黄色即成。

功效：增加齿面钙质，坚固牙齿。

什锦菜汤

维生素C

主料：土豆320克，胡萝卜320克，西红柿320克，菜花160克，洋葱80克，青椒80克。

辅料：姜4克，胡椒粉2克，植物油10毫升，盐4克。

做法：

❶ 土豆和胡萝卜均去皮，洗净切粒；洋葱去衣，洗净，切丝；西红柿洗净，切片；菜花洗净，切丝；姜去皮，洗净，拍松；青椒洗净，开边去粒，切粗条。

❷ 烧热锅，下植物油爆香姜，再下洋葱炒香，然后放下菜花炒软，铲起。

❸ 水适量煲开，放下土豆、胡萝卜、西红柿、菜花、洋葱，慢火煲开，加胡椒粉及盐调味即可。

功效：杀灭口腔细菌，防治蛀牙。

维生素
健脑益智

⊙大脑是中枢神经系统的最高级部分，分为左右两个大脑半球。左半脑是抽象思维中枢，右半脑是形象思维中枢。左半脑侧重语言、逻辑推理、数学、符号；右半脑则侧重事物形象、音乐形象、空间位置等。大脑是我们生命的指挥官，控制着我们的所有感觉和思想，一旦大脑停止工作，我们就会陷入"脑死亡"，世界的一切将离我们远去。

⊙智力（或称为智能）是指在人的认识过程方面所表现出来的能力，它是由大脑的功能所决定的。"维生素医生"被称为"大脑的微调师"，它能健脑益智，让人的大脑更聪明。

1.
医生坐诊

维生素A、B族维生素、维生素C、维生素D、维生素E、维生素Q

A 维生素A有促进脑发育的作用，对胎儿和婴儿尤为重要。维生素A供应不足，会严重影响儿童智力发育。维生素A还可使眼球的功能更加活跃，提高视网膜对光的感受能力，为大脑输入更多的外界信息。

B B族维生素，包括维生素B_1、维生素B_2、维生素B_6、叶酸等，参与机体内蛋白质、脂肪和糖代谢，使脑细胞的兴奋和抑制处于平衡状态。

C 维生素B_1可防酸性体质，保障脑的正常功能，防止精神疲劳和倦怠，预防多发性神经炎和急性出血脑灰质炎。维生素B_1还具有维持神经系统正常功能的作用，缺乏时会出现糖代谢不完全，热能供应不足等现象，从而导致记忆力下降，影响脑的正常功能。

D 维生素B_2是增进脑记忆功能不可缺少的物质。

E 维生素B_{12}缺乏不仅会造成智力障碍，还会出现营养性贫血，影响对脑中血液的供给。

F 胆碱本身就是乙酰胆碱的成分，而乙酰胆碱是中枢神经间传导刺激冲动，传递信息的"使者"，可使大脑具有机敏的反应性。

G 维生素C可阻止缺氧状态下细胞氧化酶活性的下降，酶的活性不减，供给大脑的能量也就不会减，这就避免了脑组织中乳酸含量的升高。大脑中乳酸的积累会引起大脑效率的降低，维生素C在控制乳酸产生中"横刀立马"，这也就提高了大脑的办公效率。充足的维生素C可使大脑功能灵活、敏锐，并能提高智商。

H 维生素D可以提高神经细胞的反应速度，增强人的判断能力。

I 维生素E能与细胞膜的脂肪共存，并将氧自由基无毒化，保护脑神经细胞，预防老年痴呆症，被视为大脑的守护神。

J 维生素Q能够穿透细胞膜进入线粒体——细胞的能量库，促进细胞的能量代谢，故能对大脑退化性疾病起到预防作用，例如老年痴呆症和记忆力减退等。

2.
维生素药物

维生素A，每日1.5毫克。

维生素D，每日10微克。

维生素E，每日30毫克。

维生素C，每日60毫克。

维生素B_1，每日1.5毫克。

维生素B_2，每日1.7毫克。

维生素B_{12}，每日6微克。

3.
对症食疗

香菇烧猪脑

维生素A+维生素D+维生素E+B族维生素

主料： 猪脑500克，香菇100克，菠菜250克。

辅料： 料酒、大油、葱、姜、盐、酱油、香油、味精、湿淀粉、胡椒粉各适量。

做法：

❶ 猪脑用清水浸泡，撕去薄膜，放入料酒、盐、葱、姜上笼蒸熟取出，切成3厘米大的块。

❷ 香菇去蒂洗净；菠菜择洗干净；余下葱切段。

❸ 将大油烧沸，下入菠菜加盐炒一下装盘，再将大油烧到六成热时，下入香菇煸炒，放入酱油、味精、清水、猪脑焖入味，用湿淀粉调稀勾芡，放葱段、胡椒粉，淋香油，装入盘中，用菠菜围边即成。

功效： 激活大脑功能，防治老年痴呆症。

健脑粥

维生素A+维生素E+B族维生素

主料： 粳米100克。

辅料： 核桃仁25克，百合（干）10克，黑芝麻20克。

做法：

❶ 粳米淘洗干净。

❷ 粳米与核桃仁、百合、黑芝麻一起放入砂锅。

❸ 加水用小火煮，熟透成粥即可。

功效： 补虚滋阴，健脑益智。

小鸡芦笋炖蛋汤

B族维生素+维生素C+维生素K

主料： 皮蛋150克，童子鸡300克，芦笋200克。

辅料： 葱、姜、盐、鸡精各适量。

做法：

❶ 将小鸡洗净；芦笋去皮，留嫩心；葱切段，姜切片；皮蛋切成月牙片，用水泡净。

❷ 锅中加水、葱段、姜片，将小鸡炖至八成熟，中途撇去浮沫。

❸ 放入准备好的芦笋及少许盐、鸡精，炖10分钟，最后放入皮蛋即成。

功效： 提高智力，保护大脑。

拌金针菇

维生素A+维生素B₂+维生素C

主料： 金针菇400克，香菜20克。

辅料： 酱油、葱花、白糖、味精、胡椒粉、香油各适量。

做法：

❶将香菜洗净切碎，放入碗内，加入香油、酱油、白糖、味精、胡椒粉拌匀成调味料。

❷将金针菇去根洗净，切成4厘米长的小段，放入沸水锅焯透，捞出后用冷开水过凉，沥干水后放入盘内，撒上香菜、调味料、葱花，拌匀即成。

功效： 有益增高和智力发育。

掐菜炒鸡蛋

B族维生素+维生素C

主料： 鸡蛋4个，绿豆芽200克。

辅料： 料酒、盐、葱、大豆油各适量。

做法：

❶将绿豆芽掐去两头，洗净沥水；鸡蛋磕入碗内搅散；葱切丝。

❷锅内加大豆油烧热，倒入搅散的蛋液，炒熟成蛋块后，出锅装碗。

❸锅内另加油烧热，放入葱丝炝香。

❹绿豆芽旺火煸炒至断生，加料酒、盐炒匀，最后倒入炒好的蛋块，炒匀即成。

功效： 益智补脑。

剁椒鱼头

B族维生素+维生素C

主料： 鲢鱼头300克，红辣椒50克。

辅料： 葱花、蚝油、盐、白糖、醋、淀粉、料酒、葱、姜、蒜、豆豉各适量。

做法：

❶红辣椒去蒂后洗净，擦干水分，然后，将红辣椒、姜、蒜剁碎，放入容器中，加入盐、豆豉、白糖拌匀。最后，把拌好的剁椒装入玻璃瓶中，在瓶口加两层保鲜膜，盖严，放置7天左右，剁椒酱即成。

❷将鱼头清洗干净，用刀劈成两半，鱼头背部相连；取半盆清水，加入醋和盐，将鱼头泡入盆中，去其腥味。

❸将鱼头取出，切面涂上蚝油，均匀地撒上淀粉、盐、料酒和白糖；鱼头反放于盘中，撒上相同的调料并涂上剁椒酱，在鱼头下垫葱姜，上笼中火蒸20分钟；取出蒸盘，在鱼头上撒上葱花，淋入热油即成。

功效： 增强判断力，延缓脑力衰退。

木樨瓜片

维生素C+B族维生素

主料： 鸡蛋3个，黄瓜150克。

辅料： 葱花、花椒、料酒、盐、大豆油、味精各适量。

做法：

❶将鸡蛋磕在碗内搅匀；黄瓜洗净，切成菱形片。

❷锅上火加热，倒入鸡蛋液炒熟，盛入碗内。

❸锅内加大豆油烧热，放入葱花炝锅，倒入黄瓜片，放入料酒、浸泡花椒的水、盐翻炒几下，倒入炒好的鸡蛋炒匀，加入味精即成。

功效： 健脑益智，改善记忆力。

丝瓜蘑菇肉片汤

B族维生素+维生素C+维生素K

主料：猪瘦肉100克，丝瓜150克，蘑菇（鲜蘑）30克。

辅料：香油、盐、淀粉（玉米）适量。

做法：

❶ 将丝瓜去棱洗净，削角形；蘑菇洗净。

❷ 猪瘦肉洗净，切成片，用淀粉、香油、盐拌匀。

❸ 将丝瓜、蘑菇放入开水锅内再煮沸后，放入肉片，煮熟，调味即可。

功效：清热疏肝，益智养阴。

莲子猪心汤

维生素C+维生素E+维生素B₁

主料：猪心1个，莲子（不去心）60克，红枣15克、枸杞子15克、蜜枣适量。

辅料：盐适量。

做法：

❶ 猪心入锅中加水煮熟洗净，切成片；红枣、莲子、枸杞泡发洗净。

❷ 把全部材料放入锅中，加清水适量，文火煲2小时，加盐调味即可。

功效：健脑益智，养心补血。

核桃仁拌木耳

维生素A+维生素D+维生素E

主料：核桃仁250克，水发木耳150克，青、红椒各20克。

辅料：盐、味精各3克，香油适量。

做法：

❶ 木耳洗净，撕成小片；青、红椒均洗净，切菱形片。

❷ 将木耳与青、红椒分别入开水锅中焯水后，捞出沥干。

❸ 将备好的材料加核桃仁同拌，调入盐、味精拌匀，再淋入香油即可。

功效：益智补脑，改善记忆力。

什锦沙拉

维生素C+维生素E+维生素B₁

主料：洋葱50克，青瓜100克，西芹100克，青、红波椒各100克，球生菜、圣女果各适量。

调料：洋醋15克，沙拉油25克，胡椒粉少许，黑椒碎适量，盐1克，干葱蓉3克。

做法

❶ 球生菜洗净沥水，铺在碟中；其他原材料洗净切条，倒入盘中。

❷ 将调味料放在一起搅拌成沙拉汁。

❸ 将搅拌好的沙拉汁倒入装原材料的盘中拌匀，再盛装在铺有球生菜的碟中，加圣女果装饰即可。

功效：健脑益智，排毒瘦身。

维生素延缓衰老

⊙衰老是任何多细胞生物随着时间的推移而产生的一种自发性的必然过程，一般地说，是指随着年龄的增长而产生的一系列生理学和解剖学方面的变化，表现为组织改变、器官衰老及其功能适应性和抵抗力的减退。衰老可分为两类，即生理性衰老和病理性衰老。生理性衰老是指成熟期后所出现的生理性退化，即人在体质方面的变化，也称正常衰老。

⊙每个人都梦想着永葆青春，但人体的正常衰老是不可抗拒的自然规律，不过，我们也不必过于绝望地看着镜子里的容颜一天天老去，"维生素医生"虽无回春之术，但可以帮助我们放慢衰老的步伐，抓住青春的尾巴。

1. 医生坐诊

B族维生素、维生素C、维生素D、维生素E

A B族维生素对促进红细胞的成熟，维持神经系统的正常功能有重要作用。维生素B_1及维生素B_6对于脑神经的活性化也很有帮助。维生素B_1能提供脑部细胞所需的能量——葡萄糖，并可形成脑神经所需的物质，使脑部神经系统保持青春活力。

B 维生素C能消除或减少细胞产生的自由基及其他有害物质，使之成为惰性或非活性物质，因此起到抗衰老作用。维生素C还能增强维生素E的抗自由基作用，二者对保护细胞膜的完整性，延缓衰老起协同作用。

C 维生素D对促进骨骼的正常钙化等有不可忽视的作用。老年人，特别是老年妇女，有骨质脱钙的倾向，应当注意适当补充维生素D。

D 维生素E被称为青春的使者，对抗衰老有特效。维生素E可以中断自由基的连锁反应，保持细胞膜的稳定性，使它们保持在正常状态之下；维生素E可以增加细胞分裂次数，延长细胞生命周期，并能减少细胞反应过程中的脂褐质堆积，净化活细胞的外环境；维生素E可以通过维持遗传物质的稳定性和神经系统的兴奋性来调节机体代谢活动有条不紊地进行。所有这些特性都能使维生素E起到延缓衰老的作用而无愧于青春使者的美名。

2. 维生素药物

维生素C，含生物类黄酮，1000毫克，上、下午各1次。

维生素E（水溶性）400IU，和其他抗氧化营养素一起服用，上、下午各1次。

3.
对症食疗

姜乳蒸饼

维生素E

主料： 面粉500克，姜500克。

辅料： 盐适量。

做法：

❶ 姜捣碎，绞取汁水，盛入瓷盆中。撇去上层黄清液，取下层白而浓者，阴干，刮取其粉，名为"姜乳"。

❷ 用姜乳粉与面粉拌匀，加入盐，做成饼，蒸熟。

功效： 美容，驻颜，缓老。

葱油瓜条

维生素C+B族维生素

主料： 黄瓜500克，葱50克。

辅料： 香油、味精、盐各适量。

做法：

❶ 黄瓜洗净，切成6厘米长的段，然后切成条，去掉心；葱洗净，切成细丝。

❷ 锅置火上，放入水烧沸，下瓜条焯一下马上捞出过凉，放入较大容器中。

❸ 锅内放入香油烧热，放入葱丝煸炒出葱香味后马上倒入装黄瓜的容器里，凉后放入味精、盐拌匀即可。

功效： 对抗皮肤老化。

人参蒸鸡

维生素E+B族维生素

主料： 童子鸡800克，人参30克。

辅料： 盐、味精、料酒、胡椒粉各适量。

做法：

❶ 将鸡宰杀好，去头、翅、颈，氽水；将人参

用温水洗净泥沙。

❷ 取汤盘一只，将人参及鸡放入，加适量水、盐、味精、料酒、胡椒粉，盖上盖，上笼蒸1小时即可。

功效： 补益气血，抗衰老。

桂圆百合

维生素C+B族维生素

主料： 桂圆250克，百合100克。

辅料： 白糖20克。

做法：

❶ 将桂圆去壳、核，取出肉；百合剥去老皮，掰下鳞片瓣，撕掉筋皮，在凉水中泡20分钟。

❷ 百合捞入开水锅中稍烫，再捞入凉水。

❸ 将桂圆肉和百合放汤罐子里，加入白糖，注入适量清水，搅匀，上笼蒸20分钟即可。

功效： 补中益气，延年益寿。

五味花生

维生素B₁+维生素C+维生素E

主料： 花生仁（生）300克。

辅料： 蒜10克，蒜苗10克，红辣椒10克，葱10克，盐3克。

做法：

❶ 蒜苗择洗干净后切丝；红辣椒洗净去蒂后切末；葱、蒜切末。

❷ 花生仁放在碗中，加入蒜苗丝、葱末、蒜末和红辣椒末一起搅拌均匀，然后加入盐调匀即可。

功效： 延缓衰老，增强记忆力。

维生素缓解疲劳

⊙别把疲劳不当病，英国科学家贝弗里奇说，"疲劳过度的人是在追逐死亡"。20世纪80年代我国媒体曾大量报道过的日本白领阶层的"过劳死"现象，现在已像瘟疫一样在我国白领阶层蔓延。在我们无休止的加班熬夜、在我们无法摆脱的压力负担中，我们的生命一日一日地承受着疲劳的侵蚀，我们的心脏越来越不堪负荷……

⊙其实，面对这一切，我们并不是束手无策，只要我们愿意，"维生素医生"可以不断地为我们补充能量，让我们每天都神采飞扬。

1. 医生坐诊

维生素A、B族维生素、维生素C、维生素E

A 维生素A是眼睛的维生素，能有效缓解视疲劳。

B B族维生素是治疗疲劳的主力军。不论肌肉疲劳或神经疲劳，都可以通过补充维生素B_1来改善，因为肌肉活动需要糖源转变成的能源，而在糖源燃烧成为能源的过程中，维生素B_1担任重要的催化作用。

C 维生素B_2是构成人体多种呼吸酶的辅酶，是碳水化合物、蛋白质、脂肪代谢和能量利用组成的必要物质，可辅助它们为身体提供源源不断的动力。维生素B_2缺乏或者不足，肌肉运动无力，耐力下降，容易产生疲劳。

D 维生素C参与体内各种营养素的氧化还原过程，对蛋白质代谢有很大影响。在体力劳动量大时及时补充维生素C，可以提高肌肉的耐力，加速体力的恢复。维生素C和维生素A、维生素B_1等都属于典型的碱性食物，可以消除大量酸性食物对神经系统造成的危害。常吃能使人精力充沛，有醒脑促记忆的作用。

E 维生素E有抗氧化作用，它与硒结合，保护不饱和脂肪酸使其不受氧化，以维持细胞膜的正常脂质结构及生理功能，对消除疲劳有独特的疗效。

2. 维生素药物

β–胡萝卜素，每日10000～25000IU，一星期服5日（停服2日）。

维生素C，每次1000毫克，每日3次。

维生素E（水溶性），每次200～400IU，每日1～3次。

3. 对症食疗

丁香火锅

维生素A+维生素C+B族维生素

主料： 丁香6克，蛤蜊肉200克，鱼丸100克，墨鱼2条，虾仁100克。

辅料： 粉丝、芹菜、冻豆腐、葱、味精、鸡汤、葡萄酒、盐各适量。

做法：

❶ 将蛤蜊肉、虾仁洗净；鱼丸切片；墨鱼除去腹内杂物洗净后，在开水锅里速烫一遍，然后切成2片；粉丝用热水泡软，切成几段；芹菜切成寸段；冻豆腐切成小块；葱切小段。

❷ 将以上各料先各放一半入锅，鸡汤也加入一半，再加入葡萄酒、盐，放入调味品及丁香，大火烧5~6分钟后，即可趁热吃，边吃边加。

功效： 消除疲劳，振奋精神，增强活力。

人参糯米粥

维生素C+维生素E+B族维生素

主料： 人参10克，山药、糯米各50克。

辅料： 红糖适量。

做法：

❶ 将人参切成薄片，与糯米、山药共同煮粥。

❷ 待粥熟时加入红糖，趁温服用，每天1次。

功效： 补益元气，强心抗疲劳。

桂花蜜汁牛肉

维生素A+维生素B6+维生素C+维生素E

主料： 牛肉400克。

辅料： 植物油、香菜、糖桂花、酱油、醋、白糖、葱花、姜片、料酒、香油、胡椒粉、清汤各适量。

做法：

❶ 锅放火上，放入植物油，油热下葱花、姜片爆出香味，投入切成拇指大小的牛肉块，翻炒片刻，倒入料酒，再加盖焖几分钟，然后加酱油、醋、白糖，清汤拌匀后小火焖。

❷ 待牛肉酥烂后，加糖桂花，开大火，将汁收稠（不能焦），装盘，滴上香油，撒上胡椒粉，盘边配以香菜即成。

功效： 消除疲劳，增强体力。

银杏猪肚汤

维生素B1+维生素B2+维生素B12+维生素C

主料： 猪肚1个，排骨300克，去皮荸荠80克，白果（银杏）200克，腐竹、薏仁各100克。

辅料： 酱油、醋、葱、姜、料酒、香油、淀粉、盐、清汤各适量。

做法：

❶ 猪肚从里翻到外，除去脂肪，用盐及淀粉搓洗干净，与排骨一起过热水余烫。

❷ 白果洗净，过热水余烫6分钟，去壳与表面薄皮，其余主料洗净，沥干水分。

❸ 锅中注入3200毫升的清水煮沸，加入所有材料再煮开，续转小火煲约3小时，起锅前用盐调味即可。

❹ 取出猪肚切片蘸酱油，与汤一起享用。

功效： 恢复元气，滋润肺部。

五花肉薯汤

维生素A+维生素B1+维生素B2+维生素B12+维生素E

主料： 西洋参10克，川芎5克，当归5克，黄精10克，山药200克，五花肉500克。

辅料： 料酒、盐各适量。

做法：

❶ 将适量水煮沸，放入药材与五花肉一同煮30分钟。

❷ 放入山药再煮30~40分钟。

❸ 加入调味料，煮至肉熟透即成。

功效： 消除疲劳，增强记忆力。

维生素 减轻压力

⊙人生在世，压力如影随形，升学压力、工作压力、家庭压力、社会压力、舆论压力……适度的压力可转化为动力，对每个人而言都是有正面效应的；但压力超过一定程度却会使人丧失冲劲，甚至导致焦虑、忧郁、神经衰弱等精神疾病，身体状况每况愈下。

⊙活着意味着一种承担，我们永远无法完全避开压力。幸好我们可以借助"维生素医生"的力量，尽量缓解和释放我们的压力，让自己活得更轻松自在一些。

1. 医生坐诊

维生素B$_1$、维生素B$_2$、维生素B$_6$、维生素B$_{12}$、泛酸、胆碱、维生素C、维生素E

A 维生素B$_1$是体内新陈代谢的重要辅酶，缺乏时会影响到人体的神经、肠胃、心脏等，容易造成易怒、神志不清、郁郁寡欢等。充分摄取维生素B$_1$，能使人心情平静，充满活力。

B 维生素B$_2$能使人神经安定。

C 维生素B$_6$与中枢神经也就是脑神经、脊髓之代谢有关，有助于在体内生成天然的抗忧郁剂，例如多巴胺和肾上腺素等。

D 维生素B$_{12}$有助于缓和易怒的情绪，提高注意力，增强神经细胞活力及维持神经系统的健康。

E 泛酸通常被称为抗压力的维生素。承受压力时，人体就会分泌肾上腺皮质激素以对抗压力。这时，泛酸能够支撑肾上腺、促进肾上腺皮质激素产生。因人际关系紧张、心情不舒畅而导致的抑郁性头痛，可通过补充泛酸而获得改善。

F 胆碱能传送神经的刺激到脑部并产生镇静效果。

G 维生素C可以帮助体内制造副肾上腺皮质激素以对抗压力，所以也应多多补充。

H 维生素E能促进肾上腺皮质激素发泌，缓解因压力过大而引起的疲劳。

2. 维生素药物

维生素B$_1$，每日1.2~1.4毫克。

维生素B$_6$，每日2~3毫克。

维生素B$_{12}$，每日2微克。

泛酸，每日10毫克。

维生素C，每日100毫克。

维生素E，每日10毫克。

3.
对症食疗

桂圆糯米粥

维生素C+B族维生素

主料: 桂圆肉15克,糯米100克。

辅料: 白糖适量。

做法:

❶将淘洗干净的糯米入锅,加水1000毫升,用大火烧开后转用小火熬煮。

❷待粥半熟时加入桂圆肉,搅匀后继续煮至粥成,加入白糖即可。

功效: 补益心脾,安神。

洋参枸杞子蒸河鳗

维生素B$_1$+维生素B$_2$+维生素C

主料: 河鳗300克,西洋参5克,枸杞子10克。

辅料: 盐、味精、料酒各适量。

做法:

❶将河鳗切成小段,加入调味料。

❷将调过味的河鳗放入锅内,连同西洋参和枸杞子同蒸10分钟左右,即可出锅食用。

功效: 益气补血,养心安神。

茉莉花鸡片

维生素E+B族维生素

主料: 鸡脯肉150克,茉莉花24朵,鸡蛋2个。

辅料: 料酒、盐、味精、胡椒粉、湿淀粉、香油各适量。

做法:

❶将茉莉花(去蒂)、鸡脯肉(切片)加盐、湿淀粉、鸡蛋清拌匀,下沸水捞出。

❷将汤烧开后加入作料调好味,将鸡片放入热汤再烫片刻,捞入汤碗内,再放入茉莉花,注入沸汤,淋上香油即成。

功效: 补血强身,提神醒脑。

五彩缤纷烩火腿

维生素C+B族维生素

主料: 火腿肉300克。

辅料: 红辣椒、玉米粒、葱末、蒜丝、色拉油、胡椒粉各适量。

做法:

❶将火腿肉切成薄片,红辣椒切丁。

❷锅内放入色拉油烧热,放入火腿片煸炒,再放入辣椒丁、玉米粒、蒜丝翻炒。

❸放入葱末稍炒即可。

功效: 滋补身体,开胃益脾。

青椒木耳蛋

维生素B$_1$+维生素B$_2$+泛酸+维生素C

主料: 鸡蛋2个,青椒50克,黑木耳30克。

辅料: 葱、盐、植物油各适量。

做法:

❶鸡蛋打散,可适当加盐;黑木耳用温水发好洗净,摘去根部;青椒洗净去子,切碎;葱洗净切碎。

❷将植物油下锅烧热,放青椒、黑木耳和盐一起炒熟。

❸将打散的鸡蛋倒入锅,稍成形后,翻炒,让鸡蛋和青椒木耳混合。

❹加入葱,让混合的鸡蛋和青椒木耳尽量成饼的形状,烘烤至两面黄即可出炉。

功效: 对抗压力,缓解疲劳。

维生素
改善食欲不振

⊙所谓"食欲"，是一种想要进食的生理需求。这种需求低落、甚至消失，即称为食欲不振。有人不把食欲不振当回事，甚至暗自窃喜可以趁机减肥。其实，食欲是健康的指针，食欲不振或食欲减退，不但可能引起肠胃疾病，也可能代表着身体的异常。一些食欲不振是由精神因素造成的，如想要维持身材苗条而拒绝进食，慢慢地演变成了厌食症，这会严重威胁身体健康，甚至危及生命。

⊙俗话说"能吃是福"，千万不要因为任何原因而虐待自己的胃，让"维生素医生"和我们一起捍卫我们的口福吧！

1.
医生坐诊

维生素B₁、维生素B₆、维生素B₁₂、烟酸、维生素C

A 维生素B₁在体内以辅酶形式参与糖的分解代谢，能促进肠胃蠕动，增进食欲。

B 维生素B₆可增强胃肠吸收功能，增进食欲。

C 维生素B₁₂能促进血红细胞的生成，它是脱氧核糖核酸（DNA）在机体生长和机体修复过程中的推进器，而DNA是蛋白质在合成过程中的重要物质，可促进蛋白质的合成。因此维生素B₁₂有帮助消化、增进食欲的作用。

D 烟酸能维持消化系统的健康，减轻胃肠障碍。一旦缺乏烟酸就容易导致人体消化不良，食欲不振。

E 维生素C能起到增强食欲的作用。

2.
维生素药物

维生素B₁，每次0.3毫克，每日1～2次。
维生素B₁₂，每次0.3微克，每日1～2次。
维生素C，每日100毫克。

3.
对症食疗

冬荷煲老鸭汤

B族维生素

主料：冬瓜1000克，鸭500克，芡实100克，干贝50克。
辅料：荷叶5克，陈皮5克，盐3克。
做法：

❶陈皮用清水浸软，刮去瓤洗净；干贝用清水浸软，约浸1小

时；芡实、荷叶洗净；冬瓜洗净，连皮带瓤切大件；鸭切去脚，切去鸭尾两粒子，以去膻味，洗净。

❷鸭放入滚水中煮10分钟，取起洗净，如怕肥，可以撕去部分鸭皮。

❸水适量放入煲内，陈皮也放入煲内。

❹煲滚，放入冬瓜、鸭件、芡实、荷叶、干贝煲滚。

❺慢火煲3小时，下盐调味。

功效：祛暑，清热，补脾，开胃。

三色杂烩

维生素C+B族维生素

主料：西红柿50克，洋葱20克，鸡肉50克，青椒50克。

辅料：酱油、白葡萄酒、盐、胡椒粉、高汤各适量。

做法：

❶青椒洗净，切半后去子和中间的梗，再切成月牙形；西红柿洗净，去蒂切半月形状；洋葱剥皮，也切半月形状；鸡肉切小块。

❷锅里放入高汤和调味料煮开，加入鸡肉，用小火煮2~3分钟，撇去浮沫。

❸放入青椒、洋葱煮1分钟，最后加入西红柿，撒上胡椒粉调味即可。

功效：补中益气，健脾养胃。

凉拌茼蒿

维生素C+B族维生素

主料：茼蒿250克。

辅料：香油、酱油、醋、芥末油、盐、味精、孜然粉、五香粉、蒜末各适量。

做法：

❶将茼蒿择洗干净，切成段。

❷将茼蒿加入盐、味精、孜然粉、五香粉、芥末油、醋、酱油、香油、蒜末拌匀即可。

功效：消食开胃，增强食欲。

笋菇素鸡酸菜汤

维生素C+B族维生素

主料：香菇（干）20克，竹笋50克，素鸡300克，酸菜160克，豌豆苗100克，胡萝卜120克。

辅料：味精、盐、香油各适量。

做法：

❶竹笋、胡萝卜去皮洗净，煮半熟捞起，冲冷水，切丝。

❷香菇泡好去蒂，留1朵，其余切丝；酸菜洗净与素鸡切丝。

❸香菇1朵，切成花状，放扣碗中央，再将其余切丝的材料依次排满扣碗，入笼蒸10分钟，取出倒扣玻璃盅内。

❹起锅，放上汤，加调味料煮开，倒入玻璃盅里，再放豌豆苗，淋入香油即可。

功效：健胃消滞，减肥祛脂，健体瘦身。

牛肉末炒豆腐

维生素C+B族维生素

主料：豆腐400克，牛肉100克。

辅料：洋葱50克，鸡蛋50克，蘑菇（干）35克，蒜苗50克，西芹50克，胡萝卜50克，盐、鸡精、料酒、植物油、红油各适量。

做法：

❶将蘑菇、蒜苗、洋葱、西芹、胡萝卜分别切成小丁；牛肉切碎。

❷油锅上火，下洋葱丁炝锅；放入牛肉末煸炒，加料酒、鸡精、盐调味，炒熟取出。

❸取一器皿，将豆腐放入，抓碎；加入鸡蛋打散，放入料酒、鸡精、盐搅拌均匀，使鸡蛋和豆腐融合。

❹锅内倒入植物油，油热后下蔬菜丁煸炒片刻，放入搅拌好的豆腐以大火翻炒，炒熟后加入牛肉末炒出锅，淋红油即可。

功效：治疗消化不良、食欲不振、食积内停等症。

维生素提高免疫力

○免疫力是人体自身的防御机制，是人体识别和消灭外来侵入的任何异物（病毒、细菌等），处理衰老、损伤、死亡、变性的自身细胞，以及识别和处理体内突变细胞和病毒感染细胞的能力。免疫力按其获得方式的不同可分为与生俱来的先天性免疫及后天得到的获得性免疫。人体内执行这一功能的是免疫系统。

○我们的免疫系统如同戍守边疆的将士，随时都在为我们的健康作战，但它们的作战能力是因人而异的。免疫力低下的身体易于被感染或患癌症；免疫力超常也会产生对身体有害的结果。要获得健康的免疫力，不仅需要有乐观的心态、充分的休息和睡眠、适当的运动，还要有正确的营养。

1. 医生坐诊

维生素A、维生素B$_6$、泛酸、维生素C、维生素E

A 维生素A是免疫力的缔造者。它具有杰出的抗氧化功能，能促进黏膜及皮肤的发育与再生。当体内维生素A含量不足时，上皮的屏障功能就会受到破坏，抗病物质分泌减少，导致皮肤、呼吸道、胃肠道和泌尿道的防御能力下降，极易造成病毒感染。维生素A还能影响细胞免疫和体液免疫功能，使体内一种具有重要免疫作用的淋巴细胞的增殖能力增强，防止胸腺和脾脏萎缩。这些因素都能使机体对某些引起疾病的抗原产生特异性抵抗疾病的抗体，提升免疫能力。

B 维生素B$_6$有助于提高人的免疫力，缺乏时会引起免疫系统的退化。

C 泛酸可以增强人体的免疫力，预防疾病。当体内泛酸不足时，人就会陷入一种焦躁的精神状态，从而刺激副肾，促进副皮质激素的分泌。副肾皮质激素会分解免疫组织的结缔组织，使人的免疫能力降低，从而使人很容易遭受病毒侵害，产生疾病。

D 维生素C可以增强体内白细胞吞噬细菌和病毒的能力，从而增强机体的免疫功能。

E 维生素E能改善免疫系统，调整因细胞老化而造成的免疫力下降。

2. 维生素药物

β–胡萝卜素25000IU，每日1～2次。
维生素B$_6$，每日2～3毫克。
泛酸，每日5～10毫克。
维生素C，每日200～300毫克。

3. 对症食疗

三豆饮

维生素C+维生素E+B族维生素

主料：黄豆250克，绿豆250克，红豆250克。

辅料：白糖适量。

做法：

❶ 将上述三种豆子洗净后加水充分浸泡至涨。

❷ 将三豆混合磨成浆，加水适量煮沸，以白糖调味饮服；每日2次，早晚服用，可长期食用。

功效：增强机体免疫功能，提高抗病能力。

黄芪双菇汤

维生素A+维生素B6+维生素C

主料：黄芪10克，鲜蘑菇25克，水发香菇25克。

辅料：盐、味精各适量。

做法：

❶ 将黄芪煎成约50毫升的汁。

❷ 将两种菇切碎，在油锅中略炸一下，加入黄芪汁及清汤煮熟，加调料即成。

功效：提高免疫力，增强抗病毒、抗感冒能力。

银耳香菇羹

维生素A+维生素B6+维生素C

主料：银耳10克，干香菇6克。

辅料：冰糖少许。

做法：

❶ 将干香菇煎汁。

❷ 将香菇汁以小火熬银耳至黏稠，加冰糖少许。

功效：增强免疫力。

凉拌海带丝

维生素A+维生素C

主料：海带300克。

辅料：蒜蓉、香油、醋、味精各适量。

做法：

❶ 将海带300克洗净，切成细丝后煮30分钟，捞出放凉。

❷ 不需加盐，加蒜蓉、香油、醋、味精调味，即可食用。

功效：增强机体免疫力，抗辐射。

清炖母鸡

B族维生素+维生素E

主料：母鸡1只。

辅料：葱段、姜片、盐各适量。

做法：

❶ 将母鸡宰杀、煺毛，从下腹部开膛去内脏，洗净，将双翅尖插入鸡的口腔内，用手将鸡腿从关节处折断，鸡爪插入腹部开口处。

❷ 将母鸡放入砂锅内，添加凉水至淹没，放葱段、姜片，先用大火煮至七八成熟，汤内加盐适量调至适口，改用小火炖至肉烂离骨即成。

功效：滋补养身，增强抵抗力。

维生素 治疗失眠

⊙睡眠是生命的生理需求，良好的睡眠能促进脑力和体力的恢复，使我们每天都精力充沛。可惜并不是每个人都能充分享受睡眠的幸福，据统计，全球有近1/4的人遭受失眠的困扰，我国亦有10%的人存在睡眠障碍。失眠虽然不是疾病，但绝对影响健康，影响工作与生活。

⊙人的睡眠是由中枢神经系统控制的，一旦稍有营养失衡，脑神经就会发出警告，或出现激素分泌失调等症状，这些身体微妙的变化都会影响睡眠质量。此时，可千万别忘了请出我们的"梦的使者"——可敬可爱的"维生素医生"，它能给我们的脑部以充足、均衡的营养补充，让我们和失眠永远说再见。

1. 医生坐诊

B族维生素、维生素C、维生素E

A 维生素B$_1$可调节植物神经功能紊乱，降低大脑皮质的兴奋，有助于睡眠。缺乏维生素B$_1$，是造成精神不稳定及失眠的主要原因之一。同时，维生素B$_1$对治疗睡眠不足也特别有效。

B 维生素B$_6$与糖分一起摄取，可消除因长期睡眠不足而累积的疲劳。将维生素B$_6$与烟酸配合吸收，可使大脑中产生一种所谓血清素的化学物质，使睡眠安稳。

C 维生素B$_{12}$会对中枢神经、大脑的功能产生作用，不仅可以改善睡眠，还能调整生物时钟，克服时差困扰。

D B族维生素同时服用最能发挥功效，因此建议选择复合维生素B制剂。

E 维生素C也可帮助睡眠。

F 维生素E的疗效比较特殊，如果不是故意赖床，却常睡不醒，或总觉得身体不舒服，有心情焦躁、偶尔心悸等植物神经功能失调的情形，无法入睡，就应该及时补充维生素E。须注意的是，维生素E摄入6小时以后才能发挥功效，务必提前服用。

2. 维生素药物

维生素E，400IU，睡前1小时服用。
复合维生素B制剂（长效），可调整时差。

3.
对症食疗

冰糖湘莲

维生素C+维生素E+B族维生素

主料： 莲子120克，菠萝30克，青豆15克，樱桃15克，桂圆肉15克。

辅料： 冰糖180克。

做法：

❶ 将莲子去皮、心，放入碗内，加温水50毫升，蒸至软烂；桂圆肉用温水洗净；菠萝去皮，切成1厘米见方的丁；青豆、樱桃洗净。

❷ 将冰糖放入锅内，加清水500毫升烧沸，待冰糖完全溶化后，滤去渣，加青豆、樱桃、桂圆肉、菠萝，上火煮开。

❸ 蒸熟的莲子去水，盛入大碗内，将煮开的冰糖水及配料一齐倒入大汤碗中，莲子浮在上面即成。

功效： 补肾健脾，养心安神。

菠菜猪肝肉片汤

维生素E+B族维生素

主料： 菠菜400克，猪肝150克，猪瘦肉120克。

辅料： 姜4克，盐4克。

做法：

❶ 菠菜用水洗净，去根切段；猪肝和猪瘦肉用水洗净，切片；姜用水洗净，去皮，切片。

❷ 用适量水猛火煲至沸腾，放入菠菜、姜片和猪瘦肉，等猪瘦肉煲熟，再放猪肝。

❸ 猪肝熟透，加盐调味即可食用。

功效： 滋补身体，养肝补血。

桂圆炖母鸡

维生素C+B族维生素

主料： 母鸡1200克，桂圆肉25克。

辅料： 葱、姜、料酒、盐各适量。

做法：

❶ 将鸡宰杀，去毛去内脏洗净，放入沸水锅余一下捞出；葱洗净切段。

❷ 炖锅内放入鸡、桂圆肉、葱段、姜、料酒及适量清水，用小火炖至烂熟，加入盐等调味即可食用。

功效： 治疗失眠健忘、精神不振。

八宝粥

维生素B$_1$+维生素C+维生素E

主料： 粳米150克。

辅料： 芡实米6克，薏米6克，白扁豆6克，莲子6克，山药6克，红枣（干）6克，桂圆6克，百合（干）6克。

做法：

❶ 取芡实米、薏米、白扁豆、莲子、山药、红枣、桂圆、百合八味煎煮40分钟。

❷ 加入粳米继续煮烂成粥。

功效： 健脾胃，补气益肾，养血安神。

海鲜羊排煲

B族维生素

主料： 羊排300克，蛤蜊250克，火腿50克，口蘑30克，粉丝30克，虾仁20克。

辅料： 葱花、盐、味精、料酒、胡椒粉、植物油、清汤各适量。

做法：

❶ 将羊排剁成半寸块，放入清汤内煮熟。

❷ 将蛤蜊煮熟，取肉留汤。

❸ 将火腿、口蘑切片。

❹ 锅内加油烧热，煸入葱花、料酒，加入排骨汤、蛤蜊汤及所有主、辅料，慢火炖至汤白时，加入调料调味即成。

功效： 治疗肾阳不足之腰膝酸软、失眠多梦、阳痿遗精等。

维生素治疗感冒

⊙感冒有两种：一种是普通感冒，俗称"伤风"；另一种叫流行性感冒，简称"流感"。普通感冒是由多种病毒引起的一种呼吸道常见病，多发于初冬，一般1周左右即可痊愈。流行性感冒是由流感病毒引起的一种传染性极强的感冒病。流感病毒若入侵器官，可引起一系列并发症，如肺炎、支气管炎、充血性心力衰竭、肠胃炎、晕厥、出现幻觉等，后果十分严重。

⊙感冒是日常生活中最常见的疾病，很少有人注意它，但它却会消耗大量的体力，严重的还会威及生命，因此，感冒被人称为"百病之源"。其实，我们的"维生素医生"对感冒有良好的疗效，不妨把它请进家门吧！

1. 医生坐诊

维生素A、B族维生素、维生素C、维生素E

A 维生素A有助于强化鼻子及咽喉的黏膜，特别是针对感冒早期的症状配合治疗。

B B族维生素在感冒期间能够使衰弱的身体尽快恢复元气。

C 维生素C是一种抗氧化剂，能破坏病毒的核酸成分，使病毒无法伤害体内细胞。另外，它还可以刺激抗毒素的产生以抵抗感冒病毒，从而使体内渐渐产生抵抗力，兼具预防与治疗的效用。我们感冒时常吃的维C银翘片，其主要成分就是维生素C，它对感冒引起的发热咳嗽、喉咙痛、流鼻涕等症状有很好的疗效。

D 维生素E能改善免疫系统，预防感冒。老年人尤其需要及时补充维生素E。

2. 维生素药物

β-胡萝卜素，每次10000IU，每日1～3次（连续5日，停止2日）。

维生素C，每次1000毫克，每日3次。

维生素E（水溶性），每次200～400IU，每日1次。

3. 对症食疗

炒绿豆芽

维生素B_2＋维生素C

主料：绿豆芽250克。

辅料：葱、姜、植物油、盐、酱油各适量。

做法：

❶把绿豆芽拣去杂质，洗净。

❷把锅烧热，放入植物油，烧至九成热时加葱、姜爆香。

❸将绿豆芽下锅，加盐、酱油，翻炒去生即可食用。

功效：清热解毒。

三潭枇杷

维生素A+维生素C+维生素E

主料：枇杷750克，红枣（鲜）100克，蜜枣100克，橘饼50克。

辅料：糖桂花2克，白糖150克，淀粉5克，香油各适量。

做法：

❶枇杷用开水焯过，取出剥皮，除核去内衣。

❷红枣去核后洗净，切成碎丁。

❸蜜枣、橘饼均切成碎丁。

❹红枣丁、蜜枣丁、橘饼丁加白糖拌匀制馅。

❺每个枇杷装好馅，摆放在盘内，上笼蒸10分钟取出。

❻锅置大火，加清水100毫升，放入白糖、糖桂花，煮开后用淀粉勾薄芡，淋上香油，浇在盘中枇杷上即成。

功效：镇咳祛痰，抑制流感病毒，并可预防四时感冒。

香菜鸡蛋羹

维生素A+维生素C

主料：香菜500克，鸡蛋2个。

辅料：葱花、姜片、盐、香油各适量。

做法：

❶将鸡蛋去壳放入碗中，上屉蒸成形前放入切碎的香菜。

❷成形后放入葱花、姜片、盐及香油，再蒸2分钟即可。

功效：发汗、清热、透疹，补充体力。

鸭梨西米露

B族维生素+维生素C+维生素E

主料：西米100克，梨200克。

辅料：冰糖100克。

做法：

❶将梨洗净，去皮、核，切碎，放入锅中，加清水5杯，煮30分钟。

❷捞去梨渣留汁。

❸将梨汁再煮沸，加入西米，小火煮至完全透明。

❹再加入冰糖溶化即可。

功效：养阴清热，补肺化痰。

三丝拌柚块

维生素A+维生素C+B族维生素

主料：柚子200克，荸荠50克，腐竹30克，香菜20克。

辅料：盐、醋、味精、香油各适量。

做法：

❶柚子肉切成块；荸荠削去皮，洗净，切成粗丝；腐竹用温水泡透，控干水分，切成细丝；香菜洗净切成小段。

❷柚子肉块、荸荠丝、腐竹丝和香菜段放在碗里，放入盐、味精、醋和香油，调拌均匀即可。

功效：清热祛火，预防流感。

维生素
治疗头痛

⊙头痛是一种常见症状，几乎每个人一生中都会有头痛发生。头痛主要是由于头部的血管、神经、脑膜等对疼痛敏感的组织受到刺激引起的，常见的类型有紧张性头痛、偏头痛、丛带性头痛和窦室性头痛等。大多数头痛的危害不大，经过休息或服药后就会痊愈，但有些头痛就比较严重，特别是慢性头痛，如果不及时治疗，可能终身都要深受其害。

⊙头痛虽不致人死命，但真正疼起来用"生不如死"来形容也毫不为过。如果自己正在遭遇头痛的折磨，那么，赶快请"维生素医生"来帮忙吧。

1.
医生坐诊

维生素A、维生素B₁、维生素B₂、维生素B₆、维生素B₁₂、烟酸、泛酸、维生素C、维生素D、维生素E、维生素K

A 维生素A可以治疗因眼睛疲劳而引起的头痛。

B 维生素B₁能治疗因劳动强度大、疲劳过度而导致的头痛，还能缓解神经系统疼痛。

C 维生素B₂可预防和治疗偏头痛，减少偏头痛的发生频率和持续时间。临床应用表明大剂量维生素B₂的治疗效果超过了治疗偏头痛的常用药物盐酸氟桂嗪。

D 维生素B₆能治疗因节假日饮酒过量，引起大脑血管收缩、血液循环不畅而造成的头痛。

E 维生素B₁₂能治疗女性月经期头痛。经期头痛多因人体缺乏维生素B₁₂导致神经细胞保护层变薄，引起神经紧张而引发。

F 烟酸可通过改善血液循环，治疗因人际关系紧张、心情不舒畅而导致的抑郁性头痛；还可以促使血管扩张，对治疗因血管收缩而引起的偏头痛相当有效。

G 泛酸能治疗因天气骤然变化、忽冷忽热或湿度过大而导致血压降低、大脑缺血引起的头痛。

H 维生素C兼具预防和治疗感冒双重功效，能治疗因感冒而引起的头痛，也能治疗慢性头痛。

I 维生素D能治疗因缺乏阳光照射而引起的头痛。

J 维生素E不仅能治疗因环境污染而引起的头痛，还能够防止过氧化脂质形成，有助于改善容易头痛的身体状态。

K 维生素K可以对抗血管平滑肌痉挛，对抗组胺、肾上腺素及乙酰胆碱引起的血管舒缩功能紊乱，从而使偏头痛症状改善，有效控制其发作频率。

2.
维生素药物

维生素A，每日0.8~1毫克。治疗眼睛疲劳引起的头痛。
维生素B₁，每日1.2~1.4毫克。治疗疲劳性头痛。

烟酸，每日15～20毫克。治疗抑郁性头痛。

泛酸，每日5～10毫克。治疗大脑缺血引起的头痛。

维生素B6，每日2～3毫克。治疗饮酒过量引起的头痛。

维生素B12，每日2～4微克。治疗女性经期头痛。

维生素C，每日200～300微克。治疗感冒引起的头痛。

维生素E，每日12毫克。治疗由环境污染引起的头痛。

3. 对症食疗

芹菜拌蜇丝

维生素A+维生素B1+维生素B2+烟酸+维生素C

主料： 芹菜500克，水发蜇皮200克。

辅料： 盐、醋、味精、白糖、海米、香油各适量。

做法：

❶ 将水发蜇皮洗净，撕去血筋，切成丝状，放入沸水中汆2~3分钟，捞出，放冷开水中，食时捞出，滤干水分。

❷ 芹菜去叶和根柄，洗后切成短节，放入沸水中汆2~3分钟，滤干水分。

❸ 海米用温水洗后切成小粒。

❹ 将蜇丝、芹菜装入盘；将盐、味精、香油、白糖、醋对成汁，淋在菜上，撒上海米粒即可食用。

功效： 清热止痛。

菊花鱼丸火锅

维生素A+维生素D+维生素E+B族维生素

主料： 金针菇100克，莴笋150克，豆腐200克，菊花50克，鸭肠50克，粉条75克，草鱼250克，鸡蛋清200克。

辅料： 姜、葱、盐、醋、料酒、胡椒粉、味精、香油、猪骨头汤各适量。

做法：

❶ 金针菇、莴笋、粉条洗净理好，沥干水；豆腐入开水中汆一下，捞出切块；鸭肠用醋、盐揉匀，洗净沥水，切段。以上各料放入盘中。

❷ 草鱼肉去刺捶蓉；菊花瓣洗净，剁成碎末；姜、葱洗净切末；将鱼蓉、菊花末拌匀成泥；鸡蛋清中加入适量清水，再加入味精、盐、料酒、香油、葱末和姜末，拌匀。

❸ 火锅置大火上，倒入猪骨头汤烧开，下入姜、盐、料酒、胡椒粉，烧开，撇去浮沫；将菊花鱼泥用小勺做成丸子，再放入鸡蛋清裹匀，入火锅中，下香油，烧开，即可饮汤、烫食其他原料，并吃鱼丸。

功效： 滋阴祛火，平肝祛风。

山药羊肉奶汤

维生素C+维生素E+B族维生素

主料：羊肉250克，牛奶250毫升，山药100克。

辅料：盐3克，姜20克。

做法：

❶ 将羊肉洗净，切成小片；姜洗净切片；山药去皮，洗净切片。

❷ 将羊肉和姜一起放入砂锅中，加适量清水、盐，用小火炖6小时，用筷子搅拌均匀。

❸ 另取砂锅，倒入羊肉汤1大碗，加入山药片煮烂，倒入牛奶煮沸，即可饮汤食肉。

功效：益气补虚，温中止痛。

川芎鱼肚汤

维生素A+维生素D+B族维生素

主料：川芎15克，鱼肚40克。

辅料：葱白25克，清汤500克，味精、盐、大油、料酒、清汤各适量。

做法：

❶ 将鱼肚放入温水中浸泡8小时后，入开水锅中用微火焖约2小时，端离火口，再焖2小时；

水凉时再烧开，再焖2~3次；鱼肚焖透，洗去黏液，入清水中漂洗；鱼肚发亮，有弹性时，切成条片。

❷ 将鱼肚条放锅内，并把川芎用布包好放锅内，加入清汤，用中火烧开，接着下葱白、大油。

❸ 起锅时加味精、盐。吃时再冲入料酒。

功效：活血止痛。

二姜烧鸡

B族维生素+维生素C

主料：鸡肉500克，高良姜10克，干姜20克，草豆蔻5克，陈皮5克。

辅料：胡椒粉、味精、葱、盐、植物油、高汤各适量。

做法：

❶ 将鸡肉切块；干姜、高良姜、草豆蔻和陈皮洗净；葱切成段。

❷ 锅内放植物油烧六成热，放入鸡肉炒到鸡肉变白收缩时，加入高汤、干姜、高良姜、草豆蔻、陈皮烧至九成熟时，加葱、胡椒粉、味精、盐调味，再烧一会儿即可。

功效：补虚养身，治疗头痛。

淮山芡实炖鱼肚

维生素C+维生素D

主料：鱼肚30克，淮山药（干）15克，芡实10克。

辅料：盐3克。

做法：

❶ 将淮山药、芡实洗净，浸半小时；鱼肚用开水浸泡20分钟，洗净切几件。

❷ 全部用料一齐放入炖盅内，加开水适量，炖盅加盖，文火隔水炖1~2小时，加盐调味即可。随量饮用。

功效： 健脾开胃，舒缓头痛。

芹菜炒香菇

维生素C+维生素D

主料： 芹菜400克，香菇（鲜）50克。

辅料： 盐、淀粉（豌豆）、酱油、味精、醋、植物油各适量。

做法：

❶ 芹菜去叶、根，洗净，剖开，切成2厘米长的段，用盐拌匀约10分钟，清水漂洗，滤干；香菇切片；醋、味精、淀粉混合后装在碗里，加水约50毫升兑成芡汁。

❷ 炒锅烧热后，倒入植物油，油炼至无泡沫、冒青烟时，入芹菜煸炒2~3分钟，投入香菇片迅速炒匀，再加入酱油稍炒，淋入芡汁，速炒片刻即成。

功效： 清热解毒，镇痛降压。

川芎炖鸭汤

B族维生素+维生素E

主料： 川芎10克、薏米20克、鸭子半只。

辅料： 料酒20毫升、生姜片5克、盐适量。

做法：

❶ 将川芎、薏米洗净；鸭子宰杀，去内脏，洗净，斩块。

❷ 锅内烧水，水开后放入鸭肉块滚去血污，再捞出洗净。

❸ 将鸭肉、药材、生姜片一起放入炖盅内，加入适量开水，大火炖开后，改用小火炖1小时，用盐调味即可。

功效： 舒缓头痛。

黑豆塘虱

维生素A+维生素D+B族维生素

主料： 塘虱鱼2~4条，黑豆60~90克。

辅料： 盐、陈皮各适量。

做法：

❶ 将塘虱鱼去除内脏、鱼鳃等，洗净后放入瓦罐内。

❷ 加入黑豆，用小火煲熟，再加入盐和陈皮即可。

功效： 调理女性血虚头痛，头晕目眩，自汗盗汗，耳鸣乏倦以及血小板减少等。

白芷鱼肚汤

维生素C+维生素E

主料： 白芷15克，鱼肚（水发）300克，冷水1500毫升。

辅料： 料酒10克，姜5克，葱10克，盐3克，味精2克，胡椒粉2克，香油20克。

做法：

❶ 将白芷润透，切片；鱼肚洗净，切2厘米宽、4厘米长的块；姜切片，葱切段。

❷ 将白芷、鱼肚、料酒、姜、葱同放炖锅内，加水1500毫升，置武火上烧沸，再用文火炖煮30分钟，加入盐、味精、胡椒粉、香油即成。

功效： 消食和胃，舒缓头痛。

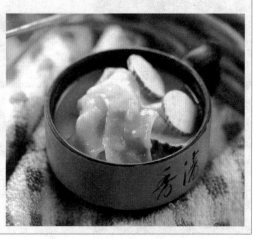

维生素
治疗过敏症

⊙过敏症是指对某种物质的不耐性。例如，如果我们大量饮用咖啡会导致一系列症状的出现，那么我们就是对咖啡过敏。还有的人对气象环境的变化过分敏感，则称为气象过敏。过敏性疾病的发生常常与体质、环境、感染等三大因素有关，特别是呼吸道疾病。过敏体质的患者，由于体质之故，本来就容易有许多困扰。尤其天气转凉时，包括过敏性鼻炎、气喘、皮肤炎症状，特别容易诱发，影响生活品质。过敏症的症状种类繁多，但一般而言，过敏都是由营养失衡引起的，因此最基本的防治之道便是补充营养，这其中当然少不了我们全能的"维生素医生"了。

1.
医生坐诊

维生素A、维生素B₆、泛酸、维生素C、维生素E

A 胡萝卜素能调节细胞内的平衡，有效预防过敏性皮炎及花粉过敏等过敏反应。

B 维生素B₆是维持正常的免疫功能所不可缺少的营养物质，如果缺乏它，人体容易出现过敏反应。这时可以通过摄取维生素B₆来减轻过敏症状，配合维生素C一起使用则效果更佳。

C 泛酸能够制造抗体，有助于减轻过敏症状，促进伤口愈合，抗炎消炎。

D 维生素A、维生素C和维生素E可消除自由基，有效预防过敏。过敏体质的形成以及过敏症状的发作，都与机体内"健康杀手"——自由基过多地蓄积有关。而日趋严重的环境污染、化学品滥用及辐射问题，都会造成自由基在体内蓄积。因此，应通过清除自由基，调节机体免疫功能，达到逐步改善过敏体质，使过敏原与机体的不良免疫反应降到最低限度。

2.
维生素药物

复合维生素B制剂，每次50毫克，每日2次。

泛酸，500毫克，上下午各1次。

二甲砜（1000毫克）与维生素C的合剂，每日1~3次。

3.
对症食疗

芽菜沙拉

维生素A+维生素C+烟酸

主料： 苜蓿芽50克，豌豆芽50克，明日叶50克，玉米1个，山药50克，芦笋100克，纳豆20克。

辅料： 红辣椒、酢拌酱各适量。

做法：

❶ 玉米入滚水煮，熟后取出放凉，削下玉米粒；芦笋削去粗皮，氽烫捞出切段。

❷ 山药削皮，洗净切长条状；红辣椒洗净切条状。

❸ 将所有食材及芽菜、纳豆排盘，淋上酢拌酱即可。

功效：提升抗病能力，预防过敏。

金银花苦瓜汤

维生素A+维生素C

主料：苦瓜200克。

辅料：金银花15克。

做法：

❶ 将苦瓜切开去瓤和子，洗净。

❷ 将苦瓜与金银花一起放入锅中。

❸ 加清水适量，煎汤饮用。

功效：清热解毒。

三丝掐菜

维生素C+B族维生素

主料：绿豆芽400克，青椒100克，竹笋50克。

辅料：葱、姜、盐、味精、料酒、花生油、醋各适量。

做法：

❶ 绿豆芽掐去两头，青椒去子洗净，切成细丝；竹笋切成丝；葱、姜切成末。

❷ 取锅上火，倒入花生油烧热，先下入青椒、笋丝煸一下，再放入葱末、姜末、绿豆芽、盐、味精、料酒，用大火煸炒均匀，完全炒熟时，淋入醋即可。

功效：清热解毒，抗过敏。

彩虹金菇煲

维生素A+维生素C

主料：金针菇90克，香菇50克，豆腐干100克，胡萝卜20克，西芹30克。

辅料：姜末、酱油、白糖、香油、淀粉、植物油各适量。

做法：

❶ 金针菇去根部分开洗净；香菇洗净，去蒂切丝；豆腐干洗净切丝；胡萝卜洗净切成细丝；西芹洗净也切成细丝。

❷ 烧锅下植物油，爆香姜末，下香菇丝、胡萝卜丝、西芹丝及豆腐干丝，兜炒，加入少许清水略煮，再下金针菇兜匀，加入调味料，兜匀淀粉勾芡便可。

功效：抗菌消炎，防病健身。

薏米冬瓜汤

维生素A+维生素C+维生素E

主料：薏米30克，冬瓜15克。

辅料：盐少许。

做法：

❶ 将薏米和冬瓜洗净。

❷ 薏米和冬瓜入锅煎汤，加盐即可。

功效：防治皮肤过敏。

维生素治疗皮肤病

⊙有关皮肤病的文字记载，在我国已有3000多年历史。皮肤病种类繁多，总共有1000多种，较常见的有湿疹、荨麻疹、红皮病、白癜风、银屑病、红斑狼疮、天疱疮、接触性皮炎、神经性皮炎、脂溢性皮炎等。

⊙皮肤病是常见病、多发病，虽然大多数不会对身体造成太大的影响，但一般都较为顽固，一旦患上就往往意味着要长久忍受它带来的煎熬。如果自己跑过多家医院、见过无数名医都无济于事，不妨来看看"维生素医生"，它们对付皮肤病的办法还真不少。

1. 医生坐诊

维生素A、维生素B₁、维生素B₂、维生素B₆、维生素C、维生素D、维生素E、维生素K

A 维生素A是上皮组织生长、增生和分化的重要调节师，能改善角化过度，还能治疗毛发红糠疹、毛发苔藓、鱼鳞病、小儿银屑病、磷状毛囊角化病、进行性对称性红斑角化症、色素性扁平苔藓、聚合性痤疮等。

B 维生素B₁参与糖代谢，并能抑制胆碱酯酶的活性，减轻皮肤炎症，能治疗湿疹、皮炎、脓皮病、念珠菌病、光感性皮肤病、带状疱疹后遗神经痛、多发性神经炎等。

C 维生素B₂参与糖、蛋白质和脂肪的代谢，增强对紫外线的耐受性，能治疗脂溢性皮炎、脂溢性脱发、寻常痤疮、酒糟鼻、寻常须疮、口周湿疹、日光性皮炎等。

D 维生素B₆参与所有氨基酸的合成与分解，能治疗脂溢性皮炎、脂溢性脱发、寻常痤疮等。

E 维生素C能增高毛细血管壁的致密度，促进肉芽组织生长及伤口愈合，还能治疗紫癜性皮肤病、湿疹、荨麻疹、黄褐斑、早期银屑病等。

F 维生素D能治疗异位性皮炎、红斑狼疮、斑秃、聚合性痤疮、银屑病等。

G 维生素E能增强皮肤毛细血管的抵抗力，维持毛细血管的正常通透性，可有效治疗冻疮、多形红斑、结节性红斑、单纯性紫癜、色素性紫癜性皮肤病等。

H 维生素K能促进肝脏合成凝血酶原及血浆因子，与皮质类固醇激素有协同作用，能调节植物性神经紊乱，是紫癜、慢性荨麻疹、淋巴瘤、皮肤瘙痒病的克星。

2. 维生素药物

含抗组织胺的长效维生素C，每次1000毫克，早晚各1次；复合维生素B制剂100毫升及1000毫克的泛酸，每日1～3次。治疗皮肤瘙痒。

β–胡萝卜素，每日25000IU；复合维生素B制剂（长效），100毫克，上、下午各1次；含玫瑰果实的维生素C，1000毫克，上、下午各1次；维生素E（水溶性），200~400IU，每日3次。治疗银屑病。

β–胡萝卜素，10000IU（小孩酌减），每日1~3次；含玫瑰果实的维生素C，500~1000毫克，上、下午各1次；维生素E（水溶性），200~400IU，上、下午各1次。治疗麻疹。

β–胡萝卜素，25000IU；复合维生素B制剂（长效），100毫克，上、下午各1次；从玫瑰果实中提取的维生素C，1000~2000毫克，上、下午各1次；维生素D，每日1000IU，一星期内连服5日，停服2日。治疗带状疱疹。

3. 对症食疗

蚬肉粥

B族维生素

主料：蚬肉150克，粳米100克。

辅料：葱末、色拉油、盐各适量。

做法：

❶ 将蚬肉洗净，沥干水分；粳米淘洗干净，浸泡30分钟后捞出沥干水分。

❷ 取锅上火，放入色拉油烧至五六成热，下蚬肉快炒，起锅装入碗内。

❸ 另取一锅，加入约1000毫升冷水，将粳米放入，大火烧开，然后加入炒蚬肉，再改用小火熬煮成粥，最后用盐调好味，撒上葱末即可。

功效：清热，利湿，解毒，可治湿毒脚气。

豉梅蒸子鸭

维生素C+维生素E+B族维生素

主料：子鸭肉200克，酸梅10克。

辅料：蒜、豆豉、盐、味精、白糖、淀粉、大油各适量。

做法：

❶ 子鸭肉洗净斩好；蒜去皮洗净拍碎剁成蒜蓉；豆豉捣成豆豉泥；酸梅去衣、去核。

❷ 将斩好鸭件用盐、味精、蒜蓉、豆豉泥、酸梅、白糖拌匀，下入淀粉、大油再拌匀，平放在碟中，随即放入笼内蒸至熟便成。

功效：抗菌，抗过敏。

胡萝卜甘蔗茅根瘦肉汤

维生素A+维生素C+B族维生素

主料：胡萝卜250克，甘蔗150克，白茅根120克，猪瘦肉120克。

辅料：盐少许。

做法：

❶ 胡萝卜去皮、蒂，切厚件，用水洗净；甘蔗去皮，斩段，劈开；白茅根、猪瘦肉用水洗干净，切小块。

❷ 将以上全部材料放入已经煲滚了的水中，用中火煲3小时，加少许盐调味即可食用。

功效：清热利尿，解毒透疹。

冬笋粥

维生素A+维生素C+维生素E

主料：冬笋50克，粳米50克。

辅料：盐、味精各适量。

做法：

❶ 将冬笋洗净，切片；粳米淘洗干净。

❷ 一同入锅，加水500毫升，先用大火烧开，再转用小火熬成稀粥，加入调味料即可。

功效：宣散透疹，适用于小儿麻疹透发不畅。

红烧狗肉

维生素C+维生素E+B族维生素

主料：狗肉750克。

辅料：红辣椒50克，白糖、料酒、八角、酱油、姜、葱、蒜、植物油各适量。

做法：

❶ 将狗肉洗净，切成小块；红辣椒切丝。

❷ 锅内放植物油烧热，用葱、姜、蒜、八角炝锅，把狗肉下锅煸炒，炒至肉无血水时下料酒、酱油、白糖、红辣椒丝，烧开后撇去浮沫，装入焖罐，用微火将狗肉焖烂即成。

功效：主治冻疮。

维生素治疗哮喘

⊙支气管哮喘（简称哮喘）是一种常见的、发作性的肺部过敏性疾病。由于发病时支气管平滑肌痉挛，黏膜充血、水肿和分泌物增加，患者有胸闷、气急、哮喘、咳嗽、咳痰等症状。该病的发生与地区和季节有关。农村比城市多见，北方又比南方高发，大多数易发于秋冬季节。

⊙哮喘被世界医学界公认为四大顽症之一，被列为十大死亡原因之最。据调查，我国有2500多万人患有此病。它是严重危害人们身心健康、减弱劳动能力的一种疾病，而且难以得到根治。不过，我们的"维生素医生"也有自己对付这种顽疾的一套办法。

1. 医生坐诊

维生素A、维生素B₆、维生素C、维生素D、维生素E、维生素K

A 维生素A能增强呼吸道抵抗力，同时对受到损害的肺泡有修复作用。

B 维生素B₆是一种与体内血红蛋白的合成、氨基酸的代谢密切相关的营养物质，缺乏时会造成血红蛋白释氧能力降低、组织细胞缺氧、机体对氧敏感等一系列反应，从而诱发哮喘。大多数哮喘患者体内缺乏维生素B₆。

C 维生素C可以保护黏膜组织的健康，并且中和自由基、加速组织胺的代谢、缓和支气管平滑肌痉挛，以协助控制支气管发炎、痉挛的现象，减少哮喘的发生。

D 维生素D能增强呼吸道抵抗力，降低患哮喘病的概率。

E 维生素E有改善血液循环的功能。据外国科学家发现，每天服用维生素E可使哮喘患者在受污染的空气中呼吸较为通畅，哮喘发作的频率明显降低。

F 维生素K能促进细胞内环磷酸腺苷的合成，具有缓解支气管平滑痉挛而起到止喘作用。

2. 维生素药物

水溶性β–胡萝卜素，每日1000～2500IU。
维生素B₆，每次200毫克，每日1～4次。
水溶性维生素E，每日400～1200IU。

3.
对症食疗

杏仁猪肺粥

维生素B₂+ 维生素E

主料：杏仁10克，猪肺90克，粳米60克。

辅料：盐、味精各适量。

做法：

❶ 将杏仁去皮尖，洗净；猪肺洗净，切块，放入沸水锅内焯过，捞出用清水漂洗干净。

❷ 将洗净的粳米与杏仁、猪肺一起放入锅内，加清水适量，小火煮成稀粥，加盐、味精调味即可。

功效：宣肺降气，化痰止咳。

虫草炖鸭

维生素A+维生素C+维生素E+B族维生素

主料：鸭肉250克，冬虫夏草10克。

辅料：红枣4颗，盐适量。

做法：

❶ 将冬虫夏草洗净；红枣去核洗净；鸭活杀，去毛、内脏，取鸭肉洗净，斩块。

❷ 把全部用料一起放入炖锅内，加适量开水、盐，小火隔水炖3小时即可。

功效：补肾益精，养肺止咳。

晃子汤

维生素A+维生素B₂+维生素K

主料：鸡血50克，豆腐50克，鸡蛋1个。

辅料：酱油、醋、胡椒粉、香油、姜末、葱末、盐、淀粉各适量。

做法：

❶ 将鸡血煮熟并切成丝，豆腐切成丝，鸡蛋打散备用。

❷ 待锅内水烧开后，放入鸡血丝、豆腐丝和打散的鸡蛋，勾芡后，加入酱油、醋、香油、姜末、葱末、盐、胡椒粉即可。

功效：平喘养血，滋补强身。

北杏炖雪梨

维生素C+维生素E+B族维生素

主料：苦杏仁20克，雪梨500克。

辅料：白糖50克。

做法：

❶ 将杏仁、雪梨、白糖放入炖盅内，然后加清水半碗。

❷ 急火隔水炖1小时即可。每日2次，食雪梨、饮汤。

功效：化痰止咳，清热生津，润肺平喘。

肉丝烧蕨菜

维生素C+B族维生素

主料：蕨菜250克，猪瘦肉100克。

辅料：湿淀粉、鸡蛋清、盐、料酒、味精、姜汁、食碱、大油、清汤各适量。

做法：

❶ 将干蕨菜放开水中涨发，加盖焖软，再放开水锅中加食碱焖煮至透。多换几次水，使其洗净碱味和黑水，择去根，切成3.5厘米长的段，用开水焯一下，捞出沥净水分。

❷ 鸡蛋清、湿淀粉搅成糊，猪瘦肉切成细丝，放糊中抓匀。

❸ 炒锅置大火上，添大油，至六成热，将肉丝下锅划开至透，盛入碗中。

❹ 炒锅再放大火上，添入大油，至六成热，兑入清汤和盐、料酒、味精、姜汁，放入蕨菜，烧制。

❺ 待烧至汁浓入味，再放入肉丝，下湿淀粉勾芡，汤滚即成。

功效：补脾益气，滋阴润燥。

维生素治疗贫血

⊙贫血是指循环血液单位容积内的血红蛋白、红细胞计数或红细胞比容（压积）低于正常值的下限。这个正常值可因不同的性别、年龄、生活地区海拔高度的不同以及生理性血浆容量的变化而有所差异。其中以血红蛋白为最重要的评价标准，成年男性低于120克/升，成年女性低于110克/升，一般可认为是贫血。

⊙贫血是临床最常见的表现之一，可分为多种类型，如缺铁性贫血、巨幼红细胞性贫血、再生障碍性贫血、溶血性贫血等，缺铁性贫血是其中最常见的一种。需注意的是贫血不是一种独立疾病，可能是一种基础的或是较复杂疾病的重要临床表现，一旦发现贫血，必须查明其发生原因。查明原因后，才能请"维生素医生"对症下药。

1. 医生坐诊

维生素B$_1$、维生素B$_2$、维生素B$_6$、维生素B$_{12}$、维生素C、维生素E

A 维生素B$_1$是合成脱氧核糖核酸所必需的物质，缺少时将使原始红细胞的有丝分裂减少，从而使红细胞数目减少。

B 维生素B$_2$缺乏可引起血红蛋白浓度降低，造成贫血，这与叶酸代谢紊乱有关。还有研究显示，同时补充铁和维生素B$_2$与单独补充铁相比，前者能更有效地维持血红蛋白水平。

C 维生素B$_6$是制造抗体和红细胞的必要物质，能有效治疗抗铁性贫血病。

D 维生素B$_{12}$被称为"造血维生素"，它参与制造骨髓红细胞，是合成嘌呤、嘧啶碱和核酸必不可少的辅助因子。叶酸是红细胞合成所必需的因子。维生素B$_{12}$可促使叶酸在体内转化为四氢叶酸而发挥作用，因此叶酸与维生素B$_{12}$的缺乏症常同时存在。当两者之一或两者同时缺乏时，骨髓中的脱氧核糖核酸合成受阻，细胞分裂缓慢，形成典型的巨幼细胞，该种细胞伴有成熟障碍，红细胞生成减少，形成大细胞或巨幼红细胞贫血。由于红细胞体积较大，寿命短于正常，易于溶解而加重贫血。

E 维生素C有促进铁吸收的作用。它主要是促进食物中非血红素铁的吸收，而且剂量越大，促进铁吸收的作用也越大。因此，在预防缺铁性贫血时，除注意铁的供给外，还应注意维生素C的补充。

F 维生素E是保持红细胞完整性的必需因子。缺乏维生素E时，红细胞变得极为脆弱，其寿命缩短。缺铁性贫血、妊娠贫血也与维生素E有关。动物试验表明，缺乏维生素E的溶血率高达99%，不缺维生素E的溶血率只有5%，因而可用维生素E来治疗溶血性贫血。

2.
维生素药物

维生素B$_6$，每日1.5毫克，分3次口服。治疗抗铁性贫血病。

维生素B$_{12}$，口服每次25毫克，每日3次；肌肉注射每次50～200微克，每日或隔日一次。治疗恶性贫血。

叶酸，口服：成人每次5～10毫克，1日3次；儿童每次5毫克，1日3次。肌肉注射：成人每次10～20毫克，每日1次，20～30日为1疗程；小儿每次15毫克，每日1次。与维生素B$_{12}$配合治疗恶性贫血。

3.
对症食疗

红枣瘦肉汤

维生素C+维生素E+B族维生素

主料：猪瘦肉200克，红枣20克。

辅料：盐2克，葱花5克，湿淀粉5克。

做法：

❶红枣去核洗净；猪瘦肉洗净切片并用盐和湿淀粉调匀码味。

❷锅内放清水烧开，加入主料后，用大火烧沸

约5分钟后加入葱花，以盐调味即可。

功效：开胃健脾，安神补血。

三丝蛋卷

维生素C+B族维生素

主料：鸡蛋3个，韭菜50克，绿豆芽50克，胡萝卜50克。

辅料：盐、淀粉、色拉油各适量。

做法：

❶将淀粉放入碗内，加入适量水调制成湿淀粉；将鸡蛋磕在碗里，加盐，用筷子打散，再加湿淀粉搅匀成蛋液；韭菜、绿豆芽、胡萝卜洗净；胡萝卜切细丝。

❷胡萝卜丝、韭菜、绿豆芽入油锅中快速炒熟盛出。

❸平底煎锅置中火上，均匀烧热，刷上一层色拉油，一手持锅，倒入适量鸡蛋液，旋转煎锅，使鸡蛋液薄薄地均匀摊开，待鸡蛋液变干，色变浅，边缘起泡并卷起时，将锅离火揭起蛋皮，顺势反扣在锅内，用锅的余热把蛋皮完全烤熟，将蛋皮取出。

❹将炒熟的韭菜、绿豆芽、胡萝卜丝均匀地摊在蛋皮上，卷成卷儿，切成段即可。

功效：养心，安神，补血，解毒。

豆芽猪血汤

维生素C+B族维生素

主料：黄豆芽250克，猪血250克。

辅料：蒜、葱、姜、色拉油、料酒、盐、味精各适量。

做法：

❶黄豆芽去根洗净；猪血划成小方块，用清水漂净；蒜剁成蓉，葱、姜剁成末。

❷器皿内放入色拉油、蒜蓉、葱末、姜末，高火1分钟，调味即可。

功效：补血养颜，减肥瘦身。

七彩肉丁

维生素C+B族维生素

主料： 猪肉300克，腰果300克，红萝卜100克，芥蓝200克，竹笋200克，洋葱100克，红辣椒100克。

辅料： 蒜蓉、盐、味精、淀粉、料酒、香油、花生油各适量。

做法：

❶ 先将红萝卜切粒，芥蓝切粒，竹笋切粒，腰果切粒，入滚水焯过，捞起滤去水分；烧锅下花生油，将红萝卜粒、芥蓝粒、竹笋粒、腰果粒下锅，调入盐、味精炒匀，用湿淀粉勾芡盛出备用。

❷ 将猪肉切成丁，用湿淀粉拌匀，放入油锅炸至仅熟，倒入漏勺，滤去油分。

❸ 烧锅下油，爆香蒜蓉、洋葱和红辣椒，再加入猪肉片、红萝卜粒、竹笋粒、芥蓝粒、腰果粒，烹料酒，用湿淀粉勾芡，最后加香油炒匀即可。

功效： 补肾养血，滋阴润燥。

糟鸭肝

维生素C+B族维生素

主料： 鸭肝250克，冬笋100克，香糟40克。

辅料： 盐、白糖、味精、葱、姜、鸡汤各适量。

做法：

❶ 鸭肝洗净，切成一字条，中间划出一小孔，用开水余透，捞出，洗去血沫控干。

❷ 笋切成长3厘米的帘子棍，穿在肝中间孔里，放在盘中。

❸ 下入盐、白糖、味精、鸡汤、葱、姜、香糟，调好口味。

❹ 用油纸盖好，上屉蒸10分钟左右，取出在原汤中浸凉即成。

功效： 补血，养肝，明目。

千张菠菜

维生素B6+叶酸

主料： 菠菜250克，豆腐皮200克。

辅料： 葱末、姜末、盐、味精、香油、花生油各适量。

做法：

❶ 菠菜择洗干净，用水煮过后冷却，改刀切成寸段，用适量盐、味精、香油拌匀。

❷ 豆腐皮用开水煮过，再用冷水冷却，去掉水；豆腐皮切条；用花生油炸香葱、姜末，加入盐、味精、豆腐皮拌匀，和拌好的菠菜合为一体，再拌匀即可食用。

功效： 改善缺铁性贫血。

杂锦拌桃仁

维生素C+维生素E+B族维生素

材料： 核桃仁150克，红豆、玉米粒各30克，芥蓝40克，红椒15克，黑木耳10克。

辅料： 盐3克，味精2克，香油适量。

做法：

❶芥蓝去皮，洗净，切滚刀块；红椒洗净，切块；黑木耳洗净，撕成小片。

❷红豆、玉米粒洗净，与其他备好的材料入沸水中焯至熟后，捞出装盘。

❸将所有调味料搅匀，淋在盘中拌好。

功效：补血养颜。

鸡血藤煲鸡蛋

维生素C+B族维生素

主料：鸡蛋2个，鸡血藤30克。
辅料：白糖15克。

做法：

❶将鸡血藤、鸡蛋放入锅中，加2碗清水煮沸。

❷鸡蛋煮熟后，剥去外壳再煮沸，煮成1碗汤后，加入白糖调味即可。

功效：补血调经，活血化瘀。

湖南茄泥

维生素C+维生素E+B族维生素

主料：茄子400克，猪肉100克，苦瓜60克，西红柿60克。
辅料：料酒、蒜、姜、辣椒、湿淀粉、酱油、白糖、味精、植物油各适量。

做法：

❶将茄子洗净，去蒂，切成大片，蒸熟，放入盆内捣成泥；猪肉洗净，切成丁。

❷苦瓜去子，洗净，剁碎煮至八成熟；西红柿洗净，去蒂，切碎；蒜去皮洗净，砸成泥；姜、辣椒均切末。

❸炒锅置于火上，烧热后倒入植物油，待油烧至七成热时，下入猪肉丁，放入料酒，再将茄泥、苦瓜末、西红柿末放入，随后加入蒜泥、姜末、辣椒末、酱油，煸炒均匀，用湿淀粉勾芡，放调料，炒匀即可。

功效：改善缺铁性贫血，保护心血管。

风味豇豆节

B族维生素+维生素C

材料：鲜豇豆250克，泡辣椒20克，菊花瓣5克。
辅料：精盐5克，味精3克，麻油20克。

做法：

❶鲜豇豆洗净，择去头尾，切成小段，入沸水锅中稍焯后，捞出装盘，凉凉后弯成小节；泡辣椒取出，切碎；菊花瓣洗净，用沸水稍烫。

❷泡辣椒、菊花瓣倒入豇豆中，加所有调味料一起拌匀即可。

功效：补血养颜。

维生素
治疗痛经

⊙痛经是月经期和月经期前后出现的周期性下腹痛，偶尔发生在月经期后数日内。下腹痛呈痉挛痛和胀痛，可放射至腰骶部、大腿内侧及肛门周围，伴有面色苍白、恶心、呕吐、全身或下腹部畏寒、小便频数等症状，剧痛时可发生虚脱。目前临床常将其分为原发性和继发性两种，原发性痛经多指生殖器官无明显病变者，故又称功能性痛经，多见于青春期少女、未婚及已婚未育者；继发性痛经指盆腔器质性病变导致痛经。

一些女性认为痛经不是什么大不了的疾病而选择了忍耐。事实上，痛经很有可能是患上慢性盆腔炎、子宫内膜异位等疾病的报警信号，甚至有一部分人因此而不孕，因此痛经者应积极寻求治疗。来看看"维生素医生"会是个不错的选择。

1. 医生坐诊

维生素A、维生素B₁、维生素B₆、维生素C、维生素D、维生素E、维生素K

A 维生素B₁能缓和子宫肌肉痛，对骨盆内部充血、瘀血使腹膜被拉紧而导致的痛经，有良好的辅助疗效。

B 维生素B₆对经前紧张症有显著疗效，它能稳定情绪，帮助睡眠，使人精力充沛，并能减轻腹部疼痛。

C 维生素D可以降低女性出现焦虑、抑郁、头痛和腹部绞痛等经期前综合征症状。

D 维生素E能抑制前列腺素的合成，而痛经与月经时子宫内膜合成和释放前列腺素有关，因而维生素E可以起到治疗痛经的作用。

E 维生素K能调节神经系统的功能，使女性在月经期不受精神因素的影响，达到镇静、镇痛的目的。另外，维生素K还能治疗平滑肌痉挛，当子宫平滑肌痉挛引起疼痛时，维生素K能使痛经得到缓解。

F 维生素A和维生素C可防治经期过长和月经过多症，避免女性因流血过多而导致贫血。

2. 维生素药物

维生素B₆，经前轻、中度痛经：20毫克，口服每日3次，于月经前3～7日开始，服至月经来后2日停药；经前重度痛经：30毫克，每日3次，于月经前3～7日开始，服至月经来后2日停药；月经期痛经：月经来潮时每次40毫克，每日3次，服2～3日后停药。

复合维生素B制剂（长效），每次100毫克，上、下午各1次。

3.
对症食疗

姜枣红汤

维生素A+维生素C+维生素E

主料： 姜5克，红枣15克。
辅料： 红糖30克。

做法：
❶ 将红枣去核、洗净；姜洗净、切片。
❷ 红枣、姜加红糖煎汤服。

功效： 暖宫散寒，适用于寒凝痛经。

玫瑰花粥

维生素A+维生素C+维生素E+B族维生素

主料： 粳米100克，玫瑰花20克，樱桃10克。
辅料： 白糖30克。

做法：
❶ 将未全开的玫瑰花采下，轻轻地摘下花瓣，用冷水漂洗干净；粳米淘洗干净，用冷水浸泡30分钟，捞出，沥干水分。
❷ 锅中加入约1000毫升冷水，将粳米放入先用大火烧沸，然后用小火熬煮成粥。
❸ 粥内放入玫瑰花瓣、樱桃、白糖，再煮5分钟，即可盛起食用。

功效： 利气行血，散瘀止痛。

乌鸡汤

维生素C+B族维生素

主料： 雄乌鸡500克。
辅料： 陈皮3克，姜3克，草果5克，葱、醋、胡椒粉各适量。

做法：
❶ 将雄乌鸡洗净切块，葱切段。
❷ 乌鸡与陈皮、姜、草果、胡椒粉、葱

段、醋同煮，小火炖烂。
功效： 温中健胃，补益气血。

元胡益母草枣蛋

维生素C+B族维生素

主料： 鸡蛋4个。
辅料： 益母草30克，元胡10克，红枣15克。

做法：
❶ 将元胡、益母草、红枣、鸡蛋，加清水适量下锅煮。
❷ 煮至鸡蛋熟后，去壳再煮片刻，去渣取汁。

功效： 活血理气，化瘀止痛。

党参羊肉肚

维生素A+维生素B₁+维生素E

主料： 羊瘦肉250克，羊肚150克，党参50克，当归15克，肉苁蓉10克。
辅料： 葱、姜、盐、料酒、胡椒粉、味精各适量。

做法：
❶ 将当归、肉苁蓉洗净放入锅内，加水煎煮取药汁。
❷ 葱、姜洗净，葱切段，姜切片备用。
❸ 将羊肚洗净外表后翻过来，搓上盐，用手反复揉搓，再用清水清洗，如此反复三次，再翻回原样。
❹ 羊肉洗净剁成泥，党参去浮灰，与葱段、姜片、盐、料酒、胡椒粉拌和混匀，一起放入羊肚内，扎紧口，放入药汁锅内，加水，小火煮2小时，熟透后取出，羊肚切成丝，加味精调味即成。

功效： 温经养血，补虚止痛。

维生素
治疗不孕

⊙不孕症指婚后有正常性生活，未避孕，同居2年而未能受孕。据统计，未避孕的夫妇，60%在婚后6个月内怀孕，80%在9个月内怀孕，85%～90%在一年内怀孕，约有4%在婚后第二年怀孕。如婚后2年未孕，可称为不孕症。不孕症临床分为原发性和继发性两种，婚后未避孕而从未受孕为原发性不孕症；曾有过妊娠而后并未避孕，连续2年以上不孕，称为继发性不孕症。

⊙受孕是一个复杂的生理过程，阻碍受孕的因素有排卵障碍、精液异常、免疫因素、精神紧张、生殖系统疾患等，阻碍受孕的因素可能在女方，也可能在男方或男女双方。求子心切的不孕者也不必过于着急，加强体质和增进健康可有助于恢复生育能力，而"维生素医生"说不定还能成为送子观音呢。

1.
医生坐诊

维生素A、维生素B₆、维生素B₁₂、叶酸、维生素C、维生素E

A 维生素A可促进蛋白质合成，提高性欲，促进精子的生成，并提高精子的活力。男性维生素A缺乏时，会影响精索上皮产生精母细胞，输精管上皮变性，睾丸重量下降，精囊变小，并导致前列腺角化。女性在维生素A缺乏时，会影响胎盘上皮及胎儿的形成，还可导致胎儿的死亡。

B 维生素B₆有助于增加女性生殖激素——黄体素，提高受孕概率。同时亦可用于治疗男性不育症。

C 维生素B₁₂可治疗少精症，增加精子数和运动精子数，恢复男性生育能力。

D 叶酸可以帮助精子内DNA的合成，男性精子含量低与体内叶酸缺乏有关。因此，男性精子含量低时须考虑适当补充叶酸。女性不孕亦有可能是叶酸不足所致。

E 维生素C的作用是降低精子凝聚在一起，有利于精液的液化。体内具有足够的维生素C的男性就会有较健康的精子。维生素C的抗氧化功能还可保护存在于精子细胞中的遗传基因DNA，防止其在女性生殖道内被氧化而丧失精子活性。

F 维生素E有助于提高男女两性的生殖能力。它能调节女性内分泌功能，提高黄体激素量，使黄体生成激素，在一定量的促卵泡成熟激素的共同作用下，促进成熟的卵泡排卵；同样，它也能提高男性激素的分泌，增加精子的成活率，并促进精子发育成熟。健康的精子与健康的卵子相结合，即可形成胚胎，发育成长为健康的婴儿。

2.
维生素药物

复合维生素B制剂，每日100毫克；维生素C，每日1000毫克。适用于不孕男性。

维生素B₆，每日50～100毫克；叶酸，每日1～2毫克；复合维生素B制剂，每日含维生素B₁₂约50微克。适用于不孕女性。

3. 对症食疗

鹿茸海参

维生素A+维生素E

主料： 海参20克，鹿茸10克。

辅料： 葱3克，姜3克，盐1克，清汤适量。

做法：

❶将鹿茸片放在锡纸上，用微火加热，然后刮去鹿茸茸毛；海参用水发透。

❷将鹿茸、海参放在盆内，再加入葱、姜、盐、清汤，蒸1～2小时即成。

功效： 补肾壮阳，适用于阳痿、腰膝酸痛、女子宫寒不孕等症。

玉米虾仁

维生素A+维生素B₁₂+维生素C+维生素E

主料： 虾仁250克，甜玉米250克。

辅料： 青椒30克，盐、料酒、味精、花生油、湿淀粉、清汤各适量。

做法：

❶将虾仁洗净，装入碗内，加入盐、料酒、湿淀粉拌匀；青椒洗净切丁。

❷炒锅注花生油烧至六成热，倒入虾仁，炒熟取出。

❸炒锅重新注花生油烧热，下入青椒翻炒至断生，倒入甜玉米、虾仁煸炒，加入清汤、盐、味精、料酒翻炒几下，用湿淀粉勾芡即可。

功效： 养血固精，益气壮阳。

苦瓜芡实羹

维生素A+维生素C

主料： 苦瓜200克，芡实米15克。

辅料： 冰糖30克。

做法：

❶将苦瓜捣烂取汁；芡实米磨粉。

❷苦瓜汁加水适量煮沸；再加芡实粉、冰糖拌匀，稍煮即可食用。

功效： 滋阴壮阳，益肾固精。

茱萸肉苁蓉羊肉汤

维生素A+维生素C+B族维生素

主料： 羊肉640克，山茱萸20克，肉苁蓉20克，桂圆肉20克。

辅料： 姜4克，盐4克。

做法：

❶山茱萸、肉苁蓉和桂圆肉用水洗净；羊肉斩件，入滚水中焯5分钟，捞起，用水洗净。

❷加水入瓦煲内，煲至水滚；放入全部材料，用中火煲3小时；加入盐调味，即可食用。

功效： 益气补虚，补肾壮阳。

韭菜炒淡菜

维生素A+维生素C+叶酸

主料： 韭菜60克，淡菜（干）30克。

辅料： 盐、味精、植物油各适量。

做法：

❶将淡菜用开水发软，洗净；韭菜洗净，切成段。

❷将锅烧热，放入植物油，待油沸，放入淡菜煎开，再将韭菜投入，加盐炒至熟，调以味精。

功效： 滋补肝肾，益精养血。

维生素
预防流产

⊙流产俗称小产。凡妊娠在28周以前中断，胎儿体重不足1000克者称为流产。流产分自然流产和人工流产两种。自然流产的原因很多，主要有胎儿和母体两个方面。胎儿本身的原因有精子和卵子中染色体异常，致使受精卵发育不正常。这类流产多发生在妊娠的头3个月。母体方面的原因有内分泌失调，子宫发育不良或畸形，严重的全身性疾病，腹部手术或外伤，以及母儿血型不合等。流产的主要症状为阴道流血，下腹部疼痛，腰酸，胎儿流出等。

⊙流产是每个企盼当父母的人的噩梦，有少数孕妇甚至屡次怀孕屡次流产，医学上称为"习惯性流产"，除生理受伤外，更造成了很大的心理阴影和心理负担。不妨求助一下"维生素E医生"，或许它可帮忙驱除流产者的噩梦，圆您为人父母的美好心愿。

1. 医生坐诊

维生素E

A 维生素E被称为"生殖维生素"，它能让女性保持正常的生育状态，是女性维持正常妊娠过程所必需的物质。作为优良的天然抗氧化剂，维生素E可使脑垂体前叶促性腺激素分泌增加，促进性激素的分泌，调节性腺功能。天然维生素E可作为常规配药，治疗各种不孕症；有效预防各种原因引起的流产；防治轻度妊娠症发展为重度；延缓生殖功能的减退。因此，怀孕妇女在孕前及孕后，都应该补充足量的天然维生素E。

2. 维生素药物

维生素E，每次10～100毫克，每日3次。

3. 对症食疗

甜椒牛肉丝

维生素E+B族维生素

主料：牛肉、甜椒各200克。

辅料：蒜苗段、植物油、酱油、甜面酱、盐、味精、姜、淀粉、清汤各适量。

做法：

❶牛肉去筋洗净，切成丝，加入盐、淀粉拌匀；甜椒去蒂去子，洗净，切成细丝；姜洗净，切成细丝。

❷取碗一只，放入酱油、味精、清汤、淀粉，调成芡汁。

❸炒锅上火，放入植物油，烧至六成热，

放入甜椒丝炒至断生，盛入盘内。

❹炒锅置火上，放入植物油，烧至七成热下牛肉丝炒散，放甜面酱炒至断生，再放甜椒丝、姜丝炒出香味，烹入芡汁，最后加入蒜苗段，翻炒均匀即成。

功效： 防止早期流产。

艾叶羊肉汤

维生素E+维生素C

主料： 艾叶30克，羊肉300克，姜2片，红枣10颗。

辅料： 料酒、盐各适量。

做法：

❶羊肉洗净，切成3厘米小块，放入滚水中余烫，捞出沥干水分；姜去皮、切片。

❷羊肉、艾叶、姜片、红枣分别放入锅中，加入调味料，加适量水，炖至羊肉烂熟即可。

功效： 补血益气，安胎止血。

养血安胎汤

维生素E+维生素A+B族维生素

主料： 鸡1只，姜2片，石莲子、川续继各12克，菟丝子、阿胶各18克。

辅料： 盐适量。

做法：

❶鸡整理好洗净，放入滚水中煮3分钟，取出放入炖盅内。

❷石莲子、川续继、菟丝子放入煲汤袋中，同放瓦煲内，注入清水煎30分钟。

❸将煎汁加入炖盅内，再放入姜片及阿胶，加盅盖隔水炖3小时，下盐调味即可趁热食用。

功效： 养血安胎。

素烧三元

维生素E+维生素A+维生素C

主料： 莴笋300克，胡萝卜200克，白萝卜200克。

辅料： 葱、姜、植物油、盐、白糖、香油各适量。

做法：

❶莴笋、胡萝卜、白萝卜去皮洗净，然后各削成15个圆片，用开水焯透捞出。

❷炒锅上火放植物油，烧热后下姜、葱炝锅后捞出；放入"三元"（莴笋片、胡萝卜片、白萝卜片），加汤及白糖、盐烹煮；水开后，用小火煨入味，收汁，勾芡，淋入香油即成。

功效： 强身健体，有利安胎。

鸡蛋阿胶粥

维生素E+维生素A+B族维生素

主料： 鸡蛋5个，阿胶30克，糯米100克。

辅料： 盐、大油各适量。

做法：

❶将鸡蛋打入洗净的碗内，用筷子顺着一个方向搅散；将糯米淘洗干净，用清水浸泡1小时。

❷锅置火上，放入清水，大火烧开后，及时地加入糯米，待再滚，改用小火熬煮至粥成，放入阿胶，淋入鸡蛋液，搅匀，候两滚，再加入大油、盐，再次煮沸即成。

功效： 养血安胎。适用于妊娠胎动不安、小腹坠痛、胎下血、先兆流产等症。

维生素治疗风湿

⊙很多人都把风湿病误认为关节炎，这其实是不正确的，"风湿"并不是指一种病，而是指以骨、关节、肌肉、韧带、滑囊、筋膜疼痛为主要表现的一大类疾病的总称。我国最常见的且危害性最大的风湿病有：急性风湿病（风湿热）、类风湿性关节炎、强直性脊椎炎、骨性关节炎、痛风等。中医认为，风湿就是风寒湿气侵袭人体，闭阻经络，致使气血远行不畅引起的肌肉关节麻木疼痛、屈伸不利或肿大。风湿虽然难治，但并不是无药可治，治疗风湿最重要的就是早发现早治疗，一旦发现有左右手腕关节或手指关节肿痛、足部与膝盖关节疼痛、早上睡醒时双手无法随意志活动等症状，便疑似罹患风湿症，应及早就医。其实我们的"维生素医生"也是治疗风湿的一把好手。

1. 医生坐诊

维生素B₂、维生素B₆、泛酸、维生素C、维生素D、维生素E

A 维生素B₂在体内含量不足很可能导致风湿性关节炎，补充足量维生素B₂可帮助改善症状。

B 维生素B₆能制造有助于增强免疫系统的蛋白质，对治疗风湿症亦有助益。

C 泛酸可用于缓解类风湿性及退化性关节炎症状。

D 维生素C能促进固醇类激素的合成，是天然的抗生素，具有抑制关节周围结缔组织发炎的作用。

E 维生素D可降低患类风湿性关节炎的风险。

F 维生素E具有使关节周围血管扩张、促进血液循环、维护关节组织、缓和关节疼痛的功效。最近的一项研究表明，维生素E对于治疗风湿热唯一的神经系统病变——风湿性舞蹈病有作用。风湿性舞蹈病与多巴胺系统的活动过度有关，同时和自由基的神经毒性有关，维生素E可以降低风湿性舞蹈病患者自由基的损害，从而起到治疗的功效。

2. 维生素药物

维生素B₆，每次50毫克，每日3次；维生素C，每日1000~2000毫克；维生素E，每日150~300毫克。治疗类风湿性关节炎。

3.
对症食疗

木瓜生姜蜂蜜粥

维生素C+B族维生素

主料： 粳米100克，木瓜片10克，姜片10克。

辅料： 蜂蜜适量。

做法：

❶ 将粳米、姜片洗净；木瓜片装入布袋中。

❷ 把上述材料同入锅中，加水适量煮成稠粥，粥将成时取出布袋，趁温加入蜂蜜，调匀即成。

功效： 祛湿舒筋，散寒止痛。

冬瓜炖排骨

维生素C+B族维生素

主料： 冬瓜500克，猪小排（猪肋排）250克。

辅料： 葱15克，姜10克，盐6克，味精2克，酱油15毫升，料酒15毫升。

做法：

❶ 将冬瓜去皮洗净，切块；排骨洗净，剁小块备用。

❷ 将排骨放锅里加适量清水，煮沸后撇去浮沫，下姜片、料酒、酱油和冬瓜块同煮约1个小时。

❸ 待肉烂脱骨、冬瓜块烂熟时，再调味即可。

功效： 补肾益精、解毒消肿。

清蒸大闸蟹

维生素B₂+维生素C

主料： 大闸蟹2500克。

辅料： 酱油、白糖、葱、醋、姜、香油各适量。

做法：

❶ 将大闸蟹逐只洗净，放入水中养半天，使其排净腹中污物，然后用细绳将蟹钳、蟹脚扎牢。

❷ 用葱花、姜末、醋、白糖调和作蘸料，分装10只小碟。

❸ 同时准备好每人吃蟹的一副专用餐具：小砧板一块、小木槌一只及其他用具等。

❹ 将蟹上笼蒸熟后取出，解去细绳，整齐地装入盘内。

❺ 蒸好的蟹连同小碟蘸料、专用餐具上席，由食用者自己边掰边食。

功效： 补骨添髓，养筋活血。

果仁排骨

维生素E+B族维生素

主料： 猪排骨2500克，草果10克，薏米50克。

辅料： 卤汁500毫升、葱、姜、花椒、料酒、
冰糖、盐、香油各适量。

做法：

❶ 草果、薏米分别放在炒锅里炒成黄色，再略
捣碎；猪排骨洗净，剁成均匀小块；姜、葱洗
净，拍松。

❷ 锅内注入清水，置中火上，下入草果、薏
米、姜、葱、花椒、料酒和猪排骨同煮；烧沸
后撇净浮沫，待猪排骨煮至六七成熟时，捞出
稍晾，原汤不用。

❸ 将卤汁倒入锅内，小火烧沸，下入猪排骨卤
至熟透，捞出放在方盘内。

❹ 炒锅置中火上，加入适量卤汁、冰糖、盐收
成浓汁；浓汁均匀地涂在排骨表面，抹上香油
即成。

功效： 清热利尿，解毒透疹。

做法：

❶ 羊肉洗净，切块，用开水氽去膻味。

❷ 将巴戟天、枸杞洗净，与羊肉、姜、蒜一起
放入锅内，加适量清水，武火煮沸后改文火煲3
小时，加盐调味即可。

功效： 补肾祛风。

翠皮爆鳝丝

维生素C+维生素E+B族维生素

主料： 鳝鱼1000克，芹菜500克，西瓜皮200
克，鸡蛋3个。

辅料： 泡椒50克，葱20克，姜
15克，蒜20克，
淀粉30克，盐、
酱油、味精、
白糖、醋、香油、料
酒、胡椒粉、大油
各适量。

做法：

❶ 西瓜皮洗净后榨
汁，用纱布过滤；鳝
鱼洗净后剖开腹，剔去
骨，抠去内脏，斜切成
丝；芹菜择去叶和老杆，
用清水洗净，切成3厘米长的

巴戟枸杞羊肉汤

维生素A+B族维生素

材料： 羊肉750克、巴戟天30克、枸杞30克。

辅料： 生姜5片、大蒜30克、盐适量。

段；泡椒切成斜口条；姜、葱、蒜择选、洗净后均切成丝；鸡蛋去黄留清。

❷ 鳝丝用淀粉、盐、鸡蛋清、一半西瓜皮汁调匀浆好，用料酒、酱油、白糖、味精、淀粉和另一半西瓜皮汁兑成汁。

❸ 锅置火上，放入大油烧至六成热，下鳝丝滑散，倒入漏勺；原锅重置火上，放入少许大油，将芹菜、泡椒、姜、葱、蒜丝一起下锅翻炒，下鳝丝，烹入味汁，加醋、香油，炒匀即可。

功效： 补虚损，祛风湿，强筋骨。

诸侯鹅

维生素C+维生素D+B族维生素

主料： 鹅1500克，白菜750克。

辅料： 玉兰片25克，香菇（干）10克，湿淀粉10克，白糖25克，姜20克，葱20克，桂皮、八角、荜茇、料酒、大油、酱油、味精、盐、清汤各适量。

做法：

❶ 将鹅宰杀后，剖出内脏，用水洗净，剔去骨筋，放入盆内，注入酱油、料酒腌渍；葱切段，姜切片；炒锅置大火上，加入大油，烧至七成热，放入鹅炸至微黄捞出；将炸过的鹅置另一锅中，加水淹没鹅肉，放入盐、料酒、葱段、姜片、八角、荜拨、桂皮，盖上锅盖煨煮；煨至九成熟取出切成坡刀片，整齐装入碗内，加入煮鹅的原汁上笼蒸熟。

❷ 将白菜洗净，切成长13.5厘米、宽1.2厘米的条；玉兰片浸发，洗净，切成细丝；香菇浸发，去蒂，洗净，置沸水泡透，放入碗内，加清汤、盐、料酒上笼蒸1小时。

❸ 炒锅置大火上，加油烧至八成热，放入切好

的白菜，炸至金黄色捞出沥油；另取炒锅置大火上，注入清汤烧沸，加入炸好的白菜及盐、料酒、酱油、味精、白糖烧开，将汤滗出，用湿淀粉勾芡，起锅装于盘内。

❹ 将蒸鹅取出沥去汁，翻转扣在白菜上，将蒸好的香菇点缀其上；净炒锅置中火上，倾进蒸鹅的原汁，加入玉兰片丝烧开，用湿淀粉勾芡，起锅浇于鹅上即成。

功效： 祛风湿，防衰老。

蒜粥

维生素C+B族维生素

主料： 粳米100克，蒜（白皮）50克。

辅料： 白糖10克。

做法

❶ 将蒜剥去外皮，放入开水中略煮后捞出。

❷ 粳米淘洗干净，用冷水浸泡半小时，捞出，沥干水分。

❸ 锅中加入约1000毫升冷水，将粳米放入，先用旺火烧沸，然后改用小火熬煮，粥将成时加入蒜，再略煮片刻，加白糖拌匀即可。

功效： 抗炎灭菌，祛除风湿。

维生素治疗骨质疏松

⊙骨质疏松症是以骨量减少、骨组织微细结构破坏导致骨脆性增加和骨折危险性增加为特征的一种系统性、全身性骨骼疾病。目前全世界约2亿人患有骨质疏松症，其发病率已跃居常见病、多发病的第七位。在我国一直被认为是老年人特有疾病的骨质疏松症，实际上在儿童时期就已存在。目前医学上还没有安全而有效的根治方法。因此，正确认识、早期预防显得尤为重要。

⊙骨质疏松症的发生与发展是在无声无息中进行的，具有很大的隐蔽性。不过，骨质疏松症隐藏得再好，在"维生素医生"眼里也无所遁形。

1. 医生坐诊

维生素A、维生素C、维生素D、维生素K

A 维生素A除具有维持上皮细胞的功能完好及参与细胞代谢作用外，还参与骨骼的生长发育，对治疗骨质疏松症有良效。

B 维生素C是骨骼代谢的重要物质。当机体缺乏维生素C时，骨骼内的蛋白质、多糖类物质的代谢便会出现不同程度的障碍，使蛋白质和多糖类物质减少，而蛋白质和多糖类物质是骨骼的重要组成部分——骨基质的基本成分。骨基质生成减少，骨骼的发育和生长自然会受影响，从而发生骨质疏松。维生素C在肠道内还可与钙离子结合，促进钙离子的吸收。

C 维生素D是钙和磷吸收的主要调节因素，它进入人体后在肾脏中把自己转化为活性的维生素D，制造出某种蛋白质，可以帮助人体吸收钙质和磷质，有效地提高人体骨密度，可在相当长时间里维持骨密度的峰值。维生素D还可促进成骨细胞生成，强化骨骼的坚硬度。

D 维生素K_2是维生素K的七种化学物之一，它能促进钙代谢，防治骨质疏松症。研究还发现，维生素K可作用于成骨细胞，促进骨组织钙化，同时还能抑制破骨细胞引起骨吸收，从而增加骨密度，不仅可防还可治骨质疏松。

2. 维生素药物

α–羟基维生素D_3，初始剂量为每日0.5微克，维持量为每日0.25～0.5微克。

维生素K_1，每日5～10毫克。

维生素K_2，每日12毫克。

3.
对症食疗

炒鸡丁

维生素A+维生素C

主料： 鸡肉200克，豌豆30克，冬笋30克。

辅料： 花生油、酱油、盐、味精、白糖、姜、淀粉、清汤各适量。

做法：

❶ 鸡肉洗净，切成1厘米见方的丁；冬笋也切成1厘米见方的丁。

❷ 炒锅置大火上，放入花生油50克，烧到七成热即把鸡丁、豌豆、笋丁同时投入翻炒，加入作料、清汤，用湿淀粉勾芡，淋熟油即成。

功效： 防止骨质疏松，促进骨骼发育。

栗子蒸酥肉

维生素A+维生素C+维生素E

主料： 猪瘦肉400克，栗子（鲜）100克，鸡蛋1个，油菜30克。

辅料： 姜丝、盐、蚝油、味精、酱油、胡椒粉、湿淀粉、色拉油各适量。

做法：

❶ 将猪瘦肉切成三角块，放入碗中，加鸡蛋液、蚝油、盐、胡椒粉、湿淀粉腌渍3分钟；油菜洗净，切段。

❷ 将锅置于大火上，放入色拉油，烧至四成热时，放入腌好的猪肉块。

❸ 待炸至外酥里嫩成金黄色捞出，和栗子拌在一起，加入酱油、味精、姜丝、油菜段入蒸锅蒸5分钟即可。

功效： 补肾强筋，防治骨质疏松。

海米木耳烧冬瓜

维生素A+维生素C+维生素K

主料： 冬瓜500克，海米100克，香菜20克，木耳（干）30克。

辅料： 盐、料酒、葱、味精、姜、清汤各适量。

做法：

❶ 将冬瓜去皮、瓤，洗净，切成长方形片；海米、木耳泡发洗净；香菜洗净切小段；葱切丝；姜切丝。

❷ 炒锅注油烧热，下入葱丝、姜丝、海米煸炒几下。

❸ 放入清汤、冬瓜片、木耳、盐、料酒，烧至菜熟、汤白，加入味精，撒上香菜段，翻炒均匀即可。

功效： 预防骨质疏松，保持形体健美。

洋葱炒蛋

维生素A+维生素C+维生素K

主料： 鸡蛋4个，洋葱100克，柿子椒50克。

辅料： 植物油、盐、辣椒粉各适量。

做法：

❶ 洋葱去皮，洗净切成丁；柿子椒去蒂、子，洗净切成丁。

❷ 将鸡蛋磕入碗内，加入洋葱丁、柿子椒丁、辣椒粉、盐搅拌均匀。

❸ 炒锅注入植物油，烧至八成热，倒入碗内材料炒熟即可。

功效： 降低血糖，防治骨质疏松症。

京式八宝豆腐

维生素A+维生素C+维生素D+维生素E

主料： 豆腐300克，鸡肉30克，火腿25克，松子仁15克，鲜蘑菇15克，海米15克，南瓜子仁3克，湿淀粉20克，香菇（干）8克。

辅料： 盐、味精、大油、鸡油、料酒、胡椒粉各适量。

做法：

❶ 豆腐用清水洗净，去边，切成小方块放入碗内；海米切末，加料酒浸片刻；鸡肉洗净，煮熟，切末；火腿切成末。

❷ 炒锅烧热，用油滑锅后，下大油，将鸡汤和豆腐块同时倒入锅内，加海米末、盐烧开。

❸ 加鸡肉末、松子仁、火腿末、香菇、蘑菇末、南瓜子仁，小火稍烩后，大火收紧汤汁。

❹ 加湿淀粉勾芡，加味精出锅装汤碗内，撒上熟火腿末、胡椒粉，淋上熟鸡油即成。

功效： 强筋壮骨，活血通络。

维生素治疗肝病

⊙肝病是发生在人体肝脏部位的各种疾病的统称，是由于各种病因引起肝脏功能性和器质性病变，严重者可以引起全身各系统的功能障碍，甚至危及生命。肝病主要包括病毒性肝炎、肝硬化、原发性肝癌、药物性肝炎、酒精性肝病、肝脏肿瘤。

⊙病毒性肝炎是由多种肝炎病毒引起的常见传染病，包括甲肝、乙肝、丙肝、丁肝、戊肝及庚肝等，具有传染性强、传播途径复杂、流行面广泛、发病率较高等特点。其中乙型肝炎是具有潜在致死性的疾病之一，是全球引起死亡的第九大病因。因为病毒性肝炎的传染性极强，因此其病毒携带者不仅要忍受病痛的折磨，还往往要受到社会的歧视，犹如被贴上了某种耻辱的标签。挑战肝炎，维护肝脏健康，人类任重道远，"维生素医生"也义不容辞。

1. 医生坐诊

维生素A、B族维生素、维生素C、维生素E、维生素K

A 维生素A可防治肝纤维化，还可预防肝炎发展成肝癌。

B B族维生素参与肝脏脂肪代谢，并对肝细胞有保护作用，对脂肪肝的疗效尤佳。

C 维生素C能直接改善肝功能，促进新陈代谢；大剂量应用可提高体液免疫力，促进抗体形成，增强白细胞的吞噬作用，增强机体的抗病能力，减轻肝脏脂肪变性，促进肝细胞的修复、再生和肝糖原的合成，改善新陈代谢，增强利尿作用，促进胆红素排泄，从而起到解毒、退黄、恢复肝功能、降低转氨酶的作用。此外，维生素C尚有结合细菌内毒素的能力，能减少毒素对肝脏的损害。

D 维生素E能抑制过氧化脂质生成，并维护肝脏的正常功能，可用于辅助治疗慢性乙型肝炎。

E 维生素K能在肝内合成凝血酶原，如果体内缺乏维生素K，凝血物质的合成将会发生障碍，凝血过程中会发生出血。维生素K能帮人镇痛，治疗急性、慢性肝炎。

2. 维生素药物

维生素A（乳剂），每日25000IU。

维生素C，每次100～200毫克，一日3次。

3. 对症食疗

猕猴桃西米粥

维生素A+维生素C+维生素E+B族维生素

主料： 西米100克，猕猴桃200克。

辅料： 白糖适量。

做法：

❶ 西米洗净，浸泡30分钟后沥干；猕猴桃去皮、核，用刀切成豆粒大小的丁。

❷ 锅中加入清水1000毫升，放入西米、猕猴桃肉丁和白糖，置火上烧开，稍煮即成。

功效： 滋补强身，防治肝炎。

三丝莼菜汤

维生素A+维生素C+B族维生素

主料： 莼菜300克，冬笋50克，香菇50克，蘑菇（鲜）50克，西红柿40克，油菜40克。

辅料： 香油、盐、花生油、姜末、料酒、味精、清汤各适量。

做法：

❶ 莼菜开瓶后沥去卤汁，用沸水浸泡后捞出沥干；香菇、蘑菇、冬笋煮熟切成细丝；西红柿、油菜洗净切成相应的片。

❷ 炒锅中放花生油，烧至五成热，加入清汤、香菇、熟笋、蘑菇、莼菜、西红柿，烧开后再放入盐、味精、姜末、料酒，投入油菜略烧一下，淋上香油即成。

功效： 防治肝炎及肝硬化。

凉拌茄子

维生素C+维生素E

主料： 茄子500克。

辅料： 蒜30克，盐、味精各适量。

做法：

❶ 将茄子用清水洗净，切去两头，再切成段，一剖为二，茄子皮面切成小棋子块形；蒜洗净，切成细末。

❷ 将茄子放入碗内，入蒸笼内蒸熟后取出。

❸ 放入蒜末、盐、味精，拌匀即成。

功效： 清热活血，消肿祛风，治肝炎热毒。

强补猪肝

维生素A+维生素C

主料： 猪肝250克，香菇30克，枸杞子30克，五味子10克，五加皮10克。

辅料： 盐、味精、酱油各适量。

做法：

❶ 将五加皮、五味子装入细布袋内扎紧口；香菇、枸杞子洗净。

❷ 将以上四味与猪肝共入砂锅内，加适量清水、盐，置小火上烧煮，待猪肝熟，捞出药袋，加入味精、酱油即可。

功效： 补肝益肾，强身壮体，延年益寿。

清蒸鲈鱼

维生素A+维生素C+B族维生素

主料： 鲈鱼600克，火腿50克，香菇70克，香菜15克。

辅料： 葱、姜、料酒、盐、胡椒粉、香油、淀粉、色拉油、清汤各适量。

做法：

❶ 鲈鱼宰杀洗净后控干水分，用盐和料酒擦抹鱼的里外以码味；火腿、香菇均切片；葱切长条，姜切片。

❷ 依次码入葱条、鱼、火腿片、香菇片、姜片，淋上少量色拉油，大火蒸约15分钟取出滗去原汁，去掉葱条和姜片，把鱼放入盘内，炒锅烧油浇在鱼身上。

❸ 炒锅再上火，烹入料酒、清汤、盐、胡椒粉，湿淀粉勾芡，淋入香油，一并浇在鱼身上，香菜围在鱼尾处即可。

功效： 健脾利水，补肝益肾。

维生素治疗心脏病

⊙心脏病是心脏疾病的总称，包括风湿性心脏病、先天性心脏病、高血压性心脏病、冠心病、心肌炎等病症。其中以冠状动脉性心脏病（简称"冠心病"）最为普遍。心脏病是人类健康的头号杀手。全世界1/3的人口死亡是因心脏病引起的，我国的心脏病发病率更是呈快速上升趋势，每年全国有几百万人需要进行手术治疗，几十万人死于心脏病。

⊙心脏是一个强壮的、不知疲倦、努力工作的强力泵。心脏之于身体，如同发动机之于汽车，一旦心脏停止跳动，生命的车轮也就走到了尽头。捍卫心脏，就是捍卫生命，"维生素医生"将勇敢地与我们一起并肩作战。

1. 医生坐诊

维生素B₁、维生素B₂、维生素B₆、维生素B₁₂、叶酸、烟酸、维生素C、维生素D、维生素E、维生素Q

A 维生素B₁对因心脏肥大引起的心脏疾病有预防作用。

B 维生素B₂能洁净血液，预防心绞痛、心肌梗死等心脏疾病的发生。

C 维生素B₆、维生素B₁₂和叶酸能够协助人体内的活性酶分解并清除血液中一种名为高半胱氨酸的物质，通过减少高半胱氨酸含量从而降低中风和心脏病的患病危险。有研究显示叶酸可以将罹患心脏病的风险降低25%。

D 烟酸能够强壮心脏，预防心脏病的发生。

E 维生素C与硒合用，用以预防心脏病。

F 维生素D可降低胰岛素的耐受性，而胰岛素耐受是导致心脏病的主要因素之一，因此补充维生素D可有效预防心脏病。

G 维生素E摄入量充足可以大幅度降低人们患心脏病的风险，与维生素A、维生素C并用，还可降低心脏病的死亡率。

H 维生素Q在心肌细胞中含量最高，因为心脏需要大量的能量以维持每天千百次的跳动。有关研究表明，许多心脏衰弱的人往往维生素Q缺乏。3/4的心肌病老年患者在服用维生素Q后，病情有了明显的好转。维生素Q还可用于治疗缺血性心脏病。

2. 维生素药物

复合维生素B制剂（长效），每次100毫克，上午、下午各1次。

烟酸，每次100毫克，每日3次。

维生素E（水溶性），每次400IU，每日1次。

3. 对症食疗

扒双菜

维生素A+维生素C+叶酸

主料：白菜250克，油菜250克。

辅料：植物油、酱油、盐、葱、姜、味精、白糖、湿淀粉、素汤各适量。

做法：

❶ 取白菜心顺向切成条。

❷ 油菜洗净去根，切条；葱、姜切末；用开水把白菜和油菜煮熟，捞出，过凉开水，沥去水分。

❸ 炒锅放植物油烧热，放入葱末、姜末焆出香味，加入酱油、盐、味精、白糖和素汤，再把白菜和油菜放入锅中煸炒，用湿淀粉勾芡，急火收汁，拌匀即成。

功效：治疗冠心病。

山莲葡萄粥

维生素A+维生素C+维生素E+B族维生素

主料：莲子25克，山药500克。

辅料：葡萄干、柠檬汁和白糖各适量。

做法：

❶ 山药洗净后切成薄片，莲子洗净。

❷ 山药与莲子一起放入锅中，烧八成熟后放入葡萄干，烧开即成，最后把柠檬汁和白糖调配放入锅内搅匀。

功效：补脾养心。

芥菜鸡蛋汤

维生素C+B族维生素

主料：鸡蛋3个，芥菜320克。

辅料：花生油、姜片、盐各适量。

做法：

❶ 芥菜洗净，切约1寸长；鸡蛋打开盛碗中，

搅匀。

❷ 烧热锅，下花生油，爆香姜片，加水适量煮开，放芥菜煮熟，约10分钟，下盐调味，放鸡蛋液拌匀即可。

功效：养心宁神。

爆心片

维生素D+维生素Q+B族维生素

主料：猪心300克，鸡蛋清40克，玉兰50克，香菇50克。

辅料：葱15克，蒜15克，姜15克，淀粉、大油、味精、盐、清汤各适量。

做法：

❶ 将葱、蒜、姜切末放在碗内，用盐、味精、清汤兑成汁。

❷ 猪心一切两半，去净外边的白油筋，片成3厘米长、2厘米宽的薄片，放凉水碗内，洗净捞出控干，放碗内加入鸡蛋清、淀粉、盐抓匀；香菇、玉兰均切片，放在一起。

❸ 锅放大火上，加入大油，油烧七成热时，下入浆好的猪心，用勺拨散，见猪心片发亮时捞出，滗去余油。

❹ 原锅留底油，将香菇片、玉兰片下锅，放入兑好的汁，炒几下，再将猪心片下锅，汁沸时，勾芡，翻几下即成。

功效：加强心肌营养，增强心肌收缩力。

菠萝肥乳鸽

维生素D+B族维生素

主料：乳鸽肉800克，菠萝175克。

辅料：味精、酱油、料酒、白糖、盐、香油、花生油、湿淀粉、清汤各适量。

做法：

❶ 乳鸽肉洗净，用酱油腌15分钟。

❷ 大火烧锅，下花生油，把鸽肉爆过，再溅入料酒、清汤，调入味精、酱油、盐及白糖，用小火煮至熟，连汁盛起。

❸ 把花生油烧沸，将鸽肉炸至金黄色，捞起去油后，溅入料酒，将鸽肉煮透，然后捞起切件，每只切成六至八件，排于碟中，用菠萝围边。

❹ 在煮鸽肉的原汁中，调入湿淀粉打芡，加入香油，拌匀后淋在鸽上。

功效：防止心悸。

维生素治疗肠胃病

⊙肠胃病是发生在人体肠胃内的各种疾病的统称。人的胃肠道拥有的神经细胞在体内居第二位，它们的反应很灵敏，也很容易受到外界的刺激。我国有4／5的人患有肠胃疾病，居世界首位。

⊙现代人生活节奏快、工作压力大、精神紧张，很容易使植物神经功能紊乱，导致胃肠蠕动减慢、消化液分泌减少，出现食欲下降等症状。如果急性肠胃病治疗不当，则会转变成慢性肠胃病，甚至引起胃肠黏膜糜烂、溃疡、穿孔，乃至癌症。

⊙患了肠胃病，治疗必不可少，而保养更是重中之重。"维生素医生"既能帮我们对付顽疾，也能帮我们保养肠胃。

1. 医生坐诊

维生素A、维生素B₁、维生素C、维生素E、维生素U

A 维生素 A 在防止胃溃疡恶变过程中能起到一定作用。

B 维生素B₁是促进碳水化合物、脂肪及蛋白质新陈代谢及能量生产的必需营养素，有助于促进肠胃蠕动及消化液的分泌。

C 维生素C有助于减轻压力，因此可缓解由压力引起的胃痛症状。

D 维生素E在体内可保护易被氧化的物质，减少过氧化脂质的生成。而胃溃疡病患者胃黏膜抵抗力差与脂肪过氧化作用紊乱有关。维生素E可起调节脂肪氧化、清除氧化自由基的作用，从而保护细胞不受氧化剂的损害。同时，大量的维生素E又可促进毛细血管和小血管增生，并改善周围血液循环，增加组织中氧的供应，从而给溃疡面愈合创造良好的营养条件。此外，维生素E尚可抑制幽门螺旋杆菌的生长，使溃疡病愈合后的复发率降低。因此，维生素E是一种疗效可靠、复发率低的溃疡病治疗药物。

E 维生素U严格地说并非真正的维生素（因为它可以在体内制造），但它却发挥了维生素的功能。它可以修复胃肠黏膜，预防及治疗胃溃疡和十二指肠球部溃疡。

2. 维生素药物

维生素E胶丸，每次400毫克，每日2次。治疗消化性溃疡病。

复合维生素B制剂，每日100毫克；叶酸，每日400～1000微克。局部性回肠炎患者需补充。

蓝色食物对人体能够产生镇静的作用，当人情绪亢奋，或者太过亢奋的情绪难以控制时，食用蓝色食物能使人获得平静宁和的情绪。生活中常见的蓝色食物有：蓝莓、淡水鱼、海藻类等海洋食品。

3. 对症食疗

青椒苤蓝丝

维生素C+维生素E+维生素U

主料： 苤蓝200克，青椒50克。

辅料： 盐、味精、植物油各适量。

做法：

❶ 把苤蓝削去外皮，洗净切成8厘米长的细丝，加少许盐拌匀，拌入味后，挤去苤蓝的过多水分；把青椒切成与苤蓝丝大小相近的丝。

❷ 锅洗净，放在大火上，加入植物油，放入青椒丝干煸至变蔫，倒出。

❸ 锅内重新加入植物油，烧至六成热时，加入苤蓝丝、青椒丝快速炒匀，边炒边加入盐、味精，炒至断生即可。

功效： 止痛生肌，促进胃溃疡愈合。

牛肉菠菜汤

维生素A+维生素C+B族维生素

主料： 牛肉250克，菠菜750克，胡萝卜150克，土豆500克，鸡蛋5个，炼乳10克。

辅料： 柠檬汁、醋、葱、香叶、黄油、盐、胡椒粉、番茄酱各适量。

做法：

❶ 把胡萝卜切成斜花片，葱切丝，牛肉切小块，一起放在器皿内，加黄油、香叶、胡椒粉焖制，中火15分钟，待焖到半熟时加番茄酱。

❷ 菠菜洗净用开水焯过，切段；土豆去皮切成块放器皿内，加入牛肉汤煮，等土豆八成熟时，加入鸡蛋煮熟，放醋、柠檬汁调味。

❸ 食用前放入菠菜，中火4分钟煮沸，起菜时在每个汤盘内先放入切好的牛肉片，盛上汤，再放上鸡蛋，浇上炼乳即可。

功效： 健脾养胃，强筋壮骨。

黄芪虾丸

维生素A+维生素C+维生素E+维生素U

主料： 草虾500克，陈皮4克，黄芪4克，山楂3克，茯苓3克，淮山药3克，红枣3克，

鸡蛋2个，小麦面粉25克，芦笋120克。

辅料： 白糖、料酒、姜汁、盐、胡椒粉、植物油各适量。

做法：

❶ 鸡蛋去壳打散成蛋液。

❷ 将陈皮、黄芪、山楂、茯苓、淮山药、红枣稍微冲洗后加水以大火煮开，改小火煮至汤汁剩约30克时，去渣，药汤待凉备用。

❸ 草虾去壳及肠泥，虾肉用刀拍扁并剁碎，入调味料及药汤，用手搅拌至黏稠状，制为虾泥。

❹ 锅入植物油烧至六分热，将虾泥挤成丸子状，共12个，入锅炸至浮起，捞出沥油。

❺ 每个虾丸插1枝芦笋尾，先蘸蛋液，再蘸面粉，入锅炸至表面呈金黄色即可。

功效： 增强胃肠功能，帮助消化。

椒盐蛋皮椿卷

维生素C+维生素E+B族维生素

主料： 香椿500克，猪瘦肉200克，鸡蛋4个，荸荠50克，淀粉25克。

辅料： 味精、椒盐、盐、姜、葱、植物油、香油、胡椒粉各适量。

做法：

❶ 猪瘦肉去筋洗净，切成细丝；香椿洗净，用开水氽一下，下冷水漂凉，挤去水分，切碎；切碎的香椿用盐和香油腌拌；荸荠削去皮，洗净，切丝；葱、姜洗净，葱切丝，姜切末。

❷ 炒锅置大火上，下植物油将猪瘦肉煸炒几下，扒在盘内放凉。

❸ 放凉后的猪肉放胡椒粉、味精、香椿末、盐、荸荠丝、葱丝、姜末一起拌匀。

❹ 鸡蛋磕入碗内，加湿淀粉搅匀；鸡蛋糊倒入抹过油的炒锅中，置微火上摊成4张蛋皮，切为两半，呈半圆形。

❺ 切好的蛋皮放入拌好的馅心，卷成卷，以湿淀粉封口，依次制作8条；炒锅置大火上，倒入植物油烧至七成热，将蛋卷逐条下锅翻炸2分钟，离火再氽炸2分钟，最后置大火上炸1分钟，捞出沥油；蛋卷沥干油后切成3厘米长的段，码入盘中，撒上椒盐即成。

功效： 健脾开胃，增进食欲。

维生素 治疗胆结石

⊙胆汁是肝脏所分泌的液体，经过胆管输送到消化道，可以帮助脂肪乳化从而促进脂肪的消化。胆结石就是胆汁因为种种原因无法保持液体状，结成颗粒状结晶，沉淀在胆囊及胆管而成的。胆结石急性发作可引起胆绞痛，中上腹或右上腹剧烈疼痛，坐卧不安，大汗淋漓，面色苍白，恶心，呕吐，甚至出现黄疸和高热。但也有症状不典型，不感疼痛的，称"无疼性胆结石"。

⊙胆结石和个人体质有关，肥胖、嗜吃太油食物、饮食不正常是重要的危险因子。如果我们吃得多又懒得动，或者没时间运动，最好找找"维生素医生"，它可以把胆结石扼杀在胚胎之中。

1. 医生坐诊

维生素A、维生素E、B族维生素、维生素C

A 维生素A能保护胆囊的表皮细胞。如果胆囊的表皮细胞死亡，脱落的细胞便容易吸附胆固醇造成结石。而维生素E不足，则会增加维生素A的消耗与破坏，因此必须注意同时补充维生素A与维生素E。同时维生素E还有抑制胆色素的作用，胆色素由红细胞的溶解而产生，一旦和钙结合，便会演变成为顽固的胆色素结石，维生素E可有效预防胆色素结石的形成。

B 叶酸、维生素B$_6$、维生素B$_{12}$等B族维生素是机体合成卵磷脂的必需物质，而卵磷脂可使胆汁中的胆固醇处于溶解状态而不会析出形成胆结石。因此补充B族维生素对预防胆结石也有不错的功效。

C 维生素C可控制胆固醇转化成胆汁酸，以避免胆汁中的胆固醇过饱和而形成胆结石。

2. 维生素药物

维生素A（乳剂），每日25000IU。
维生素E（水溶性），每次400IU，每日1次。

3. 对症食疗

茵陈炒田螺

维生素A+维生素C+维生素E+B族维生素

主料： 田螺300克，茵陈30克。
辅料： 植物油、盐、味精各适量。
做法：
❶ 田螺放入清水内养48小时，经常换水，斩去尾尖，洗净；茵陈洗净。

❷ 取锅烧热，入油适量，待油热后下田螺煸炒片刻，再加入茵陈及水适量，烧到螺肉熟时加入盐、味精调味。

功效： 舒肝退黄，利胆消石。

蒲公英粥

维生素C+B族维生素

主料： 粳米100克，蒲公英90克。

辅料： 盐、味精少许。

做法：

❶ 将蒲公英洗净，切碎，加水煎煮，去渣取汁。

❷ 与淘洗干净的粳米一同入锅，加水适量，先用大火烧开，再转用小火熬煮成稀粥，加盐、味精调味即可。

功效： 清热解毒，消肿散结。

玉米须煲肉

维生素C+维生素B₁+泛酸

材料： 山药30克、鲜扁豆30克、玉米须30克、猪瘦肉500克、蜜枣3颗。

辅料： 盐5克。

做法：

❶ 山药洗净，浸泡1小时；鲜扁豆洗净，择去老茎。

❷ 玉米须、蜜枣洗净；瘦肉切块，飞水。

❸ 将清水2000毫升放入瓦煲内，煮沸后加入以上用料，武火煲滚后改用文火煲3小时，加盐调味即可。

功效： 清热利湿、疏肝理气，能促胆汁排泄，降低其黏度，减少其胆色素含量。

清蒸花菇

维生素A+维生素C+B族维生素

主料： 花菇100克。

辅料： 盐、熟大油、鸡汤各适量。

做法：

❶ 将花菇放入温水中泡透、去蒂、洗净，再用温水漂洗、捞出、挤去水，有褶皱的一面朝上，整齐地撑在汤碗内。

❷ 另取一只碗，倒入鸡汤，放盐调匀，将浸花菇的原汁适量（澄清后使用）慢慢倒入盛有花菇的汤碗内，以淹没花菇为度；然后将汤碗入笼用大火蒸透取出，淋上熟大油即成。

功效： 预防肝硬变，消除胆结石，防治佝偻病。

鸡内金橘皮粥

维生素A+维生素C+B族维生素

主料： 鸡内金10克，干橘皮6克，糯米50克。

辅料： 白糖少许。

做法：

❶ 鸡内金、橘皮同研成细末。

❷ 用小火先煎30分钟，加入糯米煮成稠粥，加白糖调味，每日空腹服用2次。

功效： 利胆消石。

糖醋青萝卜丝

维生素A+维生素C

主料： 胡萝卜150克，青萝卜400克。

辅料： 白糖60克，醋、香油各适量。

做法：

❶ 将青萝卜、胡萝卜分别洗净，切成4厘米长的细丝，放入盘内。

❷ 将白糖、醋、香油放在萝卜丝上，拌匀即成。

功效： 预防胆结石。

维生素

治疗动脉硬化

⊙动脉硬化是指动脉的一种非炎性、退行性与增生性病变，可使动脉管壁增厚变硬失去弹性或管腔狭窄，多指动脉粥样硬化。其临床表现因主要病变部位而异。冠状动脉粥样硬化可引起心绞痛、心肌梗死等；脑动脉粥样硬化导致脑缺血，可产生头痛、眩晕、昏厥等症状；脑血栓或动脉破裂出血可引起脑血管意外，出现瘫痪、失语、意识突然丧失；脑萎缩可引起脑动脉硬化性痴呆、记忆力减退等。

⊙预防动脉硬化，首先应注意合理的饮食，三餐前先咨询一下"维生素医生"，对自己的血管健康肯定有百利而无一弊。

1. 医生坐诊

维生素A、B族维生素、维生素C、维生素E

A 维生素A和维生素E同时作用能够减慢轻、中或重度冠状动脉粥样硬化的进展，减轻头疼、失眠、眩晕、耳鸣等症状，并降低血压和血脂胆固醇。

B 维生素B$_1$、维生素B$_6$和叶酸能调控同型半胱胺酸，使同型半胱胺酸维持正常水平。如果人体内同型半胱胺酸含量超过正常范围，会直接刺激动脉平滑肌，导致动脉粥样硬化、血管腔变窄。维生素B$_2$也可以起到预防动脉硬化的作用。维生素B$_{12}$可分解体内过氧化脂质，防止动脉硬化造成心肌梗死。因此，补充足量B族维生素可以保护血管，预防冠心病和中风等疾病。

C 维生素C具有促使胆固醇变为胆酸的功能，因此能把沉聚在动脉壁上的胆固醇清除掉，也就是说把黏在血管壁上使血管失去弹性和使血管狭窄的物质清洗掉，从而减缓高血压和动脉硬化的形成。

D 维生素E能防止被称为血管内"锈"的过氧化脂质的形成，并能够提高良性胆固醇的浓度，减少恶性胆固醇，对于预防动脉硬化而言意义尤其重要。

2. 维生素药物

维生素A，每日90000IU；维生素E，每日200毫克。治疗冠状动脉粥样硬化。

3. 对症食疗

加州杏仁

维生素A＋维生素B$_{12}$＋维生素E

主料：虾仁400克，杏仁100克。
辅料：葱、姜、蒜、白糖、鸡精、盐、淀粉、植物油各适量。

做法:

❶ 将虾仁用冷水浸30分钟后捞起,用干布将虾仁水分吸干后,用淀粉拌匀。

❷ 锅中放植物油,用温油将虾仁滑散。

❸ 将杏仁入锅翻炒,加入葱、姜、蒜、白糖、鸡精、盐,炒熟即成。

功效: 预防动脉粥样硬化。

原蒸五元鹌鹑

维生素A+维生素C+维生素E+B族维生素

主料: 鹌鹑肉2000克,猪腿肉300克,荔枝30克,桂圆30克,红枣(干)30克,莲子30克,枸杞子25克。

辅料: 料酒、盐、蜂蜜、胡椒粉、葱、姜、鸡油各适量。

做法:

❶ 荔枝和桂圆剥去壳洗一遍;枸杞子洗净;红枣蒸10分钟取出剥去皮;猪腿肉切成片,下入开水锅内烧开氽过捞出,洗净血沫;葱和姜拍松;莲子用水泡发。

❷ 将鹌鹑宰杀,去净毛,开膛去内脏,剁去嘴尖和脚爪洗净,下入开水锅氽过捞出,清洗残存的毛和血沫,装在汤盘内。

❸ 加入料酒、葱、姜、盐、蜂蜜、猪肉片和水(水以没过鹌鹑为准),用纸封严,上笼蒸2小时。

❹ 蒸熟取出,揭开纸,去猪腿肉和葱姜,加入荔枝、桂圆、莲子、红枣、枸杞子、鸡油、胡椒粉,原纸盖上,上笼蒸1小时。食用前将五元鹌鹑取出即成。

功效: 保护血管壁,阻止动脉硬化。

盐烤秋刀鱼

维生素A+维生素C

主料: 秋刀鱼40克,油菜20克,白萝卜15克。

辅料: 盐、酱油、清汤各适量。

做法:

❶ 去除秋刀鱼的内脏,抹上盐,烤得有些焦黄后,取1/4尾的分量,去皮,去骨,撕成大的碎块,盛盘。

❷ 搭配用的油菜用水煮熟后,剁碎,再和白萝卜一同加入清汤中,并以酱油调味,稍煮片刻,煮好后沥干水分,与秋刀鱼一起盛盘。

功效: 抑制高血压、心肌梗死、动脉硬化。

三丝黄雀

维生素A+维生素C+维生素E+B族维生素

主料: 水发冬菇80克,竹笋(煮熟)80克,豆腐干80克,豌豆苗40克,油皮50克,面粉100克。

辅料: 酱油、味精、白糖、盐、湿淀粉、植物油各适量。

做法:

❶ 将水发冬菇、熟笋、豆腐干切成细丝。

❷ 锅烧热加入植物油,烧到五成热,投入冬菇丝50克、笋丝50克、豆腐干丝,再加酱油、味精、白糖,炒熟做成馅心。

❸ 取油皮放入馅心,包成12厘米长、中指形大小圆条3条,每条切成4段作为素黄雀生坯;面粉加盐、清水调成糊。

❹ 炒锅下植物油烧到七成热,将黄雀生坯浸入面粉糊挂匀,入油锅炸,边炸边翻动,勿使粘连,炸到淡黄色捞起沥油。

❺ 热锅留余油,放入剩下的冬菇丝、笋丝及豌豆苗煸炒,加酱油、味精、白糖和清汤,用湿淀粉勾芡,淋上熟油,再投入素黄雀,翻炒几下即成。

功效: 降低胆固醇含量,预防动脉硬化。

草菇冬瓜

维生素A+维生素C+维生素E

主料: 冬瓜500克,草菇100克。

辅料: 料酒、盐、白糖、淀粉、植物油、清汤各适量。

做法:

❶ 草菇用水洗净;冬瓜去皮瓤后洗干净切块,用沸水烫至五成熟后捞起,以冷水冷却。

❷ 锅内放油,加入清汤和料酒、盐、白糖等调料,再放入草菇、冬瓜,待草菇、冬瓜熟后捞出装盘。

❸ 将原汁以淀粉勾芡,淋在草菇、冬瓜上即成。

功效: 降低胆固醇含量,预防动脉粥样硬化。

维生素治疗高血压

⊙血压是指血液在人的血管中流动时对血管壁产生的压力。高血压指体循环动脉血压增高，是常见的临床综合征，常伴有心、脑、肾等器官功能或器质改变为特征的全身性疾病。大多数的高血压患者在血压升高早期仅有轻微的自觉症状，如头痛、失眠、耳鸣、烦躁等。随着病情的发展，如血压长期未能得到良好的控制，就会导致心、脑、肾等主要器官受到严重的损伤，能引起脑卒中（中风）、冠心病、肾功能衰竭等严重后果。

⊙目前，我国已成为世界上受高血压危害最严重的国家，而且高血压发病率也有低龄化的趋势，必须及早防治。来看看"维生素医生"，它对预防高血压很有自己的高招。

1. 医生坐诊

B族维生素、维生素C、维生素D、维生素E、维生素P、维生素Q

A B族维生素有助于预防高血压。其中胆碱具有扩张皮肤及内脏血管，使血压下降的功能，并且有助于防止脑卒中的发生。

B 维生素C、维生素E都是强氧化剂，可以使对细胞有破坏性的自由基失效。其原理可能是通过保障体内能舒张血管的一氧化氮的供应，从而强有力地调节血压。维生素C还能巩固血管内壁的细胞，保持血管内壁细胞胶原排列缜密，预防血管破裂受伤。

C 维生素D常被颈部甲状腺上的副甲状腺所利用，这些腺体能分泌出调节体内钙水平的激素，而钙有助于降低血压。

D 维生素P有保护血管，防治高血压的作用。

E 维生素Q防止动脉栓塞，预防和控制高血压。

2. 维生素药物

维生素E（水溶性），每日100IU，并渐渐增加剂量。

3. 对症食疗

五味降压汤

维生素C+维生素P+B族维生素

主料：紫菜（干）20克，芹菜60克，西红柿100克，荸荠100克，洋葱60克。

辅料：盐、味精、胡椒粉各适量。

做法：

❶ 将紫菜浸软去沙；芹菜切段；西红柿切片；荸荠去皮切成小块；洋葱切丝。

❷ 用适量清水，材料一起放进锅内，煮滚后调味即可。

功效： 平肝降压，安神镇静。

苋菜豆腐羹

维生素C+维生素D

主料： 豆腐100克，苋菜320克，鲜冬菇30克，荸荠50克。

辅料： 盐、味精、胡椒粉、淀粉、香油各适量。

做法：

❶ 苋菜洗净切1厘米长，豆腐切2厘米方块，鲜冬菇、荸荠切米粒大。

❷ 炒锅放上汤，烧开加调味料后，放入豆腐、冬菇、荸荠，烧1分钟，再把苋菜放入，用淀粉勾芡，淋上香油即可。

功效： 清热祛湿，降压去脂，祛积清肠。

清拌黄瓜片

维生素E+B族维生素

主料： 黄瓜200克。

辅料： 盐、白糖、香油、味精各适量。

做法：

❶ 黄瓜洗净，纵向对开成两半，再切成薄片，放干净盘内。

❷ 加入盐拌匀腌15钟，滤去盐水装盘，加入白糖、香油、味精拌匀即成。

功效： 降压降糖。

菜菇添银花

维生素C+维生素D+B族维生素

主料： 油菜心200克，鲜蘑菇100克，鲜香菇100克，草菇100克，银耳（干）25克。

辅料： 蚝油、酱油、白糖、盐、味精、植物油、湿淀粉各适量。

做法：

❶ 将蘑菇、香菇、草菇焯水后，用油锅烧热稍加咸鲜味将其翻炒一下，装在盘的中间，锅中放蚝油、酱油、白糖、味精稍加水烧开，用湿淀粉勾芡淋在三菇上。

❷ 锅内加水烧开，将银耳焯水后捞出，围在三菇边上。

❸ 油菜心焯水，加咸鲜味煸炒后围在银耳外围即可。

功效： 防癌抗癌。

清炒木耳

维生素C+B族维生素

主料： 木耳350克。

辅料： 花生油、蒜、香油、料酒、盐、味精各适量。

做法：

❶ 木耳洗净，捞出沥干水分；蒜切成末。

❷ 炒锅放火上，倒入花生油烧热，放入蒜末稍炒。

❸ 倒入料酒，放入木耳、盐、味精，浇入香油即可。

功效： 降血压，清热凉血。

维生素
治疗糖尿病

⊙糖尿病是由于人体内胰岛素绝对或相对缺乏而引起的血液中葡萄糖浓度升高，进而糖大量从尿中排出，并出现多饮、多尿、多食、消瘦、头晕、乏力等症状的疾病。主要分为两种类型：Ⅰ型糖尿病和Ⅱ型糖尿病。前者患者体内完全没有胰岛素分泌，多发于年纪较轻者；后者因胰岛素作用不良，主要患者为老年人，具遗传性。糖尿病主要是由肥胖、缺少运动和不良的饮食习惯等原因所造成的。

⊙糖尿病被称为"糖魔"，是现代富贵病家族中的第二杀手，让人不能痛快地死，也不能舒心地活。"糖魔"既讨厌又难缠，如果不想做它的奴隶，那就找"维生素医生"做朋友吧！

1. 医生坐诊

维生素B1、维生素B2、维生素B6、烟酸、维生素C、维生素E、维生素Q

A 维生素B1是将体内糖转化成热能的过程中不可缺少的物质。糖尿病患者糖代谢不佳、血糖过高，需要较多维生素B1以帮助人体持续不断地消耗糖类。

B 维生素B2能帮助脂肪燃烧，糖尿病患者无法充分燃烧糖时，便需燃烧脂肪，因此也需要大量维生素B2。

C 维生素B6被一些人称为"糖尿病的特效药"，它能防止阻碍胰岛素的物质生成，并有提高胰岛素活性和分泌量的作用。如果胰岛素能够正常分泌，并顺利地发挥作用，血液中的糖就会转化成热量，血糖就会降低，各种不适症状也会减轻。

D 烟酸能减少Ⅱ型糖尿病患者血液中的脂性微粒，因而降低了他们患心脏病的概率。

E 维生素C可促进胰岛素分泌，提高组织对胰岛素的敏感性，从而使血糖下降。而糖尿病患者的高血糖状态及低胰岛素水平，会使维生素C在体内的摄取、吸收与运转发生障碍，因此导致人体内的维生素C水平低下，应及早补充足量的维生素C。

F 维生素E可以降低脂质过氧化，清除自由基，改善血小板与内皮功能，降低高凝状态，纠正脂质代谢紊乱，从而起到预防并发症（主要为高血压和动脉硬化）的作用。

G 维生素Q能降低血液中的糖分，治疗糖尿病。

2. 维生素药物

维生素B1，每日5～10毫克。
维生素B6，每日6毫克。
维生素E，每日400～1000毫克。

3. 对症食疗

素炒苦瓜

维生素C+B族维生素

主料： 苦瓜250克。

辅料： 青椒25克，辣椒10克，大油、葱、姜、盐、酱油各适量。

做法：

❶ 将葱、姜洗净，切成末；苦瓜切开挖瓤，洗净切成0.3厘米厚、3厘米长的片；青椒去子洗净切抹刀片；辣椒洗净去子切丝。

❷ 净锅坐大火上，放大油烧热，先将青椒片煸炒几下，倒入漏勺内。

❸ 原锅放大油烧热，放入辣椒丝略炸一下出香味，再放葱、姜末炝锅。

❹ 下入苦瓜煸炒，放盐，烹入酱油，放青椒片，翻炒至熟即可。

功效： 促进糖分分解，改善体内脂肪平衡。

豆腐鲫鱼

维生素C+维生素E+B族维生素

主料： 鲫鱼750克，豆腐400克，鸡肉25克，火腿25克，油菜心50克，竹笋50克。

辅料： 料酒、盐、大油、湿淀粉各适量。

做法：

❶ 鲫鱼宰杀去肠杂，洗净；豆腐切成6厘米见方的块，放入冰箱冷冻，使成冻豆腐，或用沸水煮至出蜂窝孔，再切成丁，焯水后挤干水分；鸡肉洗净煮熟切成片；火腿切片；油菜心择洗干净；笋去硬壳洗净切片。

❷ 鲫鱼入热大油锅中煎至两面都呈金黄色，烹入料酒，将鸡汤、冻豆腐丁一起放入，加盐，用中火煮至汤呈乳白色时放入熟鸡片、火腿片、油菜心、笋片略烧，用湿淀粉勾芡，淋几滴大油即成。

功效： 降血糖、血脂、血压。

竹笋米粥

维生素C+B族维生素

主料： 鲜竹笋50克，粳米100克。

辅料： 盐少许。

做法：

❶ 将鲜竹笋脱皮洗净，切成笋丁；粳米洗净，浸泡30分钟。

❷ 锅放火上，倒入足量水，放粳米和笋丁加盐，一起煮熟成粥即可。

功效： 清肺除热，有利防治糖尿病。

黄瓜猪肉水饺

维生素C+维生素E+B族维生素

主料： 猪肉250克，黄瓜250克，木耳（水发）20克，面粉250克。

辅料： 葱20克，姜10克，蒜10克，酱油、盐、味精、植物油、香油各适量。

做法：

❶ 猪肉剁细蓉，黄瓜剁碎，放盆中加剁成末的木耳、酱油、葱姜末、盐、味精、植物油搅匀成馅。

❷ 面粉和成饺子面，醒1小时后做成60个剂子，擀成饺子皮；包上黄瓜猪肉馅，放开水中煮熟。食时跟蒜汁一起上桌（蒜汁即用蒜泥、酱油、醋、香油调制而成）。

功效： 降血糖，提高免疫力。

黑豆莲藕鸡汤

维生素C+维生素E+B族维生素

主料： 母鸡1000克，黑豆15克，莲藕500克，红枣（干）12克。

辅料： 盐、味精、胡椒粉、葱、姜、料酒各适量。

做法：

❶ 将母鸡洗净去掉内脏，把鸡爪放入鸡腹中；莲藕去皮洗净，切成块状；红枣去核，洗净；姜洗净，切成片；葱洗净，切成段。

❷ 将水泡过的黑豆放入锅里大火干炒，炒至黑豆皮裂开后立刻放入清水里洗去浮皮，捞出。

❸ 将鸡放入开水锅里加入料酒焯去腥味，捞出放进清水里洗净。将去过腥味的鸡再放入开水锅里，把葱段、姜片、黑豆、红枣、莲藕以及盐、味精、胡椒粉放入锅里，用大火煮；开锅后改用小火炖90分钟左右即可食用。

功效： 健脾益胃，滋阴养血，调节血糖。

维生素防治癌症

⊙癌症，也叫恶性肿瘤。肿瘤是指机体在各种致瘤因素作用下，局部组织的细胞异常增生而形成的局部肿块。良性肿瘤容易清除干净，一般不转移、不复发，对器官、组织只有挤压和阻塞作用。但恶性肿瘤会破坏组织、器官的结构和功能，引起坏死、出血，合并感染，患者最终可能由于器官功能衰竭而死亡。食管癌、胃癌、肺癌、乳腺癌、宫颈癌、鼻咽癌、直肠癌、肝癌、颅内肿瘤、造血系统恶性肿瘤并称为"十大癌症"，对人类生命的威胁最大。

⊙癌症是人类的头号杀手，大多数时候都意味着死亡，与其等到罹患癌症再做痛苦挣扎，不如防患于未然，让"维生素医生"把癌症拒之千里之外。

1. 医生坐诊

维生素A、维生素B$_2$、维生素B$_6$、维生素B$_{12}$、叶酸、维生素C、维生素E

A 维生素A具有保护黏膜健康，恢复黏膜功能的作用。一旦体内维生素A不足，黏膜所分泌的黏液减少，细胞膜就会萎缩，器官黏膜变脆变弱，极易脱落。内膜剥落之处，便成为癌细胞最容易侵蚀的地方。因此，维生素A对于防癌、治癌有相当重要的意义。维生素A原β-胡萝卜素的抗癌效应比维生素A更强，且不需担心摄取过量会产生毒素，是极佳的抗癌物。

B 维生素B$_2$可抑制化学物质偶氮苯类（简称DAB）物质的致癌作用。偶氮苯类物质是致癌作用很强的化学物质，维生素B$_2$能使其失去致癌活性，从而有效地预防癌症。

C 维生素B$_6$可保护机体的免疫系统。当其缺乏时，可使机体的免疫系统受损，导致一些肿瘤如乳腺癌等复发。

D 叶酸和维生素B$_{12}$能够降低人体细胞里的遗传物质DNA（脱氧核糖核酸）的损耗，而DNA损耗超过正常水平的人患癌症的危险性要比DNA损耗低的人高出2~3倍。因此补充足量叶酸和维生素B$_{12}$能有效预防癌症。

E 维生素C能抑制致癌物质的活动，保护细胞壁，对化学致癌物亚硝胺的形成有阻断作用，还能巩固和加强机体的防御能力，使白细胞更有活力，直接攻击癌细胞，抑制癌细胞的生长和扩散。它是合成抗癌物质"透明酸酶抑制物"的主要原料，可有效抑制癌细胞繁殖，并可减轻癌症引发的疼痛感。

F 维生素E作为抗氧化剂存在于细胞膜成分中，阻碍多不饱和脂肪酸氧化形成的有毒自由基对细胞的损害，还可与氧化物反应，将其转变为对细胞无毒的物质。此外，人体内维生素E和硒共同保护细胞膜、细胞核、染色体不受致癌物的伤害。

2. 维生素药物

β-胡萝卜素，每日30毫克。

维生素C，每日90毫克。

维生素E，每日30毫克。

3.
对症食疗

鸡蓉豆腐

维生素A+维生素E+B族维生素

主料： 豆腐400克，鸡肉100克。

辅料： 鸡蛋清40克，蒜苗15克，荸荠50克，湿淀粉、料酒、盐、味精各适量。

做法：

❶ 鸡肉洗净剁蓉；荸荠去皮；荸荠、豆腐均捣成泥；蒜苗切末。

❷ 鸡蓉加入荸荠泥、豆腐泥、鸡蛋清、料酒、湿淀粉、盐、味精，拌匀，撒上蒜苗末。

❸ 上屉蒸15～20分钟即可。

功效： 补益强身，可缓解癌症病情、增强体质。

笋菇肉丝

维生素A+维生素C+B族维生素

主料： 猪瘦肉200克，香菇（干）50克，芦笋300克，鸡蛋3个。

辅料： 葱、姜、植物油、盐、湿淀粉、味精、香油各适量。

做法：

❶ 香菇用水泡发，捞出洗净切丝，泡香菇的水滤清备用；芦笋、葱、姜切丝；猪肉切丝；鸡

蛋打散，放入猪肉丝拌匀。

❷ 坐锅烧热植物油，猪肉丝过油捞出；锅中留余油，烧热，加入葱丝、姜丝略炒；放入芦笋丝、香菇丝、猪肉丝、盐、味精翻炒；加入香菇水略煮。用湿淀粉勾芡，淋香油即可。

功效： 健脾理气，清热化痰，防治肺癌。

炒嫩南瓜丝

维生素A+维生素E

主料： 南瓜500克，青辣椒50克，红辣椒50克。

辅料： 色拉油、盐、酱油、淀粉各适量。

做法：

❶ 将南瓜去蒂、去瓤，切成6厘米长的丝；青辣椒、红辣椒去蒂、去子，切丝。

❷ 锅置大火上，放入色拉油，烧热后放入南瓜丝和青辣椒、红辣椒丝，加入盐、酱油炒断生，用淀料勾芡即可。

功效： 降低血糖，消除致癌物质。

苦瓜鸭片

维生素C+B族维生素

主料： 鸭肉125克，苦瓜150克。

辅料： 蒜（白皮）、豆豉、葱、淀粉（豌豆）、香油、植物油各适量。

做法：

❶ 苦瓜处理干净后切片；蒜去皮洗净剁成蓉；豆豉捣成泥；葱洗净切成段。

❷ 淀粉加水适量，调匀成湿淀粉约15克，鸭肉切片，用7.5克湿淀粉拌匀。

❸ 烧锅放油，将鸭片放入拉油至熟，倾在笊篱里。

❹ 利用锅中余油，把苦瓜、蒜蓉、豆豉泥、葱段放在锅中炒香。

❺ 放入鸭片，用芡汤40毫升、湿淀粉7.5克、香油调匀为芡，加上明油炒匀便成。

功效： 清热解毒，防癌降糖。

白果百合炒桂圆

维生素A+维生素B₂+维生素C

主料：白果（干）50克，百合（干）150克，桂圆100克，滑子菇50克。

辅料：植物油、葱、盐、味精、湿淀粉各适量。

做法：

❶ 白果、百合、桂圆和滑子菇用沸水焯过；葱切粒。

❷ 锅中加植物油烧热，加葱花烹香，放入白果、桂圆和百合翻炒，加盐、味精，用湿淀粉勾稀芡，淋明油即可。

功效：抑制肿瘤细胞生长，缓解放疗反应。

口蘑锅巴

维生素A+维生素B₂+维生素C+维生素E

主料：口蘑75克，锅巴（小米）100克，豌豆苗30克。

辅料：盐、酱油、味精、料酒、花生油各适量。

做法：

❶ 将口蘑洗净，再用冷水500克浸发，使其吸水发软，取出放在碗里，加盐搓揉去泥沙，用布揩去面上的沙斑，然后用刀斜片成扇形薄片，把浸口蘑的汤澄清后待用；锅巴用手掰成6厘米见方的小块。

❷ 炒锅内放入口蘑汤、清水、口蘑和酱油，用旺火烧开，撇去浮沫，加味精、料酒、豆苗，即起锅倒入大汤碗中。

❸ 在烧蘑菇汤的同时，另取炒锅放入花生油，用旺火烧至八成热，投入锅巴炸至呈深金黄

色，即捞起沥油，码在盘中，迅速上桌，将蘑菇等汤料倒在锅巴上即成。

功效：健脾开胃，防癌抗癌。

三色玉米

维生素A+维生素C+维生素E

主料：玉米笋（罐装）200克，芦笋150克，胡萝卜100克。

辅料：黄油35克，盐3克。

做法：

❶ 胡萝卜洗净切成宽条；芦笋切段，放入锅中煮熟，捞出沥干水分。

❷ 煎锅中加黄油，将玉米笋煎成金黄色，然后加入芦笋和胡萝卜一同翻炒，加盐调味即可。

功效：清热，利尿，抗癌。

上汤娃娃菜

维生素C+B族维生素

主料：娃娃菜300克，皮蛋50克，青椒20克，红椒20克。

辅料：蒜（白皮）5克，葱5克。

做法：

❶ 娃娃菜洗净，劈4段；青椒、红椒、皮蛋切丁；蒜切片；葱切末。

❷ 蒜片、葱末炝锅，蒜片焦了但不糊的时候，放入鸡汤烧开。

❸ 水开后将娃娃菜、皮蛋丁放入再煮开，煮到娃娃菜变软，将娃娃菜捞出装盘。

❹ 将青、红椒放入汤中，煮1分钟，再加入湿淀粉勾芡，浇在娃娃菜上即可。

功效：清热通便，防癌抗癌。

凤眼豆腐

B族维生素+维生素D

主料：豆腐（南）250克，鸡蛋清120克，肥膘肉10克，虾米15克，皮蛋25克，猪瘦肉50克，草鱼100克。

辅料：盐、淀粉（玉米）、味精、料酒、姜汁、葱汁、清汤各适量。

做法：

❶ 把豆腐抹成泥蓉放碗内；鱼肉、肥膘肉分别剁蓉。

❷ 把豆腐蓉、鱼蓉、肥膘蓉、鸡蛋清、盐、料

酒、味精、葱姜汁用劲拌和均匀。

❸取汤匙12把，逐把抹上油，把和好的豆腐蓉均匀地分放在汤匙里，抹平。

❹再把海米摆在汤匙里（每个匙内放2个，摆成圆圈形），最后把皮蛋用钢笔帽压成圆柱体，插入两个虾米中间，使其成凤眼形，上屉蒸4分钟，熟透取出。

❺锅内倒入清汤，加热，放入盐、味精、葱姜汁，汤沸时撇去浮沫，用湿淀粉勾芡，淋入大油，搅匀泼在蒸好的凤眼豆腐上即成。

功效：强身健体，防癌抗癌。

葱扒牛舌

维生素C+维生素D+B族维生素

主料： 牛舌2000克，西蓝花100克，杏鲍菇200克，圣女果50克。

辅料： 盐、味精、料酒、白糖、胡椒粉、老抽、淀粉、烹调油、鸡汤、葱、姜、陈皮、花椒、辣椒各适量。

做法：

❶将牛舌用清水漂洗干净后，焯水，将焯水后的牛舌入卤水锅中卤制成熟，捞起冷却并压平。西蓝花改成小朵，杏鲍菇顶刀切成3毫米的薄片。

❷将葱切成段，锅中入油后，将葱炸成褐黄色制成葱油，再将炸过的葱滗去油（油留用）装入碗中，加入盐、白糖、味精、料酒及适量鸡汤，上锅蒸10分钟左右。

❸牛舌改刀成长8厘米、宽5厘米、厚4毫米左右的长方片，码入盘中，封上保鲜膜，上蒸锅蒸至软烂即可。

❹锅中倒入蒸好的葱香汤，加入盐、味精、白糖、胡椒粉、老抽调味，调色后，下湿淀粉

勾成熘芡，淋入葱油。将牛舌取出，摘去保鲜膜后，淋入调好的葱香汁，再将焯水后的西蓝花、杏鲍菇、圣女果摆好即可。

功效：活气血，抗病毒，抑肿瘤。

凉拌魔芋丝

维生素C+维生素E+烟酸

主料： 魔芋150克，黄瓜100克，金针菇50克。

辅料： 酱油、香油、白醋各适量。

做法：

❶魔芋切丝；金针菇洗净与魔芋丝放入滚水中汆烫捞起，沥干。

❷黄瓜洗净切丝，放在碗中加白醋抓拌一下，捞出后以凉开水冲净，沥干。

❸魔芋丝、金针菇和黄瓜全部放入碗中，加酱油和香油搅拌均匀即可。

功效：减肥通便，防癌抑癌。

凉拌西红柿

维生素C+B族维生素

主料： 西红柿500克。

辅料： 白糖20克。

做法：

❶将西红柿洗净，用沸水烫一下，冷水中过凉，去皮。

❷将去皮的西红柿切片，装盘，撒上白糖，拌匀即成。

功效：防癌抗癌。

附录

1.
部分食物烹调后的维生素保存率

（1）部分谷类食品烹调后的维生素保存率

食 物	原 料（100克）	烹调方式	维生素B₁			维生素B₂			烟 酸		
			烹调前/毫克	烹调后/毫克	保存率/%	烹调前/毫克	烹调后/毫克	保存率/%	烹调前/毫克	烹调后/毫克	保存率/%
米饭	稻米	碗蒸	0.105	0.065	62	0.03	0.03	100	2.05	0.8	39
粥	小米	熬	0.57	0.10	18	0.05	0.015	30	0.9	0.6	67
馒头	标准粉	发酵蒸	0.035	0.01	28	0.04	0.025	62	0.6	0.55	92
窝头	玉米面 黄豆粉	蒸	0.165	0.165	100	0.07	0.07	100	1.05	1.05	109
面条	富强粉	煮	0.145	0.10	69	0.035	0.25	71	1.3	0.9	73
面条	标准粉	煮	0.305	0.155	51	0.035	0.015	43	1.4	1.1	78
油条	标准粉	炸	0.49	0	0	0.03	0.015	50	0.85	0.45	53
大饼	富强粉	烙	0.175	0.17	97	0.035	0.03	86	1.2	1.15	96
大饼	标准粉	烙	0.24	0.19	79	0.035	0.03	86	1.2	1.2	100
烧饼	标准粉、麻酱	烙、烤	0.225	0.145	64	0.04	0.04	100	1.75	1.65	94

(2) 部分蔬菜类食品烹调后的维生素保存率

食 物	烹调方式	胡萝卜素			维生素C		
		烹调前/毫克	烹调后/毫克	保存率/%	烹调前/毫克	烹调后/毫克	保存率/%
马铃薯	去皮，切丝，油炒6~8分钟	10.4	5.9	57	—	—	—
马铃薯	去皮，切块，大火煮10分钟，小火煮20分钟	10.4	6.45	62	—	—	—
马铃薯	切块，油炒5~16分钟，水煮5~6分钟	10.4	8.3	80	—	—	—
苤蓝	去皮，切丝，油炒15分钟	22.05	10.0	45	—	—	—
大白菜	切块，油炒12~18分钟	8.25	4.55	55	—	—	—
小白菜	切段，油炒11~13分钟	21.4	16.6	77	0.78	0.68	87
圆白菜	切丝，油炒11~14分钟	26.0	13.5	52	—	—	—
油菜	切段，油炒5~10分钟	27.3	15.9	58	51	46.92	92
菠菜	切段，油炒9~10分钟	34.75	27.8	80	1.74	1.295	74
韭菜	切段，油炒5分钟	6.2	2.75	44	1.21	1.137	94

(3) 部分动物类食品烹调后的维生素保存率

食物	烹调方式	维生素B$_1$			维生素B$_2$			烟酸			维生素A		
		烹调前/毫克	烹调后/毫克	保存率/%	烹调前/毫克	烹调后/毫克	保存率/%	烹调前/毫克	烹调后/毫克	保存率/%	烹调前/毫克	烹调后/毫克	保存率/%
猪肉	切丝，油炒1.5~2.5分钟	0.215	0.185	86	0.10	0.079	79	1.9	1.25	66	—	—	—
猪肉	绞碎，制成丸子蒸1小时	0.215	0.135	63	0.10	0.085	85	1.9	1.4	74	—	—	—

食物	烹调方式	维生素B₁			维生素B₂			烟酸			维生素A		
		烹调前/毫克	烹调后/毫克	保存率/%	烹调前/毫克	烹调后/毫克	保存率/%	烹调前/毫克	烹调后/毫克	保存率/%	烹调前/国际单位	烹调后/国际单位	保存率/%
猪肝	切片，油炒3分钟	0.40	0.388	97	2.11	1.98	94	16.2	13.122	81	10756	6130.92	57
猪肝	大块猪肝放入沸水约煮1小时	0.40	0.288	72	2.11	1.32	63	16.2	11.826	73	10756	9250.16	86
鸡蛋	去壳打匀，油炒1~1.5分钟	0.05	0.04	80	0.19	0.18	95	0.05	0.05	100	—	—	—
鸡蛋	整鸡蛋煮10分钟	0.05	0.045	90	0.19	0.185	97	0.10	0.10	100	—	—	—

2.
影响维生素作用的药物

药物名称	相互作用的维生素	相互作用机制	导致的疾病
抗惊厥药（如苯巴比妥、苯妥英钠、去氧巴比妥等）	叶酸	降低吸收 相互竞争作用 酶的诱导	巨幼红细胞性贫血
消胆胺	维生素D 维生素K 维生素B₁₂	酶的诱导 酶的诱导 降低吸收	佝偻病、软骨病 新生儿出血症
消胆胺	维生素A 维生素B₁₂ 维生素D 叶酸	抑制吸收 抑制内源性因子功能 与胆酸络合减少 与叶酸形成络合物	软骨病
秋水仙碱	维生素K 维生素B₁₂	形成络合物 损害吸收酶和损伤肠壁	——